Persönlichkeitsentwicklung als lebenslanger Prozess

T0175188

Europäische Hochschulschriften

Publications Universitaires Européennes
European University Studies

Reihe VI
Psychologie
Série VI   Series VI

Psychologie
Psychology

Band/Vol. 96

PETER LANG
Bern und Frankurt am Main

Eva Meili-Lüthy

Persönlichkeitsentwicklung als lebenslanger Prozess

Progressionen und Regressionen im menschlichen Lebenslauf

PETER LANG
Bern und Frankurt am Main

CIP-Kurztitelaufnahme der Deutschen Bibliothek

Meili-Lüthy, Eva:
Persönlichkeitsentwicklung als lebenslanger
Prozess: Progressionen u. Regressionen im
menschl. Lebenslauf / Eva Meili-Lüthy. –
Bern; Frankfurt am Main: Lang, 1982.
(Europäische Hochschulschriften: Reihe 6,
Psychologie; Bd. 96)
ISBN 3-261-05023-3

NE: Europäische Hochschulschriften / 06

© Verlag Peter Lang AG, Bern 1982
Nachfolger des Verlages
der Herbert Lang & Cie AG, Bern

Alle Rechte vorbehalten. Nachdruck oder Vervielfältigung,
auch auszugsweise, in allen Formen wie Mikrofilm, Xerographie,
Mikrofiche, Mikrocard, Offset verboten.

Druck: Lang Druck AG, Liebefeld/Bern

MEINEN ELTERN

INHALTSVERZEICHNIS

VORWORT 9

1.0. EINLEITUNG 11

1.1. Das Werden der Persönlichkeit 11
1.2. Lebenslauf und Lebensziele 14
1.2.1. Modelle des Lebenslaufs 20
1.3. Begriffsbestimmung der Entwicklung 22

2.0. ENTWICKLUNG IM KINDES- UND JUGEND-
ALTER 27

2.1. Aspekte einer Entwicklungspsychologie des Kin-
des- und Jugendalters 27
2.1.1. Entwicklungsstufen und Entwicklungskrisen 30
2.1.2. Phasentheorien des Kindes- und Jugendalters 53
2.1.3. Entwicklungsstörungen 61

3.0. ENTWICKLUNG UND INDIVIDUATION IM ER-
WACHSENENALTER 73

3.1. Persönlichkeitsentwicklung im Erwachsenenalter 73
3.1.1. Entwicklungstheorien des Erwachsenenalters 82
3.1.2. Lebensphasen und Lebenskrisen 100
3.1.3. Dynamik von Konflikt und Krise 139
3.2. Der Individuationsgedanke in der neueren Psychologie 153
3.2.1. Individuation aus tiefenpsychologischer und humanistischer Sicht 157
3.2.2. Ein synthetischer Ansatz zur Individuation 179

4.0.   ENTWICKLUNG ALS LEBENSLANGER PRO-
ZESS 195

4.1.   Implikationen einer Lebenslaufpsychologie 195
4.2.   Polaritäten in der Persönlichkeitsentwicklung 202
4.2.1. Statik und Dynamik 212
4.2.2. Regression und Progression 223
4.2.3. Kindlichkeit und Reife 246

5.0.   ZUSAMMENFASSUNG 259

Anmerkungen 263
Literaturverzeichnis 289

VORWORT

Die vorliegende Dissertation ist ein Beitrag zur Lebenslaufpsychologie und beschäftigt sich mit den lebenslangen Entwicklungsmöglichkeiten des Menschen.

Allen, die in verschiedenen Phasen meine Arbeit unterstützt und mir in Diskussionen Ideen vermittelt haben, danke ich herzlich.

Mein Mann Dr. David Meili stand mir während des gesamten Arbeitsprozesses mit Verständnis und Geduld zur Seite. Zusammen mit Heidi Lüthy hat er sich auch der kritischen Durchsicht meiner Ausführungen angenommen. Ein besonderer Dank gilt Dr. Robert Bossard. Er hat mir von Anfang an in vielen Gesprächen seine Sachkenntnis und Erfahrung zur Verfügung gestellt und ist mir während der ganzen Zeit beratend beigestanden. Durch unzählige Anregungen bereicherte Dr. Marcelle Heer diese Arbeit; stets hat sie meinen Gedankengängen grosses Interesse entgegengebracht. Wulf M. Listenow gab mir durch sein Wissen neue Impulse und Perspektiven. Abschliessend möchte ich Professor Dr. Detlev v. Uslar für die Betreuung und Anerkennung meiner Dissertation herzlich danken.

1.0.   EINLEITUNG

1.1.   *Das Werden der Persönlichkeit*

Die Frage nach dem Werden und Sein des Menschen gehört zu den Grundfragen menschlichen Selbstverständnisses und jeder anthropologischen Wissenschaft. Der Mensch als Person ist "der Anfang eines Werdeprozesses, in dem er sich zur Persönlichkeit heranbildet. Der Mensch ist nichts Fertiges, nicht daseiend in einfacher Gegebenheit" (Thiel, 1950, S. 509).

Die Welt ist eine Ordnung der Bewegung und der Entwicklung. Ein Grundmoment des menschlichen Lebenslaufes ist die "geschichtliche Bewegtheit".[1] Das Leben steht nicht still, nach Jaspers muss "alles Lebendige, auch der Mensch" voran (Jaspers, 1953, S. 589).

Bei Hegel vollzieht sich die Entwicklung dialektisch von der These über die Antithese zur Synthese. Werden ist immer die Bewegung von Nichts in Sein und von Sein in Nichts.[2] Sein und Nichts sind so aufeinander bezogen, dass sie von selbst die Synthese, das Werden herstellen; so sieht Wellek (1966) "Sein und Werden" als Ineinander, als zwei Aspekte ein- und desselben Ursachverhaltes.[3] Die Arten des Werdens sind das Entstehen und das Vergehen; das Resultat des Werdens ist das Dasein.

Der dialektische Widerspruch ist nicht nur Kennzeichen des Werdens, sondern auch des Seins. Die Dialektik begründet ein adäquates Verständnis der Entwicklung.

Ihre Grundgesetze bestimmen nicht nur die Entwicklung, sondern auch die Struktur- und Bewegungszusammenhänge.[4] Bewegung und Entwicklung sind der Übergang des Möglichen in das Wirkliche.

Der Wandel des Lebens vollzieht sich in der Zeit. Es gibt viele Dinge, die in der Zeit ablaufen, erblühen und verwelken; es gibt eine Urdimension des Werdens. Das Verhältnis des Menschen zur Zeit ist vielschichtig, während des menschlichen Lebenslaufes wird die Zeit verschieden erlebt.

Für Bergson (1930) gehört die Zeitlichkeit in einem tieferen Sinn zum Menschen. Er weist auf den Unterschied zwischen der

astronomischen und der erlebten Zeit (le temps vécu) hin, die er als
stetig fliessende Lebenszeit umfasst. Diese ist abhängig von der Lebensform eines jeweiligen Lebewesens. Bergson sieht in der Entwicklung die entscheidende Eigenschaft des Lebens überhaupt. Die
Entwicklung ist identisch mit realer Weiterführung der Vergangenheit durch die Gegenwart, identisch mit einer Dauer, die bindende
Kraft ist. Jeder Moment des Lebens ist für ihn eine Art Schöpfung;
die Persönlichkeit wächst, weitet sich und reift stetig. Der Mensch
geht von Zustand zu Zustand über: Die Persönlichkeit, die sich in
jedem Augenblick aus gemehrter Erfahrung aufbaut, wandelt sich
ohne Unterlass.

Bergson betrachtet das Leben als kontinuierliche Schöpfung un-
vorhersehbarer Formen. Jedes Lebewesen verwirklicht einen seiner
Substanz immanenten Drang. Leben ist eine Bewegung und Mate-
rialität ist die umgekehrte Bewegung.[5] Die Wirklichkeit erscheint
uns als ein stetiges Werden, sie wird oder sie entwird, sie ist nie ein
fertig Gewordenes; das Werden ist unendlich vielfältig.

Besonders Heidegger (1949) hat in einer Analyse des Daseins
das Verhältnis des Menschen zur Zeit untersucht. Das Sein zum Tode
wirft seine Schatten auf unser Zeiterlebnis. Unruhe ist eine der Erlebnisformen der zerrinnenden Zeit, es ist die Unruhe des notwendigerweise zerrinnenden Lebens.[6]

Es gibt ein Streben alles Lebendigen, sich und seine Möglichkeiten
darzustellen und zu entfalten.[7] Das organische und menschliche Leben drängt dazu, sich zu entwickeln, autonom zu werden und zu
reifen. Der Mensch befindet sich in einem dauernden Entfaltungsprozess. Pfänder (1924) spricht von einem Drang des erwachenden
Selbst zur Selbstauszeugung. Die Person will durch Auszeugung neu
werden, indem sie sich durch alle Entwicklungsstufen der Kindheit,
der Jugend und der Reife hindurch treu bleibt.[8] Die Selbstauszeugung schreitet voran, soweit die Bildkraft der betreffenden Person
reicht; oft bleibt sie jedoch verfrüht auf ihrem Wege zur Verwirklichung stehen, die unreife Persönlichkeit ist die Folge dieses vorzeitigen Stillstandes.

In dieser Arbeit wird die Persönlichkeit "als Prozess", als in stetigem
Wandel begriffen, verstanden. Auch für Remplein (1967, 1971) ist

das Seelenleben des Menschen nichts Fertiges, Starres, bei der Geburt einmal Festgegebenes und bis zum Tode Gleichbleibendes, sondern entfaltet sich aus keimhaften Anfängen schrittweise, bis es zu dem wird, als was es uns am Erwachsenen begegnet.[9] "Während das körperliche Wachstum sich selbst begrenzt, haben wir bisher noch keine Begrenzung für das psychische Wachstum beobachtet, ausser jener, die durch das Altern der Körperorgane gesetzt ist, auch bestehen keine Grenzen für soziale und kulturelle Veränderungen ..." (Grinker, zit. in Blos, 1978, S. 229). Allport (1958, 1974) betrachtet den Menschen als ein strebendes Ganzes, ein Entworfensein auf eine Zukunft. Die Persönlichkeit ist weniger ein abgeschlossenes Produkt als ein fortschreitender Prozess. Sie besitzt zwar einige stabile Züge, ist aber fortlaufenden Veränderungen unterworfen. Heiss, dem die Einführung des Prozessbegriffes in die Persönlichkeitspsychologie zu danken ist, meint: "Wir sind des Glaubens, dass wir an die Stelle der Vorstellung von mehr oder minder konstanten Eigenschaften ... die andere Vorstellung der Verlaufsgestalt setzen müssen" (Heiss, zit. in Groffmann, 1968, S. 24). Thomae pflichtet ihm bei, wenn er Persönlichkeit definiert als den "Inbegriff aller Ereignisse, die sich zu einer individuellen Biographie zusammenschliessen" (Thomae, 1955, S. 189). Dieses prinzipielle Werden der Persönlichkeit wird bei Thomae abgehandelt in den Grundvorgängen der "Richtung", der "Orientierung", der "Verfestigung" und der "Bindung", sowie einer Reihe von Sekundärvorgängen. Unter Richtung versteht Thomae eine Grundqualität lebendigen Daseinsvollzugs, die genauso im zielstrebigen Verhalten von Situation zu Situation, wie in der Zielstrebigkeit der Entwicklung der Organismen bis zu ihrer Reife hin zutage tritt.[10] Freilich beschränkt sich Thomae in seiner "dynamischen Interpretation der Persönlichkeit" nicht auf die Betrachtung der "Person als Prozess", sondern ergänzt sie durch die Analyse der "Person als Struktur".

Die Selbstentfaltung und Selbstverwirklichung des Menschen ist ein Prozess, der nie zu einem wirklichen Ende kommt und oft im Unvollkommenen stehen bleibt. Das Leben ist ein ausgesprochen dynamischer Prozess, der von den Menschen immer wieder fordert, sich auf den Weg zu machen und neue Möglichkeiten der Lebensgestaltung zu suchen, d.h. er erfordert immer wieder neues Wagnis und bringt neue Ungewissheiten. So lebt der Mensch im steten Entwurf, in der steten Planung, und immer wieder gibt es neue Ziele und neue Wege.

Die gesamte Entwicklung stellt sich dar als ein fortlaufender Individuationsprozess, dessen Ergebnis die individuell geprägte Persönlichkeit ist, die sich von jeder anderen unverwechselbar abhebt.

Als Weg der Entwicklung und Reifung der Seele stellt dieser Individuationsvorgang keine klare "Linie" dar, er führt auch nicht nur in die eine Richtung des Aufwärts- und Vorwärtsstrebens. Sein Verlauf erfolgt vielmehr stufenweise; er enthält Fortschritte und Rückschritte, Eile und Stillstand in wechselnder Folge. Der Drang nach Selbstverwirklichung, nach Höherentfaltung der Persönlichkeit ist bis zu einem gewissen Grade jedem Menschen mitgegeben.[11] Alles Lebendige reift, so ist der natürliche Individuationsprozess ein zielgerichteter Dynamismus, ein Weg der Entwicklung, dem alles Lebendige unterworfen ist.

Die Selbstverwirklichung und Individuation des Menschen erstreckt sich über den gesamten Lebenslauf überhaupt.

1.2. *Lebenslauf und Lebensziele*

In der Lebenslauf-Psychologie, die von der Person des Menschen ausgeht, stehen im Mittelpunkt die Erfahrungen, Strebungen und Erlebnisse und das Verhalten der Person, deren Bedeutungen den Lebenslauf verstehbar machen. Menschen leben im Feld der Bedeutungen, so kann ein bestimmtes Lebensalter oder das Leben als Ganzes zu einem für die Person bedeutsamen Umstand werden. Wenn wir über den Lebenslauf oder die Lebensalter des Menschen sprechen, sprechen wir immer auch über eine menschliche Lebensform, und dieser Lebensform verleihen wir gleichzeitig einen Sinn.[1]

Der Lebenslauf eines jeden Menschen ist einmalig und einzigartig, denn auch am Menschen offenbart die Natur ihre unbegrenzte Vielfalt. Da der Mensch nicht nur als "fertiger", sondern auch als werdender einmalig ist, gleicht kein Entwicklungsverlauf dem anderen. Der Lebenslauf ist nicht nur derjenige eines bestimmten Menschen, sondern eine Abstraktion, die das für alle Menschen Typische und Wesentliche ihres Lebensweges in sich vereint.[2]

Der menschliche Lebenslauf wird von Heiss und Thomae nicht als ein sich immer weiter entfaltender Prozess der Weiterentwicklung oder als ein Prozess des Anstieges und Abstieges angesehen, sondern als ein "Übergang von relativ unspezialisierter Dynamik in mehr verfestigte Dynamik".[3]

Bereits in der Antike nahm man eine lebenslange Entwicklung an und suchte nach einer inneren Gesetzmässigkeit dieser Verlaufsform. Der Eintritt in jede neue Altersstufe wurde als "innere Wende", als "Neugeburt" gesehen, die mit entsprechenden Initiationsriten betont wurde.[4]

Wichtiger erscheint uns die Betonung der individuellen Verlaufsform: "Nicht in allen menschlichen Lebensgängen wird dieser Wechsel von Krise zur Erneuerung in wellenförmiger Gesetzmässigkeit offenbar" (Moers, 1953, S. 153).

Und Bergler fügt bei: "Es gibt kein allgemeingültiges Entwicklungsmodell, demzufolge menschliche Fähigkeiten und Verhaltensweisen in synchroner Form einem Höhepunkt des Lebens zustreben, um dann wieder kontinuierlich abzunehmen. Vielmehr zeigt unsere Analyse, dass es im Lebenslauf mit seinen diversen Verhaltens- und Einstellungssystemen einmal verschiedenartigste Verlaufsgestalten gibt ... und dass ausserdem auch in verschiedenen Verhaltenssystemen identische Verlaufsgestalten trotzdem gegeneinander zeitlich verschoben sind, d.h. nicht synchron, sondern asynchron verlaufen" (Bergler, 1966, S. 80).

Eine eingehende empirische Analyse mache die Unterscheidung allgemeiner, differentieller und spezieller Verlaufsformen und Gestalten im Ablauf menschlicher Entwicklung erforderlich.

Wir gehen meist davon aus, dass das Leben etwas Kontinuierliches ist. So sprechen wir vom Lebensweg, der vom Anfang bis zum Ende verläuft. Es handelt sich dabei um dasselbe Leben und um dieselbe Person. Man spricht bisweilen vom "vorgerückten Lebensalter", vom "unvollendeten Leben", vom Leben, das "seine Erfüllung" gefunden hat, vom "sinnlosen Leben". In diesen Redewendungen aus dem Alltag kommt spontan das Erlebnis der Kontinuität zum Ausdruck; jedoch sind auch einige Diskontinuitäten möglich.[5]

Während des ganzen Lebenslaufs kann sowohl Veränderung wie Konstanz beobachtet werden. Es mögen Unterschiede hinsichtlich des Grades der interindividuellen Variabilität in bestimmten Verhaltensaspekten zwischen den verschiedenen Lebensabschnitten bestehen. Diese graduellen Unterschiede sind jedoch nicht derart prinzipieller Natur, dass sie Lebensphasen "mit" und "ohne" Entwicklung unterscheidbar werden liessen.[6]

Kontiniutät und Diskontinuität finden sich in allen Lebensabschnitten innerhalb der einzelnen Lebensbereiche nebeneinander.[7]

Neben einigen eher kontinuierlich verlaufenden Entwicklungsprozessen in bestimmten Bereichen des Erlebens und Verhaltens findet sich im Lebensablauf des Individuums zweifellos eine Vielzahl diskontinuierlicher Verlaufsformen.

Der menschliche Lebenslauf ist nicht einfach etwas, das geschieht, sondern was durch die Antizipation der mit der Altersposition verbundenen Situation Verhalten, Erleben und Einstellung beeinflusst. Zweifellos stellt der menschliche Lebenslauf eine Ganzheit dar; eine Ganzheit, welche sich aus einer Vielfalt von Einzelereignissen und Einzelpersonen zusammensetzt.

Gegenstand psychologischen Forschens und Betrachtens sind in der Regel diese Ereignisse, die Prozesse, welche in ihrer Beziehung zu bestimmten Phasen und Aspekten menschlichen Daseins untersucht und interpretiert werden.[8]

Bühler (1933) hat wohl als erste Autorin die Methode der biographischen Analyse systematisch unter entwicklungspsychologischem Aspekt angewendet. Sie versucht, den menschlichen Lebenslauf in seiner Ganzheit, die alle Einzelereignisse und Einzelprozesse in sich vereinigt, zu erfassen. In ihrem Werk über den "Lebenslauf als psychologisches Problem" begreift sie die psychische Struktur des ganzen Lebenslaufes in Analogie zur Entwicklung in Kindheit und Jugend. In diesem Zusammenhang wird Entwicklung der übergeordnete Begriff, der alle Veränderungen in Kindheit, Jugend, früheren, mittleren und höheren Erwachsenenalter einschliesst.[9] Nach Bühler spielt sich der menschliche Lebenslauf in vielen verschiedenen Bereichen, verschiedenen Daseinsschichten und Tiefenlagen ab. Er besteht aus einer Vielheit von Prozessen und ist das Schicksal eines Menschen, die Lebensgeschichte einer Person, die Entwicklung einer Persönlichkeit; der Reifungs-, Lern- und Motivationsprozess eines psychologischen Systems, der Auf- und Abbau eines Organismus, um nur einige der wichtigsten Aspekte zu nennen. Die psychologische Struktur des Lebenslaufes wird durch zwei grundlegende Entwicklungsverläufe charakterisiert. Der Erste ist als eine Auf- und Abbewegung dargestellt, der zweite als ein Prozess zunehmender Selbstbestimmung.[10] Bühler geht von der Annahme aus, dass der individuelle Lebenslauf eine eindeutige Grundstruktur aufweist und dass diese Struktur im psychologischen Lebenslauf ebenso zutage tritt wie in der psychologischen Entwicklung.

Im folgenden erwähnen wir einige grundlegende Charakteristika des Lebenslaufes nach Bühler.[11]

Der menschliche Lebenslauf weist eine biologisch- psychologische Gesamtstruktur auf, welche durch Wachstum und Abbau des Organismus charakterisiert ist. Dabei sind Wachstum und Abbau Prozesse, welche vom Individuum unabhängig, d.h. autonom verlaufen. Die individuelle Entwicklung erfolgt nach einem endogen determinierten Grundplan und zwar im Sinne der Expansion/Restriktion oder des Auf- und Abbaus, wobei je zwischen die beiden Hauptphasen eine Periode ruhigen Wachstums fällt. Der Lebenslauf ist zeitlich begrenzt und besteht aus einer Abfolge irreversibler Phasen. Damit ist der Lebenslauf als Entwicklungsprozess charakterisiert, d.h. jeder Entwicklungsabschnitt ist auf ein immanentes Ziel hin orientiert, wobei Bühler die Zielerfüllung als Selbstverwirklichung bezeichnet. Während des Entwicklungsprozesses ist das Individuum ständig aktiv, nach dem Prinzip der Veränderung ("schöpferische Expansion" und "selbstbeschränkende Anpassung"). Die Bedürfnisse üben einen ständigen Druck auf das Individuum aus, nach dem Prinzip der Stabilität ("Bedürfnisbefriedigung" und "Wiederherstellen der inneren Ordnung").

Alle Aktivitäten des Individuums sind zielgerichtet, wobei diese Ziele intentionalen Charakter haben, Bühler betont also die Intentionalität des Handelns der Person. Verfehlen, d.h. Nichterreichen der eigentlichen Lebensziele und der Lebensaufgaben ist als Hinweis für das Vorliegen neurotischer Zielsetzungen zu werten. Die menschlichen Absichten sind durch einen Dualismus geprägt, durch die Polarität zwischen Bedürfnisbefriedigung und schöpferischer Expansion.

Ein weiteres Charakteristikum des Lebenslaufs ist die gleichzeitige, dreifache Orientiertheit auf Gegenwart, Vergangenheit und Zukunft. Kinder leben normalerweise in der Gegenwart, beim heranreifenden Jugendlichen tritt immer mehr der Aspekt der Zukunft hinzu; der Erwachsene orientiert sich an der Gegenwart, Vergangenheit und Zukunft gleichermassen und mit dem Älterwerden erhält das Betrachten der Vergangenheit einen Vorrang.

Die vier Grundtendenzen bestimmen den Lebenslauf. In jeder Phase dominiert dabei eine Tendenz über die anderen: In der ersten Lebensphase steht die Befriedigung von Bedürfnissen im Vordergrund, in der folgenden Jugendzeit die schöpferische Expansion, die sich bis in das frühe Erwachsenenalter fortsetzt, beim Übergang zum Alter überwiegt die innere Ordnung, während im Alter wieder Bedürfnisbefriedigung und Entspannung das Leben beherrschen.[12] Im Laufe des Lebens kann eine bestimmte Tendenz unterentwickelt bleiben, eine andere dagegen in starkem Masse vorherrschend sein. Dadurch entsteht ein bestimmter persönlicher Lebensstil, der das Individuum charakterisiert. Von der Anlage her ist es auch möglich, dass bestimmte Tendenzen nicht in ausreichendem Masse als echtes Können mitgegeben worden sind. Das hat gleichzeitige Folgen für die Art und Weise, auf die andere Tendenzen zu ihrer Form finden. Das eine drückt wie das andere der Lebensgeschichte einen deutlichen Stempel auf. Dennoch sind in jeder menschlichen Lebensform, auch in der unzulänglichsten, alle Tendenzen auf diese oder jene Weise wirksam.[13] Ein weiterer Aspekt, der einen beachtlichen Einfluss auf die Gestaltung des Lebenslaufes durch die Grundtendenzen ausübt, ist die Einwirkung der Kultur. Bühler betont in ihren Ausführungen immer wieder den Einfluss der Selbstbestimmung: "Theoretisch ist mein zentraler Begriff der der Selbstbestimmung; einer Zielsetzung, in der die eigene Identität zum Ausdruck kommt" (Bühler, 1962, S. 274/5). Zusammenfassend sind es drei Annahmen, durch welche sich die psychische Lebenslaufstruktur beschreiben lässt: das Selbstbestimmungsmodell, das Expansions-Restriktionsmodell und das Modell der vier Grundtendenzen. Bühler gliedert ihr Lebenslaufmodell in drei Haupt- und zwei Nebenphasen.

Phase 1 : 0 – 15 Jahre: Phase der Kindheit, Lebensziele werden kaum ins Auge gefasst

Phase 2 : 15 – 25 Jahre : Jugendphase, Versuch programmatischer Selbstbestimmung

Phase 3 : 25 – 45 Jahre : Mittleres Erwachsenenalter: detaillierte und definitive Selbstbestimmung

Phase 4 : 45 – 65 Jahre : Spätes Erwachsenenalter; Selbstbewertung, Rückblick, modifizierte Zukunftsorientierung

Phase 5 : 65 –   Jahre : Erleben des Lebens als Erfüllung, Resignation oder Versagen

In unserem Zusammenhang interessieren besonders Bühlers Anschauungen über verschiedene Lebenslaufstrukturen; sie unterscheidet mehrere solcher Strukturen und differenziert hauptsächlich drei Strukturabweichungen:

a) Die Verlagerung des Lebens- oder Leistungshöhepunktes auf eine ungewöhnlich frühe oder späte Phase,
b) die Beschleunigung oder Verlangsamung der Entwicklung,
c) der Abbruch oder die Verwirrung der Entwicklung.[14]

Bühler sieht eine Parallele des Entwicklungsganges von Kindheit und Jugend einerseits und des Lebenslaufs als Ganzheit andererseits. Nach ihr stellen Kindheit und Jugend auf der einen Seite Rekapitulation der Phylogenese, auf der anderen Seite jedoch, prospektiv betrachtet, einen Entwurf des Lebens, also der Ontogenese dar. Kindheit und Jugend als Ganzes gesehen ist eine Vorwegnahme und ein provisorischer Aufriss des Lebens, dem das fernere Leben als die definitive

Ausführung folgt, unter Einbeziehung des Entwurfs als seiner Exposition. Das Lebenslaufmodell von Bühler wurde einiger Kritik unterzogen.[15]

1.2.1. Modelle des Lebenslaufs

Ausser Bühlers Lebenslaufmodell gibt es noch andere Modellvorstellungen, die sich auf den gesamten Lebenslauf erstrecken.
Bereits die Römer kannten fünf Lebensphasen:

  0 – 15 Jahre : pueritia (Kindheit)
15 – 25 Jahre : adolescentia (Jugendzeit)
25 – 40 Jahre : juventus (jugendliches Mannesalter)
40 – 55 Jahre : virilitas (reifes Mannesalter)
ab   55 Jahre : senectus (Greisenalter)

Besonders zahlreich liegen solche Alterseinteilungen vor, die sich an die biologische Entwicklung anschliessen. Sie lassen sich – wie viele andere auch – in Kurvenform darstellen mit einem (unterschiedlich angenommenen) Höhepunkt, bis zu dem eine "aufsteigende Lebenslinie" hinaufführt, um danach wieder abzufallen.[1]
Wir möchten hier nur kurz einige frühere, eher vorwissenschaftliche Lebenslauftheorien skizzieren.
Künkel hat 1933 versucht, durch Erforschung der "Morphologie der Lebensalter" das "Gesetz des Lebens" zu finden. Es geht ihm dabei nicht um eine exakt-wissenschaftliche Analyse menschlichen Lebens, sondern eher um eine Art phänomenologischer Wesensschau. Er gelangt zum Schluss, dass es kein geradliniges Wachstum gibt, dass alles Leben vielmehr wellenweise vor sich geht, dass sich Höhepunkte und Lebenstiefen immer wieder gegenseitig ablösen und ein harmonisches Ganzes bilden. "Das Leben ist ein Auf und Ab von sieghaftem Aufstieg und krisenhaften Zusammenbrüchen ..." (Künkel, 1948, S. 9). Er vermutet, dass der Lebenslauf sich in fünf endogen determinierte Phasen, in fünf "Lebensalter" gliedert.[2]

Mehrere Vorstellungsmodelle gehen von der Annahme aus, dass der Verlaufsprozess der Entwicklung im Erwachsenenalter kein Kontinuum darstellt, sondern dass dem Lebensplan vielmehr ein Gesetz der rhythmischen Wiederkehr innewohnt.

Unter diesem Aspekt erforschten neben Künkel auch Fliess (1923), Kretschmer (1931), Hellpach (1941) u.a. den Lauf des Lebens von seinem Anfang bis zum Vergehen, suchten nach periodischen Phänomenen und glaubten schliesslich, das "Wellengesetz des Lebens" (Hellpach) erkannt zu haben.

Sie betrachten das Leben in seiner ganzen Fülle, von seinem Werden bis zum Vergehen, forschen nach rhythmischen Phänomenen und können so "das Auf und Ab der Urkräfte", eine "ständig wiederkehrende Wellenbewegung der Seele" aufzeigen.[3]

Hellpach nimmt — in Anlehnung an die Heptonadentheorie — eine Gliederung des Lebenslaufs in Abständen von jeweils sieben Jahren an und versucht seine Theorie an den Lebensläufen von Bismarck und Goethe zu erhärten, indem er dort die Wirksamkeit des "Wellengesetzes" aufzeigt.[4]

Kretschmer untersucht die Lebensläufe genialer Menschen an Hand von Biographie, Autobiographie und Werkanalyse und wird dabei auf "Periodenschwankungen" aufmerksam, die besonders bei Menschen, die dem zyklothymen Formenkreis nahestehen, deutlich hervortreten.[5]

Etwas kritisch wird man den Ausführungen von Fliess folgen, der nach "dem Rhythmus, in dem das Herz der Menschheit zuckt", forscht und die physische und psychische Entwicklung des Menschen in seine Untersuchungen miteinbezieht.[6]

Einige Autoren, besonders Künkel (1933, 1948), Tilling (1936), Guardini (1959) und Spranger (1961) vermuten, dass je zwei aufeinanderfolgende Lebensphasen immer mit einer Lebenskrise verbunden sind. Die Ablösung einer Entwicklungsstufe durch die nachfolgende beschreibt Spranger folgendermassen:

"Psychologisch gesehen, setzen sich die Lebensalter dadurch voneinander ab, dass seelische Krisen rein von innen her aufsteigen. Die gewonnene Struktur der Lebensbewältigung reicht für die neue Stufe nicht mehr aus. Man verwandelt sich von innen her, vermag aber mit sich selbst in der neuen Gestalt noch nicht fertig zu werden" (Spranger, 1961, S. 83).

Nach v. Weizsäcker (1957) wirken im Lebensraum des Menschen eine Reihe von "Kraftlinien", die das Verhalten des Menschen bestimmen. Er zählt fünf dieser Kraftlinien auf: das Dürfen, das Können, das Wollen, das Müssen und das Sollen. Er ist der Ansicht, dass durch dieses Pentagramm die grossen Dimensionen, innerhalb deren das Leben der Person sich bewegt, gut verdeutlicht werden. Sie sind für jede Lebensperiode unterschiedlich, und es hängt vom Lebenszeitpunkt, von der Situation und von der Person ab, welche dieser Dimensionen vorherrschend sind. An Hand dieser fünf psychologischen Grundtatsachen könnte man eine Skizze des Lebenslaufes zeichnen. Sie sind Quellen der Bedeutung für die Person, die ihrem Leben eine Form geben will. Sie bestimmen nicht nur ihr Verhalten, sondern sie bilden auch den inneren Raum, innerhalb dessen die Person ihre eigene Entwicklung erfährt.[7]

1.3. *Begriffsbestimmung der Entwicklung*

Über lange Zeit beschränkte sich der Begriff der "Entwicklung" ausschliesslich auf das Kindes- und Jugendalter. Auf die unzähligen Entwicklungsdefinitionen kann an dieser Stelle nicht weiter eingegangen werden.[1]

Grundlegende Merkmale des Entwicklungsgeschehens sind nach Remplein (1971), Trautner (1978), Schenk-Danzinger (1969) u.a.: Wachstum, Reifung, Differenzierung, Zentralisierung und Strukturierung.

Zunehmend rückt man heute von früheren Entwicklungskonzepten, in denen Entwicklung als "Entfaltung" und "Ausdifferenzierung" von keimhaft Angelegtem verstanden wird, ab und gesteht der Vielzahl von Umwelteinflüssen eine immer grössere Bedeutung zu. Auch wird vermehrt der Aspekt der lebenslangen Entwicklung und Veränderung in den Mittelpunkt gestellt.

Im Rahmen traditioneller Konzeptionen von entwicklungsbedingten Veränderungen (z.B. Harris, 1957; Lerner, 1976; Wohlwill, 1973) hat man Entwicklung definiert als Verhaltensveränderung, die folgende Merkmale zeigt: a) Die Veränderungen zeigen eine natürliche Abfolge, b) sie verlaufen in eine Richtung, c) sie haben ein Ziel oder einen Endzustand, d) ihre Abfolge ist unveränderlich, e) bei den Veränderungen handelt es sich um qualitativ-strukturelle Transformationen, und f) sie haben universale Gültigkeit. "Diese Definition hat grosse konzeptuelle Stärken und wird durch biologisch orientierte Ansätze zur Erforschung der Kinderentwicklung, insbesondere solcher, die reifungs- und persönlichkeitsbezogen sind, gestützt. Dennoch hat die Forschung zur Entwicklung über den Lebenslauf hin in etlichen Bereichen, vor allem der kognitiven und sozialen Entwicklung, zu der Einsicht geführt, dass eine derartige Konzeption von Entwicklung begrenzt ist" (Baltes, 1979, S. 21).

Es steht heute ausser Zweifel, dass sich auch der erwachsene Mensch noch weiter entwickelt. Es gibt keine Epoche im menschlichen Leben, in der keine Verhaltensänderung beobachtbar wäre.

In dieser Arbeit wird das Phänomen der Entwicklung, in Anlehnung an die Forschungen der "Entwicklungspsychologie der Lebensspanne" als lebenslanger Prozess verstanden. Thomae äussert sich zur Lebenslaufpsychologie: "Die Entwicklungspsychologie des menschlichen Lebenslaufes unterscheidet sich von einer Psychologie des Kindes-, Jugend- oder Erwachsenenalters durch die stärkere Betonung und Beachtung jenes Bezugsrahmens, der allen Entwicklungspsychologien der verschiedenen Lebensalter gemeinsam ist. Insbesondere richtet sich ihre Aufmerksamkeit auf die an verschiedenen Punkten dieses Lebenslaufs gegebenen sozialen Rahmenbedingungen, wie zum Beispiel Schul- oder Berufseintritt, beruflicher Erfolg oder Misserfolg, Heirat, Gewinn- oder Verlust von Familienangehörigen und die subjektive Repräsentanz dieser Rahmenbedingungen. Von hier aus gesehen bildet die 'Entwicklungspsychologie des Lebenslaufes' die notwendige Grundlage für alle speziellen Entwicklungspsychologien" (Thomae, 1978, S. 311).

Baltes & Goulet (1970) entwickelten ein fünfdimensionales System einer Entwicklungspsychologie der Lebensspanne (Life-span-developmental-psychology: Lebenslaufpsychologie). In diesem System wird Entwicklungspsychologie bezogen auf die generellen Ordnungsbereiche Spezies, Kultur, Lebensspanne und Generation. Die moderne Entwicklungspsychologie hat sich mit den zeitlichen Veränderungen des Verhaltens und Erlebens während der gesamten Ontogenese zu beschäftigen.[2] Das eigentliche Ziel einer Entwicklungspsychologie der Lebensspanne ist die Beschreibung und Erklärung ontogenetischer (mit dem Alter einhergehender) Veränderungen im Verhalten während der Zeit von der Geburt bis zum Tode.[3]

"Entwicklungspsychologie befasst sich mit der Beschreibung, Erklärung und Modifikation (Optimierung) intraindividueller Veränderungen im Verhalten über den Lebenslauf hin und mit den interindividuellen Differenzen in der intraindividuellen Veränderung" (Baltes, Reese & Nesselroade, 1977, S. 180). Hauptaufgabe eines dermassen lebenslaufbezogenen Ansatzes ist es, intraindividuelle Variabilität unter dem Entwicklungsaspekt zu untersuchen. Bergler fügt bei: "Theoretisch wird der Weg für eine Entwicklungspsychologie des Erwachsenenlebens erst frei, wenn Entwicklung verstanden wird als Reihe von miteinander zusammenhängenden Veränderungen, die bestimmten Orten des zeitlichen Kontinuums eines individuellen Lebenslaufs zuzuordnen sind" (Bergler, 1966, S. 15).

Die veränderte Perspektive von Entwicklung als lebenslangem Prozess kann nicht auf die klassischen Methoden der Psychologie zurückgreifen (vgl. Baltes, 1979; Oerter, 1978; Groffmann, 1968 u.a.).

Die empirischen Fundamente einer Lebenslaufpsychologie bilden einmal Querschnittuntersuchungen, zum anderen Längsschnittstudien.[4] Als weitere Forschungsmethoden wären die Lebenslaufanalyse (biographische Methode), die systematische Verlaufsforschung, Zeitwandelmethode, Einzelfallexperiment und Feldexperiment zu nennen. Baltes diskutiert einige Modelleigenschaften eines die gesamte Lebenszeit umfassenden Ansatzes zur Untersuchung der psychischen Entwicklung. Im Mittelpunkt stehen dabei ausgewählte Modelleigenschaften, die mit den drei Aufgaben der Beschreibung, Erklärung und Modifikation intra- und interindividueller Entwicklungsmuster zusammenhängen.[5]

Die moderne Entwicklungspsychologie hat also die ganze Lebensspanne, von der Kindheit bis zur Reife, in ihre Betrachtungen einzuschliessen.

Entwicklung ist nicht nur ein Prozess, der von aussen her wahrgenommen werden kann, sondern auch eine innere Erfahrung. Entwicklung wird als Fortschritt, Erfolg, Misslingen, als Können- oder Nichtkönnen erfahren.

Viele Autoren betrachten sie als phasen- oder stufenweises Geschehen. Jede dieser Phasen hat, auf der vorangegangenen aufbauend, bestimmte Aufgaben bei der Entfaltung seelischen Lebens zu leisten.[6]

Jede Stufe der menschlichen Entwicklung hat ihren Sinn, ihre eigene Lebensthematik. In jedem Abschnitt der Entwicklung entsteht etwas, das fürs Menschsein wichtig ist.[7] Jede dieser Perioden stellt aber auch neue Probleme, mit denen sich der Mensch jeweils auseinandersetzen muss. Ein Verfahren zur konkreten Beschreibung der Dynamik in den Lebensperioden ist die Herausarbeitung des Begriffs der "Entwicklungsaufgabe" (Developmental task), den Havighurst (1953, 1963) in die Lebenslaufpsychologie eingeführt hat. Damit ist der Auftrag gemeint, der in einer bestimmten Kultur der Person in den jeweiligen Lebensabschnitten erteilt wird. Es ist ein wirklicher Auftrag, den jeder erfüllen muss. Geschieht dies nicht, so bleibt der Betreffende hinter dem Lebensschema seiner Kultur zurück.[8]

Nach Havighurst wird das sich entwickelnde Individuum also mit bestimmten — für das betreffende Lebensalter "typischen" — Entwicklungsaufgaben konfrontiert, die sich aus der körperlichen Situation, den kulturellen Normen und Erwartungen der Gesellschaft und von den höchst individuellen Erwartungen und Wertvorstellungen der Persönlichkeit ergeben.

Das Lösen dieser Entwicklungsaufgaben, die sowohl endogenen wie auch exogenen Ursprungs sind, verlangt eine Auseinandersetzung mit der neuen Situation, eine Umorientierung und bedeutet damit "Entwicklung" im Sinne von Veränderung menschlichen Erlebens und Verhaltens im Laufe eines Lebensprozesses, der die Zeit von vor der Geburt bis zum Tode umfasst.[9]

Wir werden in unseren Ausführungen diesen Begriff der Entwicklungsaufgabe noch öfters verwenden.

2.0. ENTWICKLUNG IM KINDES- UND JUGENDALTER

2.1. *Aspekte einer Entwicklungspsychologie des Kindes- und Jugendalters*

Wichtige Bausteine der Persönlichkeitsentwicklung werden in der Kindheit und Jugendzeit gelegt. Aus unreifen Kindern entwickeln sich in dieser Lebensperiode vollwertige Persönlichkeiten. Kindheit und Jugend stellen die Voraussetzung dar, dass späteres Wachstum und eine gesunde Weiterentwicklung bis ins Alter überhaupt erst möglich werden. Bei ungünstigen Kindheitsbedingungen kann die Persönlichkeitsentfaltung bereits früh behindert oder sogar aufgehalten werden.

Im folgenden geben wir einen kurzen Abriss der Kinder- und Jugendpsychologie; einige wichtige Entwicklungsstufen und Wendepunkte werden erörtert.

Dabei wird versucht, diese Entwicklungszeit unter dem Aspekt der Progressionen und Regressionen, der Fixierungen und Stagnationen, aber auch der Individuationsvorgänge zu betrachten. In diesem Sinne kann unsere Darstellung dieses komplexen Gebietes nur punktuell sein und muss fragmentarisch bleiben.

Es gibt verschiedene Zugänge zur Erhellung des Kindes- und Jugendalters; wir betrachten diese Lebensperiode vorwiegend aus psychoanalytischer Sicht, da hier der dynamische Faktor betont wird.

Ausgehend von der therapeutischen Anwendung, gelangte die Psychoanalyse zu einer empirisch gewonnenen Aussage über den psychischen Entwicklungsgang des Menschen. Die Anfänge der psychoanalytischen Kinderpsychologie können bis in die Zeit zwischen 1890 und 1900 zurückverfolgt werden, als Freud erstmals aus seinen klinischen Beobachtungen folgerte, dass Kindheitserlebnisse ein ätiologischer Faktor der Symptombildung der Erwachsenen sind.[1] Im Laufe der Entwicklung machte die psychoanalytische Kinderpsychologie einen

Wandel durch, der die Umwelttheorie begünstigte.[2] Von Bedeutung ist der genetische Aspekt der Psychoanalyse; frühe menschliche Entwicklungsschritte stellen gleichsam die "Tragpfeiler" für genetisch spätere Strukturen dar. Jedes Verhalten ist — so wie die Persönlichkeitsstruktur und ihre Interaktionsmuster, wodurch es hervorgebracht wird — Ergebnis eines genetischen Ablaufs, ist ein "epigenetisches Produkt".[3] Von einer "dynamischen Entwicklungstheorie" kann man in der Psychoanalyse vor allem aus zwei Gründen sprechen: zum einen wird die Persönlichkeitsentwicklung zu keinem Zeitpunkt im Lebenszyklus als unveränderlich, quasi auf einer bestimmten Entwicklungsstufe arretiert angesehen. Zum anderen muss man sich, ebenfalls im Hinblick auf den dynamischen Entwicklungsbegriff, die seelische Struktur aus verschiedenen Bereichen und Instanzen zusammengefügt vorstellen; zwischen diesen sind ständig Kräfteverschiebungen wirksam. Jede wichtige Herausforderung der Entwicklung bringt höchst signifikante Regressionsdrohungen mit sich.[4]

In der physischen Entwicklung bleibt, so A. Freud, die progressive Vorwärtsbewegung die einzige in Betracht kommende Kraft. In der psychischen Entwicklung haben wir zusätzlich mit Erscheinungen zu rechnen, die entgegengesetzt gerichtet sind, nämlich mit Fixierungen und Regressionen.[5]

"Erst die Kenntnis beider, der progressiven und der regressiven Einflüsse und des Kräftespiels zwischen ihnen führt zu befriedigender Aufklärung über die Schicksale des psychischen Entwicklungsvorgangs" (A. Freud, 1971, S. 93).

Um Unklarheiten zu vermeiden, möchten wir die für unsere Arbeit zentralen Begriffe der Progression und Regression kurz erklären. Unter Progression verstehen wir das Gegenteil der Regression; ein Fortschreiten zur nächsten Entwicklungsstufe, Entwicklung im Sinne einer Vorwärtsbewegung.

Regression wird in unserer Arbeit als ein Phänomen der normalen gesunden Entwicklung verstanden, als ein zeitweises Zurückschreiten bei auftretenden Entwicklungsschwierigkeiten. A. Freud spricht in diesem Zusammenhang von temporärer Regression in Abhebung zur pathologischen, permanenten Regression.[6] Das Thema der Regres-

28

sion ist so alt wie die Psychoanalyse, wenn nicht älter. Im Druck taucht der Begriff "Regression" zum ersten mal in der "Traumdeutung" (1900) von Freud auf.[7] Freud unterscheidet eine dreifache Art der Regression:

a) eine topische, d.h. eine Regression vom bewussten zum unbewussten psychischen System,
b) eine zeitliche, insofern es sich um eine Rückkehr auf zeitlich frühere Entwicklungsstufen des Sexuallebens handelt, denen seinerzeit die Befriedigung nicht abgegangen ist,
c) eine formale, d.h. dass primitive Ausdrucks- und Darstellungsweisen das rationale Denken ersetzen.[8]

Im Sinne Freuds verstehen wir unter Regression einen seelischen Vorgang, bei dem die Richtung der normalerweise "progressiv" verlaufenden Prozesse im psychischen Apparat sich umkehrt und rückläufig wird.

Kris (1952) spricht besonders von einer "Regression im Dienste des Ichs", einer konstruktiven Regression. Hartmann (1946, 1950) unterscheidet zwischen progressiver und regressiver Anpassung, wobei er unter progressiver Anpassung eine Adaption im Sinne der Entwicklung versteht. Er schliesst jedoch nicht aus, dass eine gelungene Anpassung auch durch Regression erfolgen kann.[9]

Die Regression in unserem Sinne ist also eine unvermeidliche Begleiterscheinung einer progressiven Vorwärtsbewegung.

Progressions- und Regressionsbewegungen führen zu kurzzeitigen oder längerfristigen dynamischen Verschiebungen des Entwicklungsstandes. Regressionen können nach A. Freud in allen psychischen Instanzen vorfallen, im Es sowohl als im Ich und im Über-Ich; sie erstrecken sich einerseits auf psychische Inhalte, andererseits auf psychische Mechanismen. Zeitliche Regressionen beziehen sich auf Impulse, Triebziele, Objektvorstellungen und Phantasieinhalte; topische und formale Regressionen auf Ichfunktionen, Sekundärvorgänge, auf das Realitätsprinzip.[10]

A. Freud betont, wie wichtig es bei der Regression ist, genau festzuhalten, in welcher Form und in welchem Umfang die rückläufige Bewegung stattgefunden hat. Vorübergehende Regressionen sind Erfahrungen, die in der Kinderstube alltäglich sind. Das Kleinkind, dem nach der Geburt eines Geschwisterchens mehr Selbständigkeit zugemutet wird, und das die liebevolle Zuwendung der Mutter nun teilen muss, nässt plötzlich wieder ein, verlangt nach dem Schoppen und seine Sprache wird wieder lallend. Kris (1955) gibt eine schöne Beschreibung des Verhaltens von Kindergartenkindern. Morgens verhalten sie sich gut und altersentsprechend; gegen Schluss beginnen sie aber zu regredieren, machen sich schmutzig, lutschen am Daumen etc.

Solange die Unstimmigkeiten im Entwicklungstempo nicht übermässig gross sind, erzeugen sie nur die Abwandlungen und Unterschiede, wie sie zwischen menschlichen Individuen vom frühesten Kindesalter an zu erwarten sind, d.h. die vielen uns vertrauten Variationen im Rahmen des Normalen.

2.1.1. *Entwicklungsstufen und Entwicklungskrisen*

In den folgenden Ausführungen stützen wir uns auf die psychosozialen Phasen Eriksons (1956, 1976), im Sinne eines Grundgerüsts, von dem aus wir auf parallele psychosexuelle Phasen der Libidotheorie Freuds und einschlägige Autoren zu den betreffenden Entwicklungsschritten hinweisen.

Eriksons Konzept der Entwicklungskrisen vermag unsere Annahme der progressiven und regressiven Tendenzen besonders anschaulich darzustellen.

Er war in seiner Arbeit bemüht, mehrere Aspekte des menschlichen Lebens und seiner Entwicklung in ein zusammenhängendes Ganzes zu integrieren. Das menschliche Leben entfaltet sich nach einem Grundplan, nach dem gewisse komplexe Funktionen sich entwickeln und konsolidieren. Erikson erweitert die Phasen der Libidoentwicklung Freuds zu einem Zonen-Phasen-Modell und stellt eine Beziehung her zwischen den Phasen der Libidoentwicklung und der Ich-Entwicklung. Dadurch hat er viel zur Erhellung der Bedeutung dieser Stufen für die Persönlichkeitsentfaltung beigetragen. Die Kindheit erscheint als eine allmähliche Entfaltung der Persönlichkeit durch phasenspezifische und psychosoziale Krisen; Erikson spricht hier vom Ineinandergreifen der psychosexuellen und psychosozialen Epigenese.[1] Er stellt für jedes Stadium der Kindheit und Jugend die speziellen kritischen psychologischen Konflikte dar. Jedes Stadium wird zu einer Krise, weil das einsetzende Wachstum und Bewusstwerden einer wichtigen Teilfunktion Hand in Hand geht mit einer Verschiebung der Triebenergie und zugleich das Individuum in diesem Teil besonders verletzlich macht. Jede Phase im Leben des Kindes bringt also Probleme mit sich, die gelöst werden müssen, seine Einstellung gegenüber dem Leben und den Mitmenschen ebenso wie neue Verhaltensmodi und Aktivitätszonen.[2] Nach Erikson entscheidet die psychosoziale Krise der frühen Kindheit über das Ausmass des Vertrauens, der Gesundheit der späteren Persönlichkeit. Die Art, wie Krisen bewältigt werden, ist in jeder Kultur verschieden. Bei gesunden Krisen stellt der Wachstumsprozess neue Energien und die Gesellschaft neue Möglichkeiten bereit. Fixierung jedoch auf eine bestimmte Körperzone und einer bestimmten Modalität, auf Stresssituationen zu reagieren, engt die Auswahl zwischen möglichen Verhaltensweisen ein und behindert eine erfolgreiche spätere Anpassung. Ein Kind und selbst ein Säugling "reflektieren" auf höchst sensible Weise das Milieu, in welchem sie aufwachsen. Wenn das Kind sich zu einer gesunden Persönlichkeit entwickeln soll, müssen auch die Eltern "genuine Persönlichkeiten in einem genuinen Milieu sein" (Erikson, 1976a, S. 120). Die Funktion des Ichs besteht darin, die psychosexuellen und psychosozialen Aspekte einer bestimmten Entwicklungsstufung zu integrieren und zu gleicher Zeit die Verbindung der neu erworbenen Identitätselemente mit den schon bestehenden herzustellen.

Erikson stellt in seiner Theorie die Bausteine gesunder Entwicklung den pathogenen Faktoren gegenüber. Das Kind erwirbt in den einzelnen Phasen ein relatives Gleichgewicht zwischen positiv und negativ; überwiegt das Positive, sind die Chancen zur Überwindung späterer Krisen und damit eine unbehinderte Gesamtentwicklung günstiger.

1) Urvertrauen gegen Urmisstrauen (1. Lebensjahr)

Als erste Komponente der gesunden Persönlichkeit nennt Erikson das Gefühl eines Ur-Vertrauens, worunter er eine auf die Erfahrungen des ersten Lebensjahres zurückgehende Einstellung zu sich selbst und zur Welt versteht. Mit "Vertrauen" meint er das, was man im allgemeinen als ein Gefühl des Sich-Verlassen-Dürfens kennt, und zwar in bezug auf die Glaubwürdigkeit anderer wie die Zuverlässigkeit seiner selbst. Das Urvertrauen ist also der Eckstein der gesunden Persönlichkeit überhaupt. Für den Säugling ist der Mund das Zentrum einer ersten Annäherung an das Leben, und zwar auf dem Wege der Einverleibung. "Die einfachste und früheste soziale Verhaltensweise ist das 'Nehmen', nicht im Sinne des Sich-Beschaffens, sondern in dem des Gegeben-Bekommens und Annehmens" (Erikson, 1976a, S. 65). Dabei entwickeln sich die Grundlagen, ein Gebender zu werden. Werden die oralen Bedürfnisse ungenügend befriedigt und fehlt die Zuneigung und Wärme der Mutter, kann es zu einer radikalen Störung im Verhältnis zur Welt, zu den Menschen und besonders zu geliebten und sonst bedeutsamen Personen kommen (Urmisstrauen). Der plötzliche Verlust der gewohnten Mutterliebe ohne geeigneten Ersatz kann zu einer akuten kindlichen Depression oder zu einem zwar milderen, aber chronischen Trauergefühl führen, das vielleicht dem ganzen späteren Leben einen depressiven Unterton verleiht.[3]

"Die feste Prägung dauerhafter Verhaltensformen für die Lösung der Kernkonflikte von Urvertrauen und Urmisstrauen in Bezug auf das Leben an sich ist also die erste Aufgabe des Ich ..." (Erikson, 1976b, S. 243).

Jede der aufeinander folgenden Phasen steht in einer spezifischen Beziehung zu einem der Grundelemente der Gesellschaft, und zwar aus dem Grund, dass der menschliche Lebenszyklus und die Institutionen der Menschheit sich zusammen entwickelt haben.[4]

Freud (1975) nennt diese Phase orales Stadium der prägenitalen Sexualorganisation. Die Sexualität ist hier von der Nahrungsaufnahme noch nicht gesondert, Gegensätze innerhalb derselben nicht differenziert.[5] Das Sexualziel besteht in der Einverleibung des Objekts, dem Vorbild dessen, was späterhin als Identifizierung eine bedeutsame psychische Rolle spielen wird. Die Wünsche sowie die Befriedigungen sind primär oral. Weil das kleine Kind sich in der ersten Persönlichkeitsstufe in totaler Abhängigkeit von seiner Mutter befindet, entsteht in dieser Phase ein grundlegendes Gefühl der existentiellen Abhängigkeit im Kind.

Nach Mahler (1972) befindet sich der Säugling vorerst in der autistischen Phase. In den Wochen, die der Entwicklung zur Symbiose vorausgehen, überwiegen die schlafähnlichen Zustände des Neugeborenen die Wachzustände. In der normalen autistischen Phase werden äussere Reize relativ schwach besetzt. Es ist dies die Periode, in der die Reizschranke – die dem Säugling angeborene Gleichgültigkeit gegenüber Aussenreizen – am klarsten in Erscheinung tritt.[6]

Die ersten Wochen extrauterinen Lebens sind ein Stadium von absolutem primärem Narzissmus, diese Periode ist durch die Unfähigkeit des Kindes gekennzeichnet, die Mutter als Vermittlerin wahrzunehmen.[7] Vom zweiten Monat an beginnt nach Mahler mit dem verschwommenen Gewahrwerden des bedürfnisbefriedigenden Objekts die Phase der normalen Symbiose; in dieser Zeit beginnt die Reizschranke zu bersten. "Es liegt auf der Hand, dass zwar der Säugling in der symbiotischen Phase vom symbiotischen Partner völlig abhängig ist, die Symbiose aber für den erwachsenen Partner der Zweiheit eine gänzlich andere Bedeutung hat. Das Bedürnis des Kindes nach der Mutter ist absolut, das der Mutter nach dem Kind relativ" (Mahler, 1978, S. 63). Die inneren Empfindungen des Säuglings bilden den Kern des Selbst. Sie scheinen der zentrale Kristallisationspunkt des "Selbstgefühls" zu bleiben, um das herum sich das "Identitätsgefühl" formt.[8]

Nach Spitz (1980) sind Reifung und Entwicklung im psychischen Bereich wesentlich von der Herstellung und fortschreitenden Entfaltung immer bedeutungserfüllterer Objektbeziehungen abhängig.[9] Seiner Meinung nach gibt es in der Welt des Neugeborenen noch kein Objekt der Libido. Objekt und Objektbeziehungen entwickeln sich allmählich im Laufe des ersten Lebensjahres. Spitz unterscheidet drei Stufen dieser Entwicklung: die objektlose oder Vorobjekt-Stufe, die Stufe des Objekt-Vorläufers und die Stufe des eigentlichen libidinösen Objekts. Spitz nennt die Mutter das "Hilfs-Ich" des Kindes und betont das "affektive Klima" für die weitere Entwicklung des Kindes. "In diesem Zusammenhang ist die Bedeutung der Gefühle kaum zu überschätzen, die in der Mutter dadurch ausgelöst werden, dass sie ein Kind, ja ein eigenes Kind hat. Dass diese Gefühle innerhalb eines ausserordentlich grossen Spielraums höchst verschieden sind, ist zwar bekannt, wird aber nicht genügend beachtet, denn die allermeisten Frauen werden zärtliche, liebevolle, hingebungsvolle Mütter. Sie schaffen das, was ich das 'affektive Klima' (emotional climate) in der Mutter-Kind-Beziehung genannt habe, das in jeder Hinsicht für die Entwicklung des Kindes günstig ist. Es sind die Gefühle der Mutter dem Kind gegenüber, die dieses Klima schaffen" (Spitz, 1980, S. 116). Die affektiven Erlebnisse im Rahmen der Mutter-Kind-Beziehungen im ersten Lebensjahr dienen als Bahnbrecher für die Entwicklung in allen anderen Bereichen.[10] Ein unbehindertes Fortschreiten bei der Herstellung von Objektbeziehungen ist also eine Voraussetzung für jede normale Entwicklung. Bowlby (1975) untersucht das Bindungsphänomen zwischen Mutter und Kind und weist auf die Problematik der Folgen einer frühkindlichen Mutterentbehrung hin. Der Verlust der Mutterfigur ist eine wesentliche Variable bei der Verursachung seelischer Störungen. Trennungen von der Mutter (oder einer wichtigen Bezugsperson) kann zu kindlichen Regressionen, zum Beispiel dem Daumenlutschen, Bettnässen etc. führen.[11] Auch Winnicott (1974) hebt in seinen Ausführungen das Prinzip der mütterlichen Fürsorge hervor und prägt den in diesem Zusammenhang wichtigen Begriff des "Übergangsobjekts".[12]

2) Autonomie gegen Scham und Zweifel (2. und 3. Lebensjahr)

Die Vorbedingung für Autonomie ist ein fest verwurzeltes Vertrauen. Das immer noch stark abhängige Kind legt nun grossen Wert auf seinen autonomen Willen. Der Hauptakzent liegt auf der Reifung des Muskelsystems, der daraus erwachsenen Fähigkeit, eine Anzahl höchst komplizierter Akte wie "Festhalten" und "Loslassen" zu koordinieren.[13] Diese ganze Phase wird zu einem Kampf um Autonomie. "Das Kind hat zu gleicher Zeit die Tendenz, Dinge zu horten und sie fortzustossen, an Besitztümern zu hängen und sie aus dem Fenster oder aus dem Wagen zu werfen. Alle diese scheinbar widersprechenden Tendenzen wollen wir unter der Formel 'retentiv-eliminierende Modi' zusammenfassen" (Erikson, 1976a, S. 78). Wie bei allen diesen Modalitäten, können die Grundkonflikte letzten Endes sowohl zu feindseligen als auch zu angenehmen Erwartungen und Einstellungen führen. So kann das Festhalten zu einem zerstörerischen und grausamen Umklammern und Unter-Druck-Halten, aber auch zu einem Leitbild des liebenden Umfassens und des Sorgetragen werden. Das Loslassen wiederum kann sich zu einem lockeren "Lass es Laufen" entwickeln.[14]

Aus einer Empfindung von Selbstbeherrschung ohne Verlust des Selbstgefühls entsteht ein dauerndes Bewusstsein von Autonomie und Stolz; aus einer Empfindung muskulären und analen Unvermögens, aus dem Verlust der Selbstkontrolle und dem übermässigen Eingreifen der Eltern bildet sich ein dauerndes Gefühl von Zweifel und Scham. "Die Scham beutet ein zunehmendes Gefühl des Kleinseins aus, das sich paradoxerweise gerade dann entwickelt, wenn das Kind stehen lernt und nun des Verhältnisses seiner eigenen Grösse und Kraft zu der seiner Umgebung gewahr wird" (Erikson, 1976a, S. 80). Dieses Stadium wird entscheidend für die Beziehung zwischen Liebe und Hass, Bereitwilligkeit und Trotz, freier Selbstäusserung und Gedrücktheit.

Freud spricht hier von anal-sadistischer Phase, weil die Befriedigung in der Aggression und in der Funktion der Exkretion gesucht wird.[15] Im Zentrum steht die erogene Reizbarkeit der Afterregion und die dadurch bedingte Lustempfindung bei den Ausscheidungsvorgängen. " ... an der sadistisch-analen Phase (kann man) zwei Stufen unterscheiden. Auf der früheren dieser beiden walten die destruktiven Tendenzen des Vernichtens und Verlierens vor, auf der späteren die objektfreundlichen des Festhaltens und Besitzens. In der Mitte dieser Phase tritt also zuerst die Rücksicht auf das Objekt auf als Vorläufer einer späteren Liebesbesetzung" (Freud, GW. Bd. 15, 1933, S. 106).

Nach Mahler beginnt in dieser Entwicklungsphase der normale Loslösungs- und Individuationsprozess, gefördert durch die motorische Entwicklung des Laufens und der Sprachentwicklung. "Auch hier gibt es wieder keine scharfe Grenzlinie zwischen der früheren und der späteren Phase; die späte Symbiose geht in die frühe Separation-Individuation über" (Blanck & Blanck, 1978, S. 54). Es ist letztlich auf die befriedigenderen Erfahrungen in der Phase der Loslösung und Individuation zurückzuführen, dass das Kind nach einer befriedigenden symbiotischen Phase aus der "symbiotischen Membran" heraustritt und schrittweise die Identität eines von der Mutter getrennten Individuums erlangt. Unter Loslösung versteht Mahler das Auftauchen des Kindes aus der symbiotischen Verschmelzung mit der Mutter; unter Individuation all jene kindlichen Entwicklungsschritte, die zu individuellen Verhaltens- und Charaktermerkmalen führen. Dieser Individuationsprozess setzt bereits in den ersten Lebensjahren ein.[16] Sie unterteilt den Loslösungs- und Individuationsprozess in vier verschiedene Subphasen: in die Differenzierung, die Übergangsphase, die (regressive) Wiederannäherung und die Phase "auf dem Weg zur libidinösen Objektkonstanz". "Für die Loslösungs- und Individuationsphase ist bezeichnend, dass das Gewahrwerden der Trennung von 'Selbst' und 'Anderen' ständig zunimmt, was mit den Ursprüngen eines Selbstgefühls, echter Objektbeziehungen und dem Erkennen der Realität einer Aussenwelt zusammenfällt" (Mahler, 1978, S. 68).

Es muss jedoch betont werden, dass auch bei normaler Entwicklung Loslösung und Individuation nicht vollständig, sondern nur annähernd zu einem Abschluss kommen. "Eine Tendenz zur Regression auf die symbiotische Phase bleibt während des ganzen Lebens bestehen, und die Wahrscheinlichkeit, dass man sich nach Wiedervereinigung mit der Mutter sehnt, ist in Zeiten hoher Belastung besonders gross" (Blanck & Blanck, 1978, S. 56).

Während des dritten Lebensjahres kann man eine Veränderung im mitmenschlichen Verhalten des Kindes beobachten. Das Kind, das bisher willig gehorchte und sich fügte, wird unfolgsam, widersetzlich und schwer lenkbar.[17] "Ich will" und "ich möchte" werden zu häufigen Äusserungen. Man hat das neuartige Verhalten, das eine

Mischung von Auflehnung und Ablehnung darstellt, als "Trotz" bezeichnet und davon die Benennung "Trotzalter" abgeleitet. Im Trotz wird der Wille eines anderen mit Widerstand und Widerstreben beantwortet. Damit verbindet sich regelmässig der Eigensinn: hier hat das Kind seinen "eigenen" Sinn und "eigenen" Wunsch, an dem es starr festhält. Hinter diesen kindlichen Vorgängen steht die Entwicklung des Ich-Bewusstseins, das Erwachen eines "Ichs". Es handelt sich hier um eine Phase der Ichfindung; das Kind entdeckt sein individuelles, von der Umwelt abgehobenes Selbst. Wohl zu keiner Zeit ist das Kind in seiner seelischen Entwicklung so gefährdet wie im ersten und später im zweiten Trotzalter; daher machen sich Erziehungseinflüsse besonders stark bemerkbar.

Eltern unterscheiden sich nach ihrem Erziehungsstil: ihren Erziehungsvorstellungen, den Normen, die sie zur Bewertung dessen, was sie bei ihrem erzieherischen Tun als falsch oder richtig zugrunde legen, aber auch ihren manifesten "instrumentellen" Erziehungsakten und Sorgetechniken.[18] Becker (1964) hat ein hypothetisches Modell des Erziehungsstils entworfen, bei dem von drei orthogonalen Dimensionen ausgegangen wird:
a) Förderung vs. Hemmung der kindlichen Selbstverwirklichung,
b) emotionale Wärme vs. Feindseligkeit, c) gelassene Abständigkeit vs. ängstliches Verwickeltsein.[19]

Ist der Erzieher nicht in der Lage, dem Kind eine liebevoll-gefestigte und in prinzipiellen Fragen auch konsequente Haltung entgegenzubringen, dann kann die Reifung der kindlichen Persönlichkeit ernsthaft in Frage gestellt sein. Ein Beharren in kleinkindhaften Verhaltensweisen wird zum Schutz vor der Auseinandersetzung mit der Realität, für welche dem Kind die Hilfe des Erziehers fehlt. An die Stelle der elterlichen Erziehung tritt später die Selbsterziehung, welche ein lebenslanger Prozess darstellt.

3) Initiative gegen Schuldgefühl (4. und 5. Lebenjahr)

Wenn das Kind mit vier oder fünf Jahren eine bleibende Lösung seiner Autonomieprobleme gefunden hat, steht es vor der nächsten Stufe und — vor der nächsten Krise. Das Kind muss nun herausfinden, was für eine Art von Person es werden will.[20] Es identifiziert sich mit dem gleichgeschlechtlichen Elternteil, auch im Hinblick auf Stellung und Beruf und entwickelt so die Vorbedingung für die männliche bzw. weibliche Initiative, d.h. für die Wahl der sozialen Ziele und deren ausdauernde Verfolgung. Die Einsicht, trotz Identifikation, in sexueller Hinsicht unterlegen zu sein und auch in ferner Zukunft nicht zum Ziel zu kommen, führt zu Ödipuswünschen, deren Vorstellungen oft erschreckende Ausmasse annehmen und dadurch Schuldgefühle erzeugen. "Infantile Sexualität und Inzest-Tabu, Kastrationskomplex und Über-Ich vereinigen sich hier zu jener spezifisch menschlichen Krise, in der das Kind sich von einer ausschliesslichen prägenitalen Elternbeziehung dem langsamen Prozess zuwenden muss, selbst ein Glied der Geschlechterfolge, ein Träger der Überlieferung zu werden" (Erikson, 1976b, S. 251). Das Kind empfindet gegensätzliche, ambivalente Gefühle seinen Eltern gegenüber. Diese Ambivalenz verfolgt den Menschen durch das ganze Leben und bestimmt sein Verhalten zu allen Menschen. Sie macht einen Teil des menschlichen Schicksals aus. In diesem Stadium kommen dem Kind drei kräftige Entwicklungsschübe zu Hilfe, die jedoch auch die nächste Krise beschleunigen: das Kind lernt, sich freier und kraftvoller zu bewegen und gewinnt dadurch ein beinahe unbegrenztes Tätigkeitsfeld; sein Sprachvermögen bildet sich soweit, dass es viel verstehen und fragen kann, aber auch umso mehr missversteht; Sprache und Bewegungsfreiheit zusammen erweitern seine Vorstellungswelt, so dass es sich vor seinen eigenen, halb geträumten, halb gedachten Bildern ängstigt. Beginnt sich das Kind nun mit seiner Umwelt auseinanderzusetzen, so übernimmt es gleichzeitig auch die Wertvorstellungen seiner Eltern. Auf diese Weise bildet sich die Gewissensinstanz. Das Kind identifiziert sich zunehmend mit dem eigenen Geschlecht und lernt die eigene Geschlechtsrolle zu akzeptieren.

Aus dem Schema Eriksons über die psychosoziale Entwicklung des Individuums geht hervor, dass in dieser Phase, die mit der ödipalen parallel verläuft, in günstigen Fällen eine Befähigung zu Initiative entwickelt wird, in ungünstigen aber ein Erleben von Schuld vorherrscht.

Freud spricht hier vom phallischen Stadium. Diese Phase ist der Endgestaltung des Sexuallebens recht ähnlich. Dieser Abschnitt der Persönlichkeitsentwicklung bringt sexuelle und aggressive Gefühle, verbunden mit den Sexualorganen, in den Mittelpunkt des Interesses; der Phallus spielt eine zentrale Rolle.

Im Zusammenhang mit der autoerotischen Betätigung des Kindes entwickelt sich ein Phantasieleben und signalisiert meistens den Beginn seines ödipalen Entwicklungsstadiums. "In der phallischen Phase beginnt die Geschlechterdifferenzierung. Ihre entscheidende Prägung erhält sie durch die Lösung des sogenannten Ödipuskomplexes (für den Jungen), bzw. des Elektrakomplexes (beim Mädchen). Der Ödipuskomplex beginnt, sobald der kleine Junge eine Beziehung zwischen sexueller Lust und seiner Mutter herstellt" (Hetzer u.a., 1979, S. 306). Beim Ödipuskomplex handelt es sich um die natürliche, sexuell bedingte Zuwendung des Kindes zum Elternteil des anderen Geschlechts und gleichzeitig um eine Ablehnung des Elternteils desselben Geschlechts. Der kleine Junge möchte seine Mutter besitzen und wünscht infolgedessen den Vater als Konkurrenten weg.

Gegen Ende des dritten Lebensjahres beginnen die Genitalien die führende sexuelle Rolle zu übernehmen und behalten sie normalerweise von dem Zeitpunkt an. Auf dieser Stufe erreicht die frühkindliche Sexualität im Ödipuskomplex ihren Höhepunkt und nähert sich ihrem Ende.[21] Die ödipale Situation gilt als entscheidendes Ereignis der Persönlichkeitsentwicklung, als entscheidend für die Struktur aller später folgenden interpersonellen Beziehungen.[22] Während des gesamten späteren Lebens bleiben die Gefühlseinstellungen, die das Kind während der ödipalen Phase entwickelt hat, bestimmend. Die drei bisher beschriebenen Phasen der Libidoentwicklung lösen einander jedoch nicht glatt ab: "die eine kommt zur anderen hinzu, sie überlagern einander, bestehen nebeneinander ..." (Freud, 1971a, S. 17).

Bewältigt das Kind die Auseinandersetzung mit den Aufgaben einer Entwicklunsphase nicht, dann ist es auch für die Aufgaben der nächstfolgenden Phase nur schlecht oder überhaupt nicht gerüstet. "Zu den Ursachen eines derartigen Versagens gehören vor allem emotionale Unsicherheit und Instabilität, Verzögerungen des körperlichen Wachstums und der körperlichen Reife sowie die verfrühte Belastung mit Problemen und Aufgaben, für deren Lösung das Kind noch nicht die erforderlichen Fähigkeiten und die entsprechende emotionale Stabilität und Reife besitzt" (Lidz, 1970, S. 120). Immer wieder kann es in der kindlichen Entwicklung zu Störungen, zu Fixierungen und Regressionen kommen. Das Kind steht im Feld zweier entgegengesetzt wirkender Kräfte. Das Verlangen, in Schutz und Geborgenheit zu bleiben, kann dabei sehr mächtig sein, aber die Antriebe und Impulse zur weiteren Entwicklung sind meist stärker.

Das Kind befindet sich nun im Spielalter; die Welt der Phantasie, Märchen und Tagträume übt grosse Faszination aus. Im Spiel erschliesst sich das Kind die Wirklichkeit. Die Vorstellung, Wahrnehmung, Wirklichkeit und Imagination verschmelzen ineinander. Das kindliche Weltbild ist magisch, prälogisch und physiognomisch. Jede dieser Bezeichnungen trifft ein ganz bestimmtes Merkmal der frühkindlichen Denkstruktur.[23] Das Weltbild des Kindes nähert sich dann immer stärker dem der Erwachsenen und entwickelt sich in Richtung eines zunehmenden Realismus. Remplein (1971) sieht das Entwicklungsziel dieser Phase, die er Ernstspielalter nennt, in der beginnenden Unterordnung des Subjekts unter das Objektive. Das Kind entwickelt sich in Richtung Schulreife.[24]

4) Werksinn gegen Minderwertigkeitsgefühl (Schulalter)

Nach den drei Phasen, die grundbestimmend sind für die Entwicklung der Persönlichkeit, folgt die vierte Phase, die Phase des Werksinns. Das Kind vergisst den Drang, die Welt der Menschen in direktem Angriff zu erobern; es lernt sich Anerkennung zu verschaffen, indem es Dinge produziert. Das Kind möchte das Gefühl haben, nützlich zu sein, etwas machen zu können und es sogar gut zu machen. Die Gefahr dieses Stadiums ist die Entwicklung eines Gefühls von Unzulänglichkeit und Minderwertigkeit. Die für viele Kinder beunruhigende Frage, ob es von anderen akzeptiert wird, ist in diesen Jahren besonders aktuell. Die Aufgabe dieser Entwicklungsphase, in der die Stürme der psychosexuellen, emotional gefärbten Entwicklungsprozesse zum Abklingen gekommen sind, besteht also für das Kind darin, fleissig zu sein; werden seine Aktivitäten abgewertet, kann dies zum Erleben von Minderwertigkeit führen. In dieser Phase kommen verstärkt Kräfte ausserhalb des Elternhauses ins Spiel, besonders die Schule beginnt Einfluss auf das heranwachsende Kind zu nehmen.[25]

"Wenn das Kind die Hoffnung auf eine solche 'werkmässige' Anerkennung verliert, so wird es auf die isolierte, weniger werkzeugbewusste, familiäre Rivalität der ödipalen Phase zurückfallen. Das Kind verliert so das Vertrauen sowohl zu seinen Fähigkeiten in der Werkzeugwelt wie in der Anatomie ..." (Erikson, 1976b, S. 254). Dadurch kann es zu verschiedenen Regressionen wie Daumenlutschen, Onanie, Bettnässen, Tagträume kommen. Viele Kinder erleben einen Bruch in ihrer Entwicklung, wenn sie nicht auf das Schulleben vorbereitet wurden.[26] Im kindlichen Leben wechseln sich nun Arbeit und Spiel gegenseitig ab. Ein bestimmtes Spiel kann die Art und Weise darstellen, in der ein Kind über schwierige Erfahrungen nachdenkt und die Beherrschung der Lage wiederherstellt. Das spielende Kind schreitet vorwärts zu neuen Stufen der Realitätsmeisterung. Es entwickelt Fleiss, es kann nun völlig in einer Werksituation aufgehen.[27]

Die Überzeugungen, um die sich nach Erikson die Persönlichkeit in den ersten vier Stadien der Entwicklung kristallisiert, sind:

Ich bin, was man mir gibt (Urvertrauen)
ich bin, was ich will (Autonomie)
ich bin, was ich mir zu werden vorstellen kann (Initiative)
ich bin, was ich lerne (Werksinn).

Die in der Kindheit gesammelten Ich-Werte münden in die Ich-Identität. "Sie ist das innere Kapital, das zuvor in den Erfahrungen einander folgender Entwicklungsstufen angesammelt wurde, wenn eine erfolgreiche Identifikation zu einer erfolgreichen Ausrichtung der Grundtriebe des Individuums auf seine Begabung und seine Chancen geführt hat ... Das Gefühl der Ich-Identität ist also das angesammelte Vertrauen darauf, dass der Einheitlichkeit und Kontinuität, die man in den Augen anderer hat, eine Fähigkeit entspricht, eine innere Einheitlichkeit und Kontinuität aufrechtzuerhalten" (Erikson, 1976a, S. 107).

Freud nennt diese Phase nach der Überwindung des ödipalen Konfliktes die Latenzphase; sie ist durch einen Stillstand der sexuellen Entwicklung gekennzeichnet. Latenzzeit bezeichnet also eine Periode verminderter sexueller Aktivität in der körperlichen Entwicklung des Menschen.[28] Sie dauert etwa vom 6. Lebensjahr bis zum Beginn der Pubertät und bringt eine Verlagerung der Interessen des Kindes auf Gegenstände der Aussenwelt. Nach der ödipalen Phase hören die sexuellen Regungen des Kindes nicht auf, unterliegen aber "einer fortschreitenden Unterdrückung" (Freud, G.W., Bd. 5, S. 77). Ihre Energie wird ganz oder zum grössten Teil von der sexuellen Verwendung abgeleitet und anderen Zwecken zugeführt.

Das Kind entwickelt nun ruhige, dauerhafte Sachinteressen und wird schulreif. Es kann sich innerlich freier machen von den Eltern und Geschwistern, es entwickelt gewisse eigene Persönlichkeitszüge.[29] Die Errungenschaften der Latenzzeit bestehen im wesentlichen aus der fortschreitenden Entwicklung der Intelligenz zu logischem und kritischem Denken, aus der Stabilisierung von sozialem Verständnis, Mitgefühl und selbstlosen Gefühlen angesichts anderer Menschen. Die Latenzperiode gibt dem Kind für die Ich-Entwicklung jene Mittel in die Hand, die es braucht, um sich auf die Begegnung mit der vermehrten Triebzufuhr der Pubertät vorzubereiten. Das Ich hat eine grössere Widerstandsfähigkeit gegen den Einfluss alltäglicher kritischer Situationen und gegenüber regressiven Impulsen erreicht.

Blos (1978) sieht die Vorbedingung für das Eintreten in die adoleszente Phase der Trieborganisation in der Konsolidierung der Latenzperiode. Wo dies nicht geschieht, erlebt das Kind in der Pubertät nichts anderes als eine Intensivierung der Prälatenzstrebungen und zeigt ein frühkindliches Verhalten, das eher stehengeblieben als regressiv ist.[30]

5) Identität gegen Rollenkonfusion (Pubertät und Adoleszenz)

Mit der Aufrichtung eines guten Verhältnisses zur Welt der Handfertigkeiten und Werkzeuge und mit Eintritt der sexuellen Reife ist die eigentliche Kindheit zu Ende, die Jugendzeit beginnt. Auf der Suche nach einem Gleichheits- und Kontinuitätsgefühl muss der Jugendliche viele Kämpfe der früheren Jahre noch einmal durchstehen. In der Pubertät werden alle Identifizierungen und alle Sicherungen, auf die man sich früher verlassen konnte, erneut in Frage gestellt, und zwar vor allem infolge des raschen Körperwachstums, das sich nur mit dem in der frühen Kindheit vergleichen lässt und dem sich jetzt die gänzlich neue Eigenschaft der physischen Geschlechtsreife zugesellt. "Der wachsende und sich entwickelnde Jugendliche ist nun, angesichts der physischen Revolution in ihm, in erster Linie damit beschäftigt, seine soziale Rolle zu festigen" (Erikson, 1976a, S. 106). Die Integration, die nun in Form der Ich-Identität stattfindet, ist mehr als nur die Summe der Kindheits-Identifikationen. Es ist die gesammelte Erfahrung über die Fähigkeit des Ichs, diese Identifikationen mit den Libido-Verschiebungen zu integrieren, ebenso wie mit den aus einer Grundbegabung entwickelten Fähigkeiten und mit den Möglichkeiten sozialer Rollen. "Die Gefahr dieses Stadiums liegt in der Rollenkonfusion. In Fällen, in denen dieser Zwiespalt auf starken früheren Zweifeln des jungen Menschen an seiner sexuellen Identität beruht, kommt es nicht selten zu kriminellen oder sexuellen oder sogar ausgesprochen psychotischen Zwischenfällen" (Erikson, 1976b, S. 256). Nach Erikson handelt es sich hier um ein Moratorium, ein psychologisches Stadium zwischen Kindheit und Erwachsensein, zwischen der vom Kind erlernten Moralität und der Ethik, die der Erwachsene entwickeln muss.[31]

Jeder Verlust an Identitätsgefühl kann das Individuum wieder seinen alten Kindheitskonflikten aussetzen und für Regressionen anfällig machen. Wem es nicht gelingt, eine funktionierende Identität zu entwickeln, kann − nach Erikson − stattdessen eine "negative Identität" wählen oder in einer von Angst geprägten "Identitätsdiffusion" erleben, dass er immer mehr sein Gefühl von Identität verliert. Misslingt also die Bearbeitung dieser psychosozialen Krise, so stellt sich Rollendiffusion ein; Verwirrung, Einseitigkeit in der

Verfolgung begrenzter und isolierter Werte, Flucht in eine irreale Welt kennzeichnen solches Misslingen.[32]

Das Selbstgefühl, das am Ende jeder der überstandenen Hauptkrisen erneut bestätigt sein muss, wächst sich schliesslich zur Überzeugung aus, dass man auf eine erreichbare Zukunft zuschreitet, dass man sich zu einer bestimmten Persönlichkeit innerhalb einer nunmehr verstandenen sozialen Wirklichkeit entwickelt. Die sich herauskristallisierende Ich-Identität verknüpft also die früheren Kindheitsphasen, in denen der Körper und die Elternfiguren führend waren, mit den späteren Stadien, in denen eine Vielfalt sozialer Rollen sich darbietet und in wachsendem Masse aufdrängt. Diese Identität entwickelt sich stufenweise von der frühesten Kindheit bis zur Adoleszenz, dann gilt sie als abgeschlossen. Die Adoleszenz wird, so Erikson, abschliessend zur Identitätskrise. Das Zusammenbringen aller konvergierenden Identitätselemente am Ende der Kindheit ist eine schwierige Aufgabe. Die Ich-Identität erweist sich als eine Grundvoraussetzung seelischer Gesundheit. Jeder Grundkonflikt der Kindheit lebt nach Erikson in irgendeiner Form im Erwachsenen weiter. Erikson beschreibt das menschliche Wachstum vom Standpunkt der inneren und äusseren Konflikte, welche die vitale Persönlichkeit glücklich übersteht und die aus jeder Krise mit einem erhöhten Gefühl der inneren Einheit hervorgeht.[33] Die psychosexuelle Entwicklung erfolgt so in Form kritischer Schritte, wobei "kritisch" ein Charakteristikum von Wendepunkten ist, von Augenblicken der Entscheidung zwischen Fortschritt und Rückschritt, Integration und Retardierung.

Freud bezeichnet dieses Stadium, welches mit Einsetzen der Pubertät beginnt, als das genitale. In dieser Stufe werden die frühkindlichen Partialtriebe (oraler, analer, phallischer Partialtrieb) unter das Primat der Genitalität gestellt. "In den frühen Phasen gehen die einzelnen Partialtriebe unabhängig voneinander auf Lusterwerb aus, in der phallischen Phase beginnen die Anfänge einer Organisation, die die anderen Strebungen dem Primat der Genitalien unterordnet und den Beginn der Einordnung des allgemeinen Luststrebens in die Sexualfunktion bedeutet. Die volle Organisation wird erst durch die Pubertät in einer vierten, genitalen, Phase erreicht" (Freud, 1971a, S. 17). Ausssserdem werden die oralen, analen und phallischen Entwicklungsstufen mit den genitalen Impulsen vermischt, so dass die erwachsene Persönlichkeit die Beiträge aller vier Entwicklungsstadien in sich trägt und zeitlebens behält.[34] Hat das Individuum alle vorangegangenen Phasen ohne entwicklungshemmende Fixierungen durchlaufen , so erlangt es die Fähigkeit und Reife für die Sexualität des erwachsenen Menschen. Urspünglich wurde die Fähigkeit zu genitaler Sexualität mit emotionaler Reife gleichgesetzt.[35]

Am Ende der Pubertätsphase hat sich die Persönlichkeit von einer nach Lust suchenden narzisstischen Einstellung zu einer realitätsorientierten und sozialisierten Einstellung gewandelt. Hierbei spielen eine ganze Reihe von Verschiebungen, Sublimationen und Identifikationen eine zentrale Rolle.

Die soeben geschilderte Entwicklungsphase nach Erikson und Freud wird üblicherweise in mehrere Zeitabschnitte unterteilt; die meisten Autoren sprechen von Vorpubertät (Flegelalter), Pubertät und Adoleszenz. Einige psychoanalytisch orientierte Autoren (vgl. Lidz, 1970; Ohlmeier, 1973; Blos, 1979) verstehen unter Pubertät nur die körperlichen Erscheinungen der sexuellen Reifung. Der Ausdruck Adoleszenz bezeichnet die psychologischen Vorgänge dieser Reifung. Sie kann in drei deutlich voneinander unterschiedene Perioden unterteilt werden: die frühe Adoleszenz, etwa vom 12. bis 14. Lebensjahr, die mittlere Adoleszenz, etwa vom 14. bis 16. Lebenjahr, und die späte, etwa vom 16. bis 18. Lebensjahr. Zwischen Latenzzeit und Adoleszenz steht die Phase der Präadoleszenz, etwa vom 10. bis 12. Lebensjahr.

Wir möchten noch etwas genauer auf die psychoanalytische Betrachtung der Adoleszenz eingehen, da uns diese komplexe Periode als entscheidende Zeit für die spätere Persönlichkeitsentwicklung erscheint.

Die Lernprozesse der Latenzperiode stellen die Vorbedingung für das Fortschreiten in die Adoleszenz dar. Die Latenzerrungenschaften müssen dann der puberalen Zunahme der Triebenergie weichen. Wenn der neue Zustand der Pubertät nur Latenzerrungenschaften verstärkt, die unter dem Einfluss der sexuellen Verdrängung entstanden sind, "dann wird", wie A. Freud sagt, "der Charakter der Latenzperiode in Permanenz erklärt" (A. Freud, zit. in Blos, 1978, S. 71). Das bleibende Resultat ist dann emotionale Unreife, wie es immer ist, wenn eine Aufgabe, die für eine Phase spezifisch ist, dadurch umgangen wird, dass man in die Errungenschaften der vorhergehenden Entwicklungsphase zurückfällt oder sich an sie klammert. Oft stellt sich ein Phänomen, das beim Einsetzen der Adoleszenz wie Regression aussah, bei näherem Hinsehen als die Folge einer verzögerten Ich-Entwicklung heraus, oder geradezu als abgekürzte Latenz.[36]

Von den Gedanken Freuds über den psychosexuellen Entwicklungsgang ausgehend entwickelt Blos (1978) ein Modell über fünf Phasen der Adoleszenz, welche die letzte Stufe der genitalen Phase darstellt und wesentlich an der Ausprägung der Gesamtpersönlichkeit teilhat. Die Adoleszenz wird hier als die Gesamtsumme der Anpassungsversuche der Pubertät an die neuen inneren und äusseren Zustände angesehen, denen das Individuum gegenübersteht.[37]

"Die dringende Notwendigkeit, mit der neuen Lage fertig zu werden, ruft all die Formen der Erregung, Spannung, Befriedigung und Abwehr auf den Plan, die je in früheren Jahren — d.h. während der psychosexuellen Entwicklung der Säuglingszeit und frühen Kindheit — eine Rolle gespielt haben. Diese infantile Beimischung ist für den bizarren und regressiven Charakter des Adoleszenzverhaltens verantwortlich. Sie ist der typische Ausdruck des Kampfes um ein Wiederfinden oder Beibehalten eines psychischen Gleichgewichts, das durch die Krise der Pubertät einen Stoss bekommen hat" (Blos, 1978, S. 24).

Die bezeichnenden emotionalen Bedürfnisse und Konflikte der frühen Kindheit müssen rekapituliert werden, bevor neue Lösungen mit qualitativ verschiedenen Triebzielen und Ich-Interessen gefunden werden können. Es ist aus diesem Grunde, dass die Adoleszenz eine zweite Ausgabe der Kindheit genannt worden ist. Beiden Perioden ist gemeinsam, dass "ein relativ starkes Es einem relativ schwachen Ich gegenübersteht" (A. Freud, 1936). Auch wirken die Prägenitalphasen der sexuellen Organisation immer noch weiter und versuchen sich durchzusetzen und den Reifeprozess zu stören. Das allmähliche Fortschreiten zur Genitaleinstellung und zur heterosexuellen Orientierung während der Adoleszenz ist nur die Fortsetzung einer Entwicklung, die beim Niedergang der ödipalen Phase vorübergehend zum Stillstand gekommen ist.

Nach Blos stellt die Adoleszenz einen zweiten Schritt zur Individualisierung dar; "der erste findet am Ende des zweiten Jahres statt, wenn das Kind die schicksalsträchtige Unterscheidung zwischen dem 'Selbst' und dem 'Nicht-Selbst' macht. Ein ähnliches, jedoch viel komplexeres Individualisationserlebnis findet in der Adoleszenz statt, das in seinen letzten Auswirkungen zum Bewusstsein der Identität führt" (Blos, 1978, S. 24). Vor einer Konsolidierung dieser Bildung muss der Heranwachsende durch Stadien des Bewusstseins seiner selbst und einer fragmentierten Existenz hindurchgehen. Das "das bin nicht ich" stellt einen wichtigen Schritt im Erreichen der Individuation und in der Errichtung der Autonomie dar.

Die adoleszente Individuation ist von dem Gefühl der Isolierung, der Vereinsamung und Verwirrung begleitet. Sie bringt einige der liebsten Träume der Kindheit unwiderruflich zu Fall. Diese müssen nun ganz in das Gebiet der Phantasie verwiesen werden; ihre Erfüllung kann nie mehr ernsthaft in Betracht gezogen werden. "Dieses Bewusstsein der Endgültigkeit am Ende der Kindheit, des bindenden Charakters von Verpflichtungen, der entschiedenen Begrenzung der individuellen Existenz selbst, all das schafft ein Gefühl der Dringlichkeit, der Furcht und der Panik. Manch ein Heranwachsender versucht daher, für immer in dem Übergangsstadium zu bleiben, was als verlängerte Adoleszenz bezeichnet wird. (Blos, 1978, S. 25).[38]

Es ist noch wenig beachtet worden, dass die Adoleszenz nicht nur trotz, sondern eher wegen ihres emotionalen Aufruhrs oft eine Spontanheilung für schwächende Kindheitseinflüsse bietet, und dem Individuum Gelegenheit gibt, Kindheitserfahrungen, die seine fortschreitende Entwicklung bedroht haben, zu modifizieren und zu korrigieren. Die regressiven Prozesse der Adoleszenz erlauben eine Umformung defekter oder unvollständiger früherer Entwicklungen. Neue Identifizierungen und Gegenidentifizierungen spielen dabei eine bedeutende Rolle. Erikson (1956) hat vorgeschlagen, dass die Adoleszenz als eine "normative Krise", d.h. eine normale Phase mit Konfliktverstärkung gesehen werden sollte, die durch eine scheinbare Fluktuation in der Ich-Stärke und trotzdem auch durch ein hohes Wachstumspotential charakterisiert ist. Der Durchgang durch die Adoleszenzperiode vollzieht sich weder in gleichmässigem Tempo noch in gerader Linie. In der Tat sind die Ziele und Errungenschaften des geistigen Lebens, die die verschiedenen Phasen der Adoleszenz charakterisieren, oft widerspruchsvoll in Richtung und heterogen in Qualität.

Das bedeutet, dass Progression, Digression und Regression abwechselnd zum Vorschein kommen, wie es immer in Phasen geschieht, die vorübergehend antagonistische Ziele verfolgen. Defensive und adaptive Mechanismen sind ineinanderverwoben und die Dauer keiner der Phasen kann in irgendeiner Zeit- oder Altersskala festgesetzt werden. "Diese ausserordentliche Elastizität der psychologischen Bewegung, die der spektakulären Mannigfaltigkeit der Adoleszenzperiode zugrunde liegt, kann gar nicht genug betont werden. Jedoch bleibt es Tatsache, dass trotzdem eine geordnete Sequenz der psychischen Entwicklung besteht und als mehr oder weniger deutlich gegeneinander abgesetzte Phasen beschrieben werden kann" (Blos, 1978, S. 66).

Der Heranwachsende kann durch die verschiedenen Phasen hindurchstürmen oder bei irgendeiner von ihnen verweilen – in endlosen Variationen, aber er kann nicht ganz und gar den wesentlichen psychischen Transformationen der verschiedenen Phasen entgehen. Ihre Ausarbeitung durch Differenzierungsprozesse – über eine lange Zeit hin – bringt es zu einer komplexen Persönlichkeitsstruktur; ein schnelles Abtun der Adoleszenz hinterlässt gewöhnlich seine Spuren im Erwachsenen. Beides, der eingeborene Vorwärtsschub und das Wachstumspotential der adoleszenten Persönlichkeitsentwicklung, zielen unerbittlich auf die integrierende Reifung der Pubertät und die älteren gewohnten Formen der Aufrechterhaltung des Gleichgewichts hin. "Durch diesen Integrationsprozess wird die Kontinuierlichkeit des Ich-Erlebnisses aufrechterhalten, die das Entstehen eines stabilen Selbstgefühls – oder eines Gefühls der Identität – unterstützen" (Blos, 1978, S. 66). Die progressive Entwicklung bewirkt unaufhörlich höhere Grade der Differenzierungen in der psychischen Struktur und Persönlichkeitsorganisation. Durch Integrierung wird am Ende ein Zustand der Stabilität und Irreversibilität erreicht. "Adoleszente Entwicklung ist die ganze Zeit hindurch durch oszillierende Progressionen, Regressionen und Stillstand charakterisiert" (Blos, 1978, S. 213). Blos hat diesen Stillstand als "Aufhalteaktionen" (holding actions) bezeichnet, die innere Veränderungen und Gewinne konsolidieren und organisieren, bevor sie an der Umgebung artikuliert werden. Das Charakteristikum der späten Adoleszenz ist die Konsolidierung des Erreichten; andererseits ist dieser Lebensabschnitt aber auch durch seine "Unvollständigkeit" gekennzeichnet. Es gibt keine Progression von einer Phase der Adoleszenz zur anderen, ohne dass "Restphänomene" mitgeschleppt werden, und diese Reste kommen von Zeit zu Zeit an die Oberfläche. Nur in Perioden der relativen Ruhe im späteren Leben des Erwachsenen werden sie jemals vom Ich vollständig gemeistert. Infantile Konflikte sind also beim Abschluss der Adoleszenz nicht beseitigt, sondern spezifisch gemacht worden. Sie werden ich-syntonisch, d.h. sie werden als Lebensaufgaben in den Bereich des Ichs integriert und bekommen nun ihren Mittelpunkt in der Erwachsenen-Selbstvorstellung. Jeder Versuch des ichsyntonischen Meisterns eines Rest-Traumas, oft als Konflikt erlebt, verstärkt die Selbstachtung.[39] Der Kompromissaspekt der Spätadoleszenz ist ein integraler Teil dieser Phase. Was erreicht wird, ist nur relative Reife. So meint Freud (1937): "In der Realität sind die Übergänge und Zwischenstufen weit häufiger als die scharf gesonderten gegensätzlichen Zustände. Bei Entwicklungen und Verwandlungen richtet sich unsere Aufmerksamkeit allein auf das Resultat. Wir übersehen gern, dass sich solche Vorgänge gewöhnlich mehr oder weniger unvollständig vollziehen, also eigentlich im Grunde nur partielle Veränderungen sind ... Es gibt fast immer Resterscheinungen, ein partielles Zurückbleiben" (Freud, zit. in Blos, 1978, S. 151).

Zur Zeit des Abschlusses der Adoleszenz kommt also keine allgemeine Lösung frühkindlicher Konflikte zustande, vielmehr besteht eine lebenslange Auseinandersetzung mit den ungelösten Resten infantiler und adoleszenter Konflikte. Die Reste von Fixierungen und Verdrängungen erwachen in der Form von Abkömmlingen zu neuem Leben. Sie fordern das Ich heraus und zwingen es zu fast ununterbrochenen Bemühungen, diese zerstörerischen Einflüsse zu meistern. Und es sind diese Einflüsse, die dem Leben des

Erwachsenen – so Blos – Zweck, Form und Farbe geben, wenn es sich entfaltet. Es scheint also, als ob die spezifischen "Resterscheinungen und das partielle Zurückbleiben" in bedeutendem Masse für die Variationen der Individualisierung verantwortlich sind, die sich am Ende der Adoleszenz zeigen.

Der Adoleszenzprozess kann als relativ abgeschlossen gelten, wenn eine hierarchische und verhältnismässig unbeugsame Organisation der genitalen und prägenitalen Triebe erreicht ist, und wenn eine deutliche Widerstandsfähigkeit gegen Regression gewonnen wurde.

Alle hier beschriebenen Entwicklungsprozesse haben eine erste Ausformung und Strukturierung erfahren, sind aber keineswegs mit dem Ende der späten Adoleszenz, also etwa im 18. Lebensjahr, abgeschlossen. Der endgültige Abschluss erfolgt erst später, in der postadoleszenten Phase oder der Zeit des jungen Erwachsenenalters.

Die langsame Lösung der emotionalen Bindungen des Jugendlichen an seine Familie, das furchtsame oder freudige Eintreten in das neue Leben, das ihm winkt, gehören zu den tiefsten Erlebnissen des menschlichen Daseins. Der Jugendliche erlebt das Bewusstwerden der Existenz, die den Eintritt in die Welt des Erwachsenseins bedeutet. Aber gerade dieser Lösungsprozess vom Elternhaus kann ein überaus schwieriger, sich noch über Jahre hinziehender Prozess für den Jugendlichen und die Eltern werden.

Stierlin (1978) beschreibt diesen oft dramatischen Vorgang der Ablösung von Eltern und Kindern in der Adoleszenz. Er untersucht die Dynamik der Trennung und geglückten oder missglückten Versöhnung bzw. ein Prozess der wechselseitigen Individuation und Abgrenzung. Dieses Geschehen spielt sich nach Stierlin auf einer kognitiven, emotionalen und ethischen Ebene ab. Im optimalen Falle vollzieht sich dabei eine gegenseitige Befreiung, die reifere Formen einer wechselseitigen Abhängigkcit widerspiegelt als auch hervorbringt. Bleibt die Krise jedoch ungelöst, dann stagniert eine Dynamik der Trennung und Versöhnung und es verhärten sich Formen einer negativen Gegenseitigkeit.[40]

Auf allen Ebenen ist der Ablösungsprozess durch das Zusammenspiel zentripetaler und zentrifugaler Kräfte gestaltet, die sich dialektisch aufeinander beziehen. Wichtige Bedeutung erhält dabei das Konzept der Beziehungsmodi. In allen Phasen des Ablösungsprozesses spiegeln diese Beziehungsmodi das Zusammenspiel und/oder die relative Dominanz der zentrifugalen und zentripetalen Kräfte. Stierlin nennt drei wesentliche Beziehungsmodi; die Bindung, die Delegation und die Ausstossung. Überwiegt der Bindungsmodus, dann bewirkt die elterliche Interaktion mit den Kindern deren Festhalten im elterlichen Gesichtskreis, und sie bleiben im Familienverband eingeschlossen; es besteht dadurch auch die Gefahr regressiver Verwöhnung. Herrscht der Delegationsmodus vor, dann kann sich ein Kind zwar aus dem elterlichen Gesichtskreis entfernen, bleibt aber durch die lange Leine der Loyalität an seine Eltern gebunden. Als Delegierte ihrer Eltern müssen diese Jugendliche Aufträge ausführen, die sie in verschiedene Konflikte verwickeln.

"Wenn der Delegierte es auf sich nimmt, die Wünsche seiner Eltern zu erfüllen und ihre Probleme und Ambivalenzen aufzulösen, kann er vor allem in zwei Arten von Konflikten geraten: Konflikte mit der Loyalität und Konflikte mit dem Auftrag. Diese Arten von Konflikten verzerren alle anderen — mehr oder weniger seinem Alter entsprechenden — Konflikte, die sich im Zuge der Entwicklung seines Selbst und seiner Ablösung von den Eltern einstellen" (Stierlin, 1978, S. 68). Wo schliesslich der Austossungsmodus vorherrscht, kommt es zu einer durchgängigen Vernachlässigung und Zurückweisung der Kinder, die von ihren Eltern als Belastung und Hindernis bei der Verfolgung ihrer eigenen Ziele erlebt werden. Es entsteht eine starke zentrifugale Kraft, die viele dieser Kinder in einen vorzeitigen Ablösungsprozess drängt. Stierlin zeigt im folgenden, dass alle diese Modi Reflex und Auslöser unterschiedlicher Arten des Ausreissens oder der Gebundenheit sind. Bei den Krisen im Ablösungsprozess des Jugendlichen kann es zu Regressionen kommen. Einzelne Konflikte machen ihn widerstandsfähiger, reifer und autonomer; andere erdrücken ihn, schwächen ihn und bringen seine Entwicklung zum Stillstand.[41] Der Ablösungsprozess kann nach Stierlin als eine sich allmählich in Richtung auf gegenseitige Selbstverwirklichung und Differenzierung weitende Spirale begriffen werden, die zunehmend zur relativen Unabhängigkeit beider Seiten führt. Die Chancen einer Weiterentwicklung nehmen ab, wenn die Konflikte nicht ausgehalten, sondern auf Dauer von der Wahrnehmung herausgehalten oder frühzeitig abgebrochen werden.

Der Übergang von der Adoleszenz zum Erwachsensein ist durch eine Zwischenphase charakterisiert: die Postadoleszenz, welche man zu beiden rechnen kann und die auch wirklich von beiden Phasen her angesehen werden kann. Der Postadoleszenz sind Unsicherheiten, Fragen und emotionale Spannungen in vielen Bereichen eigen; und bis in das frühe Erwachsenenalter mögen die Zeiten des Probierens und des Sammelns von Erfahrungen reichen. Andriessen (1972) spricht daher von einer "tentativen" Phase, also einer Versuchszeit des Lebens. Greenacre meint: "Das Gefühl der erwachsenen funktionellen Identität ist nicht vollkommen, ehe die Adoleszenz nicht ganz vorbei und assimiliert ist" (Greenacre, zit. in Blos, 1978, S. 173). Im Sinne der Ich-Entwicklung und Trieborganisation ist die psychische Struktur am Ende der Spätadoleszenz gefestigt worden und erlaubt dem Postadoleszenten, sich dem Problem der Harmonisierung der Bestandteile seiner Persönlichkeit zuzuwenden. Ohlmeier (1973) nennt verschiedene Aufgaben, die es am Übergang von der Adoleszenz zum Erwachsenenalter zu bewältigen gilt, so etwa die Krise des Selbstbildes, die Bewältigung der Identitätsdiffusion; die Beendigung des Rollenspiels und Erkennen der Kontinuität der Zeit, die Suche nach einem Partner fürs Leben.[42]

Die unbegrenzte Zukunft der Kindheit schrumpft zu realistischen Proportionen zusammen, zu einer Zukunft mit begrenzten Chancen und Zielen. Aber ebenso wird die Beherrschung von Zeit und Raum und die Überwindung der Hilflosigkeit zum bisher nie gekannten Versprechen der Selbstverwirklichung.

Wir können zusammenfassend sagen, dass die Periode, welche dem Adoleszenzhöhepunkt folgt, durch integrative Prozesse gekennzeichnet ist. In der Spätadoleszenz führen diese Prozesse zu einer Begrenzung der Ziele, die man als Lebensaufgaben bezeichnen kann, während in der Postadoleszenz die Durchsetzung dieser Ziele in der Form von dauernden Bindungen, Rollen und Milieuwahl entschieden die Hauptsorge ist. Das Ich wird durch das Absinken der Triebkonflikte gestärkt. Die Einsicht in die Zeitlichkeit der Existenz ist ein wichtiger Schritt im Prozess des Erwachsenwerdens, denn diese Einsicht geht einher mit der Forderung, sich festzulegen, seine Möglichkeiten und Freiheiten einzuschränken und einige Vorstellungen betreffs der eigenen unbegrenzten Möglichkeiten aufzugeben. Die Persönlichkeitsentwicklung kommt also keineswegs mit der Beendigung der Adoleszenz und der Postadoleszenz zum Stillstand.

2.1.2. Phasentheorien des Kindes- und Jugendalters

Das Bedürfnis nach Ordnung, Überschaubarkeit und Gliederung der vielen Einzelerkenntnisse der Entwicklungspsychologie führte zu den wissenschaftlichen Versuchen, die Entwicklung des Kindes- und Jugendalters in Phasen oder Stufen einzuteilen. Am bekanntesten wurde im deutschen Sprachraum die Auffassung über einen diskontinuierlichen Verlauf der Entwicklung in Stufen oder Phasen. Die Auffassung der Entwicklung als einer Abfolge von Phasen, deren jede eine in sich geschlossene Einheit darstellt, ist der typisch deutsche Beitrag zur Entwicklungspsychologie.[1]

"Die seelische Entwicklung vollzieht sich in Stufen und Phasen, deren jede, auf der vorangegangenen aufbauend, bestimmte Aufgaben bei der Entfaltung seelischen Lebens zu leisten hat" (Remplein, 1971, S. 112).
Alle diese Theorien gehen von der Annahme aus, dass Entwicklung nicht geradlinig, kontinuierlich, sondern in einzelnen Abschnitten verläuft; sie unterscheiden sich allerdings in der Kennzeichnung dieser Abschnitte und der Art ihrer Aufeinanderfolge. Der Auffassung eines stufenweisen Aufwärtsschreitens in dem Sinne, dass nacheinander verschiedene abgeschlossene Stufen oder Stadien durchlaufen werden, steht die Annahme einer mehr zyklischen Abfolge einzelner Phasen entgegen. Jedoch unabhängig davon haben sie die gleichen grundlegenden Probleme zu bewältigen, nämlich die Frage einer inhaltlichen oder zeitlichen Bestimmung der angenommenen Stufen oder Phasen, ihrer Abgrenzung gegeneinander und ihrer Übereinstimmung mit den beobachteten Sachverhalten. Es stellt sich überhaupt die Frage, ob auf diese Weise die Variabilität und Komplexität der Gegebenheiten hinreichend zu erfassen sind,

oder ob ein solches System nicht eine allzu vereinfachende Abstraktion darstellt. Dabei ist zugleich die begriffliche Unterscheidung von Stufe, Phase oder Stadium keineswegs eindeutig, die Bezeichnungen werden vielmehr von verschiedenen Autoren in recht unterschiedlicher Weise gebraucht (Tumlirz, 1927; Kroh, 1944; Gesell, 1946; Piaget, 1948; Busemann, 1953).

Aus den eben angetönten Problemen entwickelte sich im Laufe der Zeit eine "Diskontinuitäts-Kontinuitäts-Kontroverse".[2]

Meist liegen den Phasen- oder Stufenlehren die folgenden Annahmen implizit oder explizit zugrunde:

Ein bestimmter seelischer Entwicklungs- und Reifezustand ist für längere Zeit beim Kind oder Jugendlichen bestimmend. Während dieser Zeit vollzieht sich keine wesentliche Veränderung. Das Erreichte wird lediglich ausgebaut und gefestigt. Einen solchen Abschnitt bezeichnet man, falls er lange Zeit anhält, gewöhnlich als Stufe, bei kürzeren Unterabschnitten spricht man von Phase. Zwischen zwei Stufen liegt ein deutlich erkennbarer Einschnitt, der als rascher Übergang, als Veränderung sichtbar wird. Solche Einschnitte werden von manchen Autoren gleichzeitig als Krisenzeiten gekennzeichnet (Künkel, 1933, 1948; Tiling, 1936; Guardini, 1959, 1967; Spranger, 1961).

Die Stufen oder Phasen folgen in einer bestimmten Reihenfolge aufeinander. Diese Sequenz kann nicht umgekehrt ablaufen. Jede Stufe basiert auf den vorausgegangenen und wird erst durch diese ermöglicht. Das Prinzip einer festgelegten Ordnung der Stufen gilt auch dann, wenn eine Wiederkehr der Stufen auf höherer Ebene angenommen wird (Spiralentheorie). Diese schubweise Entwicklung beruht auf einer naturgegebenen inneren Gesetzmässigkeit und ist weitgehend unabhängig von den jeweiligen sozialen Einflüssen, auch wenn diese hemmend oder störend einwirken können.[3]

Wir geben nun einen Überblick über einige bekannte Phasen- und Stufenlehren; es handelt sich dabei um Einteilungen, welche alle psychischen Bereiche umgreifen.

Eine erste Gliederung des Entwicklungsverlaufs im Kindesalter findet sich bei K. Bühler (1918); sie erfolgt jeweils nach Entwick-

lungsfortschritten, die in den betreffenden Stadien besonders hervortreten und damit im Mittelpunkt des Geschehens zu stehen scheinen.
Demgegenüber geht die bereits besprochene Phasenlehre von Ch.
Bühler (1928, 1933) von einem durchgehend wirksamen und bestimmenden Prinzip aus. Tumlirz (1927) gliedert in eine Vorstufe
und drei grosse Stufen, die voneinander durch Übergangsabschnitte
geschieden sind. Die Vorstufe betrifft das 1. Lebensjahr, die 1. Stufe
umfasst frühe Kindheit, die 2. Stufe das Schulalter und die 3. Stufe
die Reifejahre. Nach Tumlirz stellt sich die seelische Entwicklung als
ein "mehrfacher Gestaltwandel" dar; als eine wiederholte Umformung der Seelenstruktur und der geistigen Haltung, die die Parallele
zum leiblichen Gestaltwandel aufdrängt.[4]

Petzelt (1951) will die "Eigenwertigkeit" der psychischen Entwicklung streng gewahrt sehen und entwirft seine Phasenlehre
konsequent nach Gesetzlichkeiten, die dem Seelischen eigen sind.
Aus den möglichen Haltungen des Sichentwickelnden zur Gegen-
ständlichkeit leitet er sieben Phasen mit jeweils spezifischer "Haltung" her: die Säuglingsphase, zwei Kleinkindphasen, die Phase des
Schulanfangs, die Phase der vollen Kindheit, die Vorpubertät, die
Pubertät.[5]

Die am weitesten verbreitete Einteilung stammt von Kroh (1944,
1951). Zusammen mit der Kennzeichnung des Jugendlichen durch
Spranger hat die Phasenlehre von Kroh den grössten Einfluss auf die
unterrichtliche und erzieherische Praxis ausgeübt.[6] Die Abgrenzung
der aufeinanderfolgenden Abschnitte ergibt sich danach durch
verschiedene Entwicklungsschübe, von denen jeder eine neue "Durch-
gangsstufe" der Entwicklung einleitet. Die weitere Annahme, dass
diese Schübe mit wechselnder Intensität auftreten und unterschiedlich tief in das gesamte Entwicklungsgeschehen eingreifen, führte
zu einer Unterscheidung von Stufen und Phasen, wobei "die Stufen
durch tiefgreifende, die Phasen durch weniger eingreifende Entwicklungsschübe voneinander abgehoben" scheinen (Kroh, 1951, S. 443).
In diesem Ansatz finden wir eine stufenmässige Gliederung von
allgemeiner Symmetrie vor. Die gesamte Entwicklung des Kindes-
und Jugendalters gliedert sich in drei Stufen, jede Stufe wiederum in
drei Phasen. Weiterhin vollzieht sich der Wechsel von einer Stufe
zur anderen nicht sukzessiv, sondern in einer kurzen, krisenhaften
Zeit voller starker Veränderungen.[7]

In der Krohschen Entwicklungspsychologie ist der Phasenge-
danke wohl am konsequentesten durchgeführt worden. Der Grund-
gedanke vom Eigenwert jeder Entwicklungsstufe verbindet sich
dabei mit dem der Unstetigkeit des Entwicklungstempos. Zwischen
Zeiten ruhig-steten Wachstums schieben sich Perioden sprunghafter
Wandlung, und diese Zäsuren im Entwicklungsrhythmus bilden für
Kroh die natürliche Abgrenzung der Entwicklungsstufen.[8]

Lag den bisher erwähnten Theorien die Annahme zugrunde, dass
Entwicklung sich in einem mehr oder weniger schubhaften Fortschreiten von einem Abschnitt zum anderen vollzieht, so stellt sich
in anderen Entwicklungstheorien die Abfolge von Phasen als eine
ständige Wiederkehr gleicher oder ähnlicher Verhaltensformen auf
jeweils höherer Ebene dar.

Busemann (1953) und Gesell (1953) beschreiben die Entwicklung
in Kindheit und Jugend als einen "Prozess, der in Wellen abläuft, die
bald diese, bald jene Schicht der Funktionsweisen begünstigen, und
zwar auf Kosten der anderen, so dass das Bild eben eines Wechsels
von Zustandsphasen resultiert" (Busemann, zit. in Lehr, 1972, S.
207). Das Entwicklungsgeschehen wird gekennzeichnet als "Prozess
des Hinaufschaukelns", als "ständige Wiederkehr auf höherer Ebene."[9]

Busemann betrachtet seine Einteilung allerdings vorwiegend als einen
Ordnungsversuch: "Naturgemäss bleibt jeder Versuch dieser Art
unvollkommen, weil das Ganze ein kontinuierlicher Prozess ist"
(Busemann, 1953, S. 38). Er sieht das Grundprinzip der Entwicklung im Kindes- und Jugendalter in einem ständig wiederkehrenden
Wechsel zweier Phasen, die zugleich zwei entgegengesetzte Grund-
haltungen oder Zustände kennzeichnen. Seine Theorie konstituiert
sich aus einer Polarität von Beruhigungs- und Erregungsphasen. So
unterscheidet Busemann "emotionale oder Erregungsphasen" und
"intentionale oder Beruhigungsphasen", die jeweils einer bestimmten
Altersstufe zuzuordnen sind und in gesetzmässigem Wechsel aufein-
anderfolgen.[10] Die charakteristischen Merkmale der emotionalen
Phase —, und auch der intentionalen —, zeigen so grosse Übereinstimmung, dass von einer "Wiederkehr des Ähnlichen oder Gleich-
artigen" zu sprechen ist und damit "makroperiodische" Vorgänge

aufgezeigt werden. "Der eine dieser Zustände", so führt er aus, "ist durch verhältnismässige Ruhe des Gefühlslebens und die Neigung zu sachlicher Haltung, darum auch durch Fortschritte in der intellektuellen Eroberung der dinglichen Umwelt gekennzeichnet, der andere durch höhere Erregbarkeit des Gefühlslebens ..., durch Konflikt mit den Personen der Umwelt und Eroberung der seelischen Innenwelt ... charakterisiert" (Busemann, 1965, S. 79f). Besonders bedeutsam sind dabei für Busemann die Erregungsphasen. Sie besitzen nach seiner Annahme zugleich einen gewissen Krisencharakter und können regressives Verhalten induzieren. Im Verlauf von Kindheit und Jugend unterscheidet er insgesamt sieben Erregungsphasen, denen jeweils im rhythmischen Wechsel eine Beruhigungsphase folgt.

Die Erregungsphasen, die Busemann bei 3 - 4 Jahren (1. Trotzalter), bei 6 Jahren (kleine Pubertät), bei 8 - 9 Jahren (Schwatzalter) und dann wieder an der Schwelle der Pubertät bei 12 - 14 Jahren (Flegelalter), dann bei 16 - 18 Jahren (Jugendkrise) und im 20. Lebensjahr (Adoleszenzkrise) findet, sind Entwicklungsschübe, Zeiten gesteigerten Wachstums und emotionaler Störbarkeit, während in den Phasen ruhigen Fortschreitens der Intellekt im Vordergrund steht.[11] Auch hier hat also die Entwicklungsphase einen doppelten Aspekt: den der rhythmischen Variation des Entwicklungstempos und den des qualitativen Unterschieds, hervorgerufen durch das Vorherrschen verschiedener Funktionen oder durch den Wechsel der Vorherrschaft genetisch alter und genetisch junger Persönlichkeitsschichten.[12] Die Annahme, dass die psychische Entwicklung im Sinne einer zyklischen Wiederkehr mehr oder minder ähnlicher Phasen verläuft, liegt in noch ausgeprägterer Weise der Theorie von Gesell (1953, 1966) zugrunde.

Nach seiner Auffassung wird die Verhaltensentwicklung des Kindes von fünf Grundprinzipien bestimmt, die dazu führen, dass sie entlang einer genau festgelegten Linie verläuft. Allerdings stellt sich dieser Verlauf nicht geradlinig, kontinuierlich dar, sondern gleicht eher einem Hinaufschaukeln. Das Verhalten entwickelt sich danach in einzelnen Phasen zu einem immer fortgeschritteneren Stadium. Gesell hat zur Verdeutlichung dieser Verlaufsform das Modell der Spirale eingeführt. Die Entwicklung schwingt danach rhythmisch zwischen zwei Polen, einer anfänglichen Instabilität und einem Trend zu fortwährender Stabilisierung, und nähert sich in einer spiraligen Kurve dem Ziel von Wachstum und Reifung.[13]

Gesell geht davon aus, dass die Entwicklung des Kindes immer zugleich von den Anforderungen der "Maturation", der (biologischen) Reifung und von den Anforderungen der "Acculturation", der Anpassung an soziale Ordnungen bestimmt wird.[14] Wenn er auch nur den Entwicklungsverlauf in Kindheit und Jugend methodisch untersucht hat, betrachtet er die Entwicklung mit der Reifezeit nicht für abgeschlossen. Er nimmt auch weiterhin periodische Verlaufsformen an und sagt: "Was wir Persönlichkeit nennen, ist ein geformtes und unermüdlich sich formendes Netz von Verhaltensweisen" (Gesell, zit. in Lehr, 1972, S. 210); er macht aber keine verbindlichen Aussagen über die Verlaufsgestalt der weiteren psychischen Entwicklung.

Da wir in unserer Arbeit immer wieder versuchen, trotz Darstellung einer Durchschnittsentwicklung das einzelne Individuum selbst nicht zu vergessen, möchten wir abschliessend noch einen neueren, eher idiographisch ausgerichteten Ansatz der Entwicklungspsychologie erörtern, nämlich die Untersuchung des Entwicklungsstandes jedes einzelnen Kindes.[15]

Gerade in letzter Zeit konnte zum Problem des Zusammenhanges von Entwicklungsstand und Persönlichkeitsverfassung von verschiedenen Seiten her (Thomae, 1951, 1959; Steinwachs, 1953; Kretschmer, 1961; Stott, 1962) eine Reihe von aufschlussreichen Ergebnissen vorgelegt werden. An die Stelle von zeitlich sehr ausgedehnten und inhaltlich äusserst komplexen Phasenstrukturen treten hier mit grösserer Genauigkeit bestimmbare individuelle Entwicklungsstände. So misst Hetzer bei der psychologischen Beurteilung junger Menschen der Entwicklungsdiagnose, "d.h. der Ermittlung des allgemeinen Entwicklungsstandes und etwaiger Abweichungen von der Entwicklungsnorm eine ganz bestimmte Bedeutung zu" (Hetzer, 1954, S. 144). An jeder Diagnose dieses Entwicklungsstandes haben drei Gruppen von Phänomenen Anteil, zwischen denen deutlich unterschieden werden muss:

Die Varianten des Entwicklungstempos (Akzeleration, Normal-
tempo, Retardation), die Varianten der Entwicklungsharmonie
(Synchronie, Kovarianz, Asynchronie, Divergenz) und des Entwick-
lungsschwerpunktes. Auf Grund seiner Untersuchungen vertritt
Dietrich (1966) die Ansicht, dass der Entwicklungsstand einen
wesentlichen Bedingungsfaktor der Persönlichkeitsverfassung von
Kindern und Jugendlichen darstellt. Entwicklungstempo, Entwicklungsharmonie und Entwicklungsschwerpunkt und deren jeweilige
Kombination und Integration zu einem einheitlichen Entwicklungsstadium bestimmen demnach die Niveauhöhe der gesamten
Persönlichkeitsverfassung wie auch der einzelnen Persönlichkeitsvariablen in ganz entscheidender Weise mit.[16]

Heute ist vermehrt eine Tendenz zur Umorientierung in der Entwicklungspsychologie festzustellen, besonders im Bereiche des Problems,
in welchem Verhältnis die allgemeine, "durchschnittliche, normale"
und die individuelle Entwicklung zueinander stehen. Als Ausdruck
dieser Bemühungen um Neuorientierung kann etwa die Definition
der Entwicklung von Thomae angesehen werden; danach ist Entwicklung "eine Reihe von miteinander zusammenhängenden Veränderungen, die bestimmten Orten des zeitlichen Kontinuums eines
individuellen Lebenslaufes zuzuordnen sind" (Thomae, 1959, S. 10).
Das Neue an dieser Auffassung ist, dass als personaler Bezugspunkt
des Veränderungsgeschehens primär nicht ein "Durchschnittsindividuum", das aus einer grossen Anzahl von Entwicklungszuständen
unter weitgehender Vernachlässigung der individuellen Unterschiede
abstrahiert wurde, sondern der individuelle Lebenslauf in seiner
konkreten Einmaligkeit angesehen wird.[17] Auf die grosse interindividuelle Schwankungsbreite des Entwicklungsgeschehens bei gleichaltrigen Kindern auf dem körperlichen und seelischen Sektor wird u.a. von
Huth (1962), Olson (1953) und Schwidetzky-Roesing (1959) hingewiesen. Gegenüber den Ansprüchen des Konstruktums der normalen
Durchschnittsentwicklung muss festgestellt werden, dass es bei
Kindern gleichen Alters eine Fülle von äusserst unterschiedlichen
Entwicklungsbildern und Entwicklungsverläufen gibt, die alle als
normal zu bezeichnen sind und deren Beachtung das Hauptanliegen
der zukünftigen Entwicklungspsychologie — so Dietrich — sein
muss.

Nach Stutte ist "die seelische Entwicklung jedes Kindes in ihrer vielfältigen ... Determiniertheit einmalig wie das Individuum selbst" (Stutte, 1954, S. 986) und Kolesnik (1963) hebt hervor, dass trotz zahlreicher von der Psychologie festgestellter Gemeinsamkeiten auf einer Altersstufe sich die Kinder in einer Vielzahl von Bereichen unterscheiden.[18] Die relative Zeitordnung und die Zuwachsraten der Entwicklung sind höchst individuell, "und in dieser Hinsicht gibt es keine zwei Individuen, die gleich sind" (Stott, 1962, S. 133).

Neben die Betrachtung der durchschnittlichen Entwicklung sollte eine Entwicklungspsychologie gestellt werden, die den Schwerpunkt ihrer Betrachtungsweise von vornherein nicht auf das normale Durchschnittsindividuum, sondern auf den konkreten Einzelfall, auf die individuelle Personagenese, richtet. An die Stelle des Theorems von der durchgängigen interindividuellen und intraindividuellen Gleichheit der Entwicklung tritt bei dieser Art von Entwicklungspsychologie die Hypothese von der ausserordentlichen interindividuellen und intraindividuellen Variabilität und Spielraumbreite des Entwicklungsgeschehens. Die Betonung des individuellen Aspektes in der Entwicklungspsychologie darf jedoch unserer Ansicht nach nicht dahingehend verstanden werden, als habe der generelle, nomothetische Aspekt jegliche Bedeutung verloren. Um den Aufweis einer Durchschnittsentwicklung kommt man allein schon deswegen nicht herum, weil diese als Bezugsschema und Massstab für den individuellen Entwicklungsverlauf unbedingt notwendig ist.[19] Aber die Theorie der Durchschnittsentwicklung hat im revidierten Verständnis von Entwicklungspsychologie eine andere Funktion als bisher. Während sie nämlich bisher als Selbstzweck angesehen wurde, d.h. während es bisher wesentlich darum ging, Entwicklungspsychologie als Lehre von der Durchschnittsentwicklung unter Abstraktion von allen individuellen Verschiedenheiten zu betreiben, wird in Zukunft die Erforschung und Darstellung der Durchschnittsentwicklung Mittel zum Zweck; nämlich das Mittel zum Zweck der Erforschung der individuellen Entwicklungsverhältnisse in der Vielfalt ihrer Erscheinungsweisen, Ablaufsformen und Bedingungszusammenhänge.[20]

Keines der besprochenen Vorstellungsmodelle vermag der psychologischen empirischen Wirklichkeit ganz gerecht zu werden. Bergler meint: "... höchstens handelt es sich hierbei um in verschiedenen Bereichen zutreffende Aspekte des Entwicklungsverlaufes, d.h. es ist vorstellbar, dass alle Vorstellungsmodelle für die Erklärung der verschiedensten psychologischen Entwicklungsphänomene eines Individuums herangezogen werden können" (Bergler, 1966, S. 16). Jede Festlegung der Analyse des Lebenslaufs auf eines dieser "Modelle" würde aber Vorentscheidungen einschliessen, welche die Bearbeitung des zugänglich werdenden Materials in nicht immer kontrollierbarer Weise beeinflussen würde.[21] Lehr (1978) betont ebenfalls, dass die verschiedenen Modelle die psychische Realität nicht adäquat zu erfassen vermögen. Sie haben immer einen gewissen Zug von Künstlichkeit an sich; als Modelle sind sie nur ein unvollkommenes Abbild der Wirklichkeit.

Das quantitative Entwicklungsmodell, welches Entwicklung in Form einer relativ stetig ansteigenden und nach einem Gipfelpunkt mehr oder minder abfallenden Kurve darstellt und die verschiedenen qualitativen Entwicklungsmodelle (Stufen- und Phasentheorien, Spiralmodelle, Differenzierungstheorien, Schichtenlehren), die mehr den diskontinuierlichen Umbruchcharakter des Veränderungsgeschehens hervorheben, schliessen einander nicht grundsätzlich aus. Wahrscheinlich ist Entwicklung überhaupt nur verständlich zu machen an Hand eines Modells, in dem die verschiedenen quantitativen und qualitativen Modellvorstellungen integriert sind. –

2.1.3. Entwicklungsstörungen

Die Persönlichkeitsentwicklung ist das Ergebnis ständig einwirkender exogener und endogener Faktoren, die sich individuell verschieden auswirken und unterschiedliche Folgen zeitigen können. In jeder Entwicklungsphase und besonders in den Übergangsphasen kann es zu verschiedenen Beeinträchtigungen, zu Regressionen, Progressionen und Fixierungen kommen. Die Skala solcher Entwicklungshemmungen- und störungen reicht von leichten Entwicklungsbehinderungen,

Entwicklungsrückfällen, die vorübergehender Art und reversibel sind bis zu den irreversiblen, die weitere Entwicklung in Frage stellenden Entwicklungsstörungen.

Unharmonische Persönlichkeitsentwicklungen beruhen auf einer ganzen Reihe von Ursachen. Der verschieden schnelle oder langsame Fortschritt auf den Entwicklungslinien einerseits und die verschieden weitgehenden und verschieden lang andauernden Regressionen andererseits treffen zusammen und vermischen ihre Wirkungen. Es ist unter diesen Umständen verständlich, dass die individuellen Unterschiede zwischen Menschen so gross sind, die Abweichungen von der geraden Entwicklungslinie so weitgehend und die Aufstellung einer strengen Norm so unbefriedigend.[1]

Es gibt keine scharfe Trennungslinie zwischen dem Normalen und dem Pathologischen. Die Unterscheidung ist rein pragmatisch, und es ist notwendigerweise eine willkürliche Entscheidung, wo man den Trennungsstrich zieht.[2]

Der Übergang von den mannigfaltigen Abwandlungen im Rahmen des Normalen zur wirklichen Pathologie ist somit ein fliessender, von Änderungen in den Grössenverhältnissen eher als von Wesensverschiedenheiten abhängig. Freud sagt, "dass man zwischen 'nervösen' und 'normalen' Kindern und Erwachsenen keine scharfe Grenze ziehen darf; dass 'Krankheit' ein rein praktischer Summationsbegriff ist, dass Disposition und Erleben zusammentreffen müssen, um die Schwelle für die Erreichung dieser Summation überschreiten zu lassen, dass infolgedessen fortwährend viele Individuen aus der Klasse der Gesunden in die der nervös Kranken übertreten und eine weit geringere Anzahl den Weg auch in umgekehrter Richtung macht ..." (Freud, G.W., Bd. VII, S. 376). Die Normalentwicklung eines Kindes steht, ebenso wie seine Pathologie, unter dem Einfluss von Konflikten einerseits zwischen Aussenwelt und Innenwelt, andererseits zwischen den inneren Instanzen.[3] Es gehört in das Bild des kindlichen und jugendlichen Wesens, dass das Kräfteverhältnis zwischen Es und Ich in fortwährender Schwankung begriffen ist; dass Anpassung und Abwehr, günstige und krankmachende Einwirkungen ineinander fliessen. Jeder Fortschritt von Entwicklungsstufe zu Entwicklungsstufe bringt die Gefahr von Stockungen, Hemmungen,

Fixierungen und Regressionen mit sich; Trieb und Ich entwickeln sich in ungleichem Tempo und können damit den Fortgang auf den einzelnen Entwicklungslinien in Unordnung bringen. Die Zahl der Einflüsse, die das psychologische Gleichgewicht stören, untergraben oder umstürzen, ist kaum abzuschätzen.[4] So muss nach Klein (1972) das normale Kind eine depressive und manische Position verarbeiten, die ihrer Meinung nach Teil der normalen Entwicklung bilden. Klein hält die infantile depressive Position, die in der infantilen Neurose ihren Ausdruck findet und dort durchgearbeitet und allmählich überwunden wird, für zentral in der kindlichen Entwicklung. Die Schwankungen zwischen der depressiven und der manischen Position sieht sie als wesentlichen Teil der normalen Entfaltung.[5] Kleins Untersuchungen über das kindliche Seelenleben brachten den Aufweis einer verwirrenden Vielfalt der Prozesse, die in den frühen Entwicklungsstadien weithin gleichzeitig und an der Grenze zur Pathologie ablaufen. Die Schwankungen in den libidinösen Positionen und diejenigen zwischen Fortschritt und Regression, welche die ersten Jahre der Kindheit charakterisieren, sind — so Klein — unlöslich mit den Schicksalen der Verfolgungs — und der depressiven Ängste der frühen Kindheit verbunden. Diese Ängste sind damit nicht nur ein wichtiger Faktor für Fixierung und Regression, sondern beeinflussen auch den Gang der Entwicklung dauernd. Klein äussert die Ansicht, dass jedes Kleinkind Ängste erlebt, die ihrem Inhalt nach psychotischer Natur sind, und dass die infantile Neurose der normale Weg ist, auf dem das Kind mit diesen Ängsten fertig zu werden und sie zu modifizieren sucht. Nach Klein sind alle Aspekte der Entwicklung mit der infantilen Neurose das Kindes verbunden. Auch Zetzel (1974) sieht in der Depression, Niedergeschlagenheit und Angst ein universelles subjektives Erlebnis, das als unerlässlicher Bestandteil zur menschlichen Entwicklung und zur Bewältigung von Konflikt, Frustration und Verlust gehört.[6] Es ist eine Vorbedingung der normalen Entwicklung, dass in dem Aufeinanderwirken von Regression und Fortschritt die bereits erreichten wesentlichen Anteile des Fortschritts erhalten bleiben. Die gesunden oder kranken Lösungen, die in einem frühen Stadium gefunden worden sind, beeinflussen die psychischen Kräfte, die dem Individuum in jeder darauffolgenden Entwicklungsphase zur Verfügung stehen.

Kohut (1973) spricht von Perioden höchster Verwundbarkeit der Psyche des kleinen Kindes.[7] Diese Augenblicke grösster Gefahr in der frühen Kindheit, während derer die Psyche besonders anfällig für traumatische Einflüsse ist, entsprechen "einem noch unsicheren neuen Gleichgewicht der psychischen Kräfte nach einem Entwicklungsschritt" (Kohut & Seitz, 1963, S. 128f). Hartmann spricht von einem Prinzip der Verwundbarkeit neuer Strukturen; er betont, dass neu erworbene Funktionen "einen hohen Grad von Reversibilität beim Kind haben" (Hartmann, 1952, S. 177).

Wir gehen nun auf einige Entwicklungsstörungen wie Retardierung und Akzeleration, Infantilismus und Infantilismen, pathologische Regression und Neurose ein und versuchen ihren Einfluss auf die weitere Persönlichkeitsentwicklung aufzuzeigen.

Neben totalen Entwicklungsanomalien, die alle Bereiche der werdenden Persönlichkeit berühren, gibt es auch solche partiellen Charakters. Entweder gelangt dabei eine einzelne seelische Funktion zu einer Frühreife gegenüber den anderen oder sogar auf deren Kosten, oder umgekehrt erfährt ein einzelner Funktionsbereich eine Entwicklungsverzögerung. Die Zahl der individuellen Abweichungen von der Durchschnittsentwicklung ist unbegrenzt.[8]

So weicht die Einzelentwicklung vom durchschnittlichen Entwicklungsverlauf vielfach in Tempo und Rhythmus mehr oder weniger ab. "Die jugendliche Entwicklung steht unter dem Antagonismus von Beschleunigung und Verzögerung, von Akzeleration und Retardation" (Pongratz, 1961, S. 70). Sowohl die Entwicklungsbeschleunigung als auch die Entwicklungsverzögerung können schädliche Folgen für die weitere Persönlichkeitsentwicklung haben. Retardierte, d.h. Menschen, deren leib-seelische Reifung stockend und gehemmt vor sich geht, sind besonders neuroseanfällig. E. Kretschmer äussert hierzu: "Dieses Problem des Reifungstempos und innerhalb desselben wieder das Teilproblem der Retardierungen, der partiellen und unebenmässigen Reifungshemmungen zeigt sich, je länger wir es beforschen, als eines der Zentralprobleme der menschlichen Biologie" (E. Kretschmer, 1949, S. 103f). Hieran anknüpfend hat W. Kretschmer (1952) die Neurose als Reifungsproblem dargestellt und an einer Reihe von Fällen den Zusammenhang zwischen

Retardation und Neurose belegt. Es gibt viele Varianten des Entwicklungsrhythmus; auch variiert die Länge der Entwicklungsphasen interindividuell.[9]

Die genannten Unterschiede hinsichlich Entwicklungstempo- und rhythmus können ausser in der Anlage auch in Verschiedenheiten der Umwelt begründet sein. Von den Retardierungen und Akzelerationen zu unterscheiden sind jene Fälle, in denen ein bestimmtes Entwicklungsstadium nicht normal überwunden wurde, so dass es auch in die spätere Zukunft der Person hineinwirkt. Es handelt sich hier um eine Fixierung, d.h. das Unvermögen, über ein bestimmtes Entwicklungsstadium hinaus zu reifen. Je nachdem, ob es sich um ein Verharren in einem kindlichen oder jugendlichen Stadium handelt, ist das Resultat entweder ein Infantilismus oder ein Juvenilismus. Unter Infantilismus ist das Stehenbleiben der psychischen und/oder körperlichen Entwicklung auf einer kindlichen Stufe, mit Unterentwicklung des gesamten Körperbaues oder einzelner Organe, das Zurückbleiben der psychischen Entwicklung gemeint. Es gibt einen totalen Infantilismus, bei dem alle leib- und seelischen Bereiche der Person unausgereift geblieben sind und einen partiellen Infantilismus, bei dem nur einzelne Erlebnisbezirke im kindlichen Stadium verharren, es bestehen hier nur einzelne Infantilismen. Neben fertig ausgereiften Persönlichkeitsanteilen eines Menschen sind noch kindlich-unfertige vorhanden.

Als Infantilismen werden Einsprengungen von Resten einiger Entwicklungsstufen des Kindes- und des frühen Jugendalters in spätere Reifungsstadien bezeichnet. Diese Einsprengungen erhalten ihren besonderen Charakter dadurch, dass sie von einem bestimmten Punkt an nicht weiter verarbeitet und geformt werden.

Infantilismen treten in unzähligen Varianten auf und bilden wohl für fast alle Menschen eine wichtige Komponente ihrer Persönlichkeit. "Wo Teilinfantilismen und Teiljuvenilismen in der psychophysischen Konstitution des späteren Lebens eingesprengt sind, da entstehen typische Diskrepanzen und Ambivalenzen innerhalb der Persönlichkeit. Die ausgereiften und die retardierten Teile der Persönlichkeit geraten in Reifung und Gegenspannung" (Remplein, 1971, S. 521).

Vielleicht wäre es besser, statt von Infantilität von Unreife oder von Fixierungen zu sprechen. Das Phänomen des Infantilismus und Juvenilismus ist von der Regression zu unterscheiden; so meint Allport: "Diese Erscheinung ist ein Gegenstück zu der Regression, durch welche die bereits erreichte Reife rückgängig gemacht wird; im Infantilismus wird die Reife nie erreicht" (Allport, 1949, S. 146). Beim Infantilismus hat eine Progression, eine Reifung überhaupt nicht stattgefunden, die infantilen Haltungen persistieren, sie liegen klar zutage. Regression würde voraussetzen, dass eine reife Einstellung potentiell möglich, aber verdrängt ist.[10]

Wir möchten an dieser Stelle das Regressionsphänomen genauer betrachten und die von uns als normal betrachtete, temporäre, reversible Regression von der pathologischen, irreversiblen und permanenten Regression abheben. Wie bereits mehrmals erwähnt, sind Regressionen harmlos oder sogar wünschenswert, solange sie als Erscheinungen vorübergehend sind, d.h. solange die vorher erreichte Entwicklungshöhe sich spontan wieder herstellen kann. Auf jeder Entwicklungsstufe des Kindes (und Erwachsenen) sind Regressionen zu früheren Phasen der Entwicklung möglich. Rückläufige Bewegungen in den Leistungen und im Benehmen der Kinder sind an der Tagesordnung. Im Volksmunde heisst es schon lange, dass "Kinder zwei Schritte vorwärts machen und einen zurück". So meint A. Freud "... dass kein einziges Gebiet des kindlichen Lebens der gelegentlichen Regression entgeht, weder die Ichfunktionen wie Motilitätsbeherrschung, Realitätsprüfung, synthetische Funktion und Sprache; noch die Beherrschung der Schliessmuskeln; die sekundären Denkvorgänge und die Angstabwehr; die Elemente der sozialen Anpassung; die Über-Ich-Qualitäten wie Ehrlichkeit, Gerechtigkeitssinn. In jeder einzelnen dieser Beziehungen ist das kindliche Verhalten unverlässlich; eine Fähigkeit, die zu einer Zeit vorhanden ist oder eine bestimmte Höhe erreicht hat, kann im nächsten Augenblick verschwunden oder erheblich vermindert sein. Solche regressive Vorkommnisse sind sogar normaler als ihr Gegenteil" (A. Freud, 1971, S. 97f).

Erstaunlicher fast als diese nur zu häufigen Vorkommnisse sind die entgegengesetzten, unerwarteten und scheinbar unmotivierten plötzlichen Fortschritte, die Anzeichen der progressiven Bewegung. Zusammenfassend formuliert A. Freud: "Normale Kinderentwicklungen, wie wir sie zu kennen glauben, gehen nicht sprunghaft vor sich, sondern Schritt für Schritt, vorwärts und wieder rückwärts, mit progressiven und regressiven Vorgängen in ständiger Abwechslung" (A. Freud, 1971, S. 98). Den voranstehenden Ausführungen zufolge ist die Trieb-, Ich- und Über- Ich-Regression somit ein normaler Vorgang, der in der Entwicklung selbst verankert und dem in grossem Ausmass die Anpassungsfähigkeit des Kindes zuzuschreiben ist.

Der dem Kind offene Rückweg zu Verhaltensweisen und Befriedigungsformen der Vergangenheit macht es ihm möglich, unlustvolle gegenwärtige Erlebnisse zu ertragen, ohne von ihnen überwältigt zu werden. Regression ist also zunächst einmal eine ganz normale Art und Weise, um zum Beispiel mit einer Belastungssituation fertig zu werden oder ganz einfach eine Ermüdung zu überwinden. Eine Feststellung, die für jedes Lebensalter zutrifft. Die Regression ist demnach auch als ein gesunder Abwehrmechanismus zu betrachten, der "im Dienste des Ichs", d.h. im Dienste der geistigen und körperlichen Gesundheit steht. Diese temporäre, normale Regression wird uns im Laufe der Arbeit noch oft beschäftigen.

Regressionsvorgänge üben ihre gesundheitserhaltende Wirkung nur insoweit aus, als sie kurzdauernd sind und rückgängig gemacht werden können. Wenn nicht, dann bleiben Triebenergien an Ziele gebunden, die dem Alter des Kindes nicht entsprechen; Ich- und Über- Ich-Funktionen bleiben erniedrigt; die gesamte Weiterentwicklung des Kindes bleibt geschädigt und aus der Bahn geworfen. Diese pathologische Regression erkennt man an dem Ausmass, indem die ganze Persönlichkeit in die Regression miteinbezogen wird. Sie ist im Gegensatz zur gesunden nicht reversibel und es erfolgt nicht gleichzeitig eine Anpassung nach aussen, d.h. die Realität kann nicht gesehen und miteinbezogen werden.[11]

Wo Regressionen permanent werden, anstatt temporär zu bleiben, fallen sie aus ihrer Rolle als Elemente der Normalentwicklung und verwandeln sich in pathogene Faktoren und haben Neurosen und Psychosen zur Folge. Neurosen sind durch schwere Konflikte ausgelöste Regressionen auf frühere Entwicklungsstufen der Libidoorganisation.

Die Entwicklung der Libido birgt nach Freud (1971) zweierlei Gefahren in sich, erstens die der Entwicklungshemmung (Fixierung) und zweitens die der Rückbildung (Regression). Nicht alle vorbereiteten Phasen werden gleich gut durchlaufen und vollständig überwunden: Anteile der Funktion werden dauernd auf diesen frühen Stufen zurückgehalten, und dem Gesamtbild der Entwicklung wird ein gewisses Mass von Entwicklungshemmung beigemengt sein. Bei jeder einzelnen Sexualstrebung ist es möglich, dass einzelne Anteile von ihr auf früheren Stufen der Entwicklung zurückgeblieben sind, wenn gleich andere Anteile das Endziel erreicht haben mögen.[12] Ein solches Verbleiben einer Partialstrebung auf einer früheren Stufe nennt Freud Fixierung. Die zweite Gefahr einer stufenweisen Entwicklung liegt darin, dass auch die Anteile, die es weiter gebracht haben, leicht in rückläufiger Bewegung auf eine dieser frühen Stufen zurückkehren können, was man Regression nennt. Zu einer solchen Regression wird sich die Strebung veranlasst finden, wenn die Ausübung ihrer Funktion, also die Erreichung ihres Befriedigungszieles, in der späteren oder höher entwickelten Form auf starke äussere Hindernisse stösst.

"Es liegt uns nahe anzunehmen, dass Fixierung und Regression nicht unabhängig voneinander sind. Je stärker die Fixierung auf dem Entwicklungsweg, desto eher wird die Funktion den äusseren Schwierigkeiten durch Regression bis zu jenen Fixierungen ausweichen, desto widerstandsfähiger erweist sich also die ausgebildete Funktion gegen äussere Hindernisse ihres Ablaufes" (Freud, 1971, S. 334f).

Es gibt zwei Arten der Regression, nämlich die Rückkehr zu den ersten inzestuösen Objekten der Libido und Rückkehr der gesamten sexuellen Organisation zu früheren Stufen. Freud spricht von Fixierungen, wenn durch Verknüpfung libidinöser Partialstrebungen mit Kindheitseindrücken an einer Entwicklungsstufe festgehalten wird, die der an Jahren inadäquat ist. Die Fixierung ist ein wichtiger Faktor in der Ergänzungsreihe der Ursachen, die zu einer Neurose führen.

"Die Libidofixierung repräsentiert den disponierenden, internen, die Versagung den akzidentellen, externen Faktor der Neurosenätiologie" (Freud, 1971, S. 340). Eine Neurose entwickelt sich, wenn das Ich mit der prägenitalen Fixierung im Konflikt liegt. Sie entsteht, wenn die Libido auf die Fixierungsstellen regrediert und dadurch die fixierten Strebungen der infantilen Sexualität verstärkt, die dann mit dem Ich in Konflikt geraten. Die Wahl der Neurose hängt von der Natur der Fixierungsstelle ab, auf welche die Libido regrediert. Man nimmt an, dass die Rückkehr zu entwicklungsbedingten Fixierungspunkten allen infantilen Neurosen zugrunde liegt.[13] Hat die Libido mehrere infantile Fixierungsstellen, dann kann die Regression schrittweise erfolgen.[14]

Die Libido zieht sich aus Angst vor den eigenen Triebregungen auf immer tiefere Positionen zurück, und zwar in einer Richtung, die dem normalen, progressiven Entwicklungsgang entgegengesetzt ist.[15]

Bei der Regression macht die Libido auf ihrem Rückzuge also dort Halt, wo sie fixiert ist. Die Fixierung in und die Regression auf die phallische Phase, bedingt durch einen ungelösten Ödipuskomplex, ist nach Kuiper (1969) für das Entstehen der Hysterie verantwortlich.[16] Der Zwangsneurotiker wird durch eine Fixierung in und Regression auf das anale Stadium bestimmt; eine Regression, die stattfindet, weil die ödipale Problematik nicht gelöst werden konnte. Die Regression auf das orale Stadium bildet die Grundlage für Depressionen und Süchte; bei Depressionen spricht man auch von "maligner Regression".

Wie wir gesehen haben, ist der Begriff der Regression für das Verständnis der neurotischen Störungen von grundlegender Bedeutung. Bei Neurosen kommt es meist nicht nur zu einer Regression des Trieblebens, sondern auch das Ich wird in den Regressionsvorgang einbezogen. Hierbei ergeben sich verschiedene Möglichkeiten: entweder das Ich regrediert bei geringem Druck aus der Umwelt, oder das Ich wird durch einen Triebkonflikt sekundär in die Regression gedrängt. In diesem letztgenannten Fall dient die Regression dazu, den ödipalen Problemen auszuweichen. Hier gilt dann unbestritten, dass der Ödipuskomplex den Kern der Neurose bildet.[17]

Freud hat die Psychosen als Folge einer Regression der Libido auf Fixierungsstellen vor der Stufe der Objektwahl, d.h. in der Phase des Autoerotismus und Narzissmus charakterisiert, dabei könne allerdings auch eine Ichregression beteiligt sein.[18] Bei der Paranoia liegt die Fixierungsstelle in der Phase des Narzissmus, auf die regrediert wird. Zur Schizophrenie äussert sich Freud wie folgt: "Die disponierende Fixierung muss weiter zurückliegen als die der Paranoia, im Beginn der Entwicklung, die vom Autoerotismus zur Objektliebe strebt, enthalten sein" (Freud, G.W., Bd. 8, S. 314). Als Fixierungsstelle der Melancholie bezeichnet Freud die oralsadistische Phase. Die Weise, in der prägenitale Fixierungen sich in der erwachsenen Persönlichkeit manifestieren, hängt von der Einstellung des Ichs gegen die Fixierung ab. Dieselbe prägenitale Fixierung kann als Ursache einer Perversion, eines neurotischen Symptoms oder eines Charakterzugs wirken. Für das Auftreten einer Perversion postuliert Freud die folgende Voraussetzung: "Regression der Libido ohne Verdrängung würde nie eine Neurose ergeben, sondern in einer Perversion auslaufen" (Freud, 1971, S. 337).

In den Neurosen kann die Regression der Libido ohne Regression des Ichs stattfinden, während in den Psychosen die Ablösung der Libido von den Objekten mit ihrer Zurückziehung ins Ich verbunden ist. Die Regression bei Psychosen kann also bis zu sehr frühzeitigen Fixierungen der Libido zurückverfolgt werden.

Stösst nun eine Persönlichkeit mit gewissen infantilen Zügen in ihrem späteren Leben auf Konflikte und Belastungssituationen, die über ihre Kräfte gehen, so besteht die Gefahr, dass sie auf frühere Entwicklungsstufen regrediert und wieder kindlich-infantile Züge annimmt.

Kindheit und Jugend dürfen, wie wir versucht haben aufzuzeigen, nicht nur als Zeiten ruhigen Wachstums und organischer Entfaltung betrachtet werden. Tiefgreifende Konflikte können diese Lebensepochen mit einer seelischen Problematik erfüllen, die sich oft noch in bestimmten Erlebnis- und Verhaltensweisen des erwachsenen Menschen auswirkt. Jeder Mensch hat seine eigene psychische Konstitution. Sie hängt von den Erlebnissen der Kindheitsjahre ab und von dem Ausmass angsterregender Erinnerungsreste, die bis in das Erwachsenenalter hinein pathogen wirksam werden können, wenn sie durch aktuelle Ereignisse wiederbelebt werden. Die Individualität des Menschen wird durch die spezifische Reihe der Konfliktthemen (Traumen) bestimmt, die permanent integrierte Aspekte des Ichs geworden sind. Ihre Auflösung ist dazu bestimmt, eine Aufgabe für das ganze Leben zu sein.[19]

"Erwachsenheit" ist ein Ideal, und bei allem, was der Mensch tut, hat er sich stets auch mit seiner verbliebenen Kindlichkeit — bewusst und unbewusst — auseinanderzusetzen. Freud hat oft mit Nachdruck betont, dass die infantile Vergangenheit — des Individuums, sogar der Menschheit — erhalten bleibt: "... die primitiven Zustände können immer wieder hergestellt werden; das primitive Seelische ist im vollsten Sinne unvergänglich" (Freud, 1915, S. 337).[20]

3.0. ENTWICKLUNG UND INDIVIDUATION IM ERWACH-SENENALTER

3.1. *Persönlichkeitsentwicklung im Erwachsenenalter*

Wir versuchen in den folgenden Abschnitten das im Vergleich zur Psychologie des Kindes- und Jugendalters eher vernachlässigte Gebiet der Persönlichkeitsentwicklung im Erwachsenenalter zu beleuchten und einige entwicklungspsychologische Aspekte des Erwachsenen zu skizzieren.

Bei der Durchsicht der Literatur zur "Entwicklungspsychologie" fällt auf, dass sich zwar die Entwicklung des Kindes- und Jugendalters in Tausenden von Beiträgen widerspiegelt, andererseits aber die Untersuchungen zur Entwicklungspsychologie des Erwachsenenalters sich in einem recht bescheidenen Rahmen bewegen, was mit einem zu eng gefassten Entwicklungsbegriff zusammenhängt; zudem fehlen nach Bärtschi (1977) weitgehend psychologische Theorien, welche die einzelnen experimentellen Untersuchungsresultate im Erwachsenenalter befriedigend zusammenfassen (vgl. auch Baltes 1979 u.a.). Auf diesen Mangel hat bereits Spranger hingewiesen, wenn er meint: "Eine 'Psychologie des Erwachsenen' gibt es jedoch bis heute nicht" (Spranger, 1961, S. 80). Ebenso finden Bauer (1966) und Riegel (1968), dass ihnen eine solche zusammenfassende Theorie nicht bekannt ist.

Ähnlich argumentiert auch Neugarten: "We have no psychology of adulthood in the sense we have a child psychology" und fährt fort: "In sociology we are something of a parallel position ..." (Neugarten, 1968, S. 75).

Da sich lange nur wenige Forscher der Betrachtung des Erwachsenenalters unter entwicklungspsychologischem Aspekt zugewandt haben, sind auch die Aussagen über die Verlaufsgestalt dieses Prozesses entsprechend spärlich. Das Interesse galt meist engumgrenzten Teilbereichen, seltener jedoch dem Lebensablauf in seiner umfassenden Ganzheit. Noch heute stellt das Gebiet der Erwachsenenpsychologie einen relativ unstrukturierten und ungegliederten Zeitraum der menschlichen Entwicklung dar. "Vergleicht man die Entwicklung einer Lebensalterpsychologie mit den Anfängen der Kinder- und Jugendpsychologie, dann müsste ... gegenwärtig von einer 'Frühzeit der Entwicklungspsychologie des Erwachsenenalters' gesprochen werden ..." (Bergler, 1966, A. 13f).

Während eine Entwicklungspsychologie des Kindes- und Jugendalters eine Vielzahl von Erkenntnissen in bezug auf Persönlichkeitsveränderungen gebracht hat, wurde der Bereich der Persönlichkeitsveränderungen in den wenigen Untersuchungen des Erwachsenenalters und Alters weitgehend ausgespart; man begnügte sich mit der Erforschung der Veränderungen im Bereich der intellektuellen Leistungsfähigkeit und der sozialen Interaktion. Dabei gilt es zu bedenken, dass die Anstösse zu einer Ausweitung des Entwicklungsbegriffes auf das Erwachsenenalter weniger von Hinweisen auf Vorgänge im intellektuellen Bereich ausgingen als vielmehr von Hinweisen auf Veränderungen des Erlebens- und Verhaltens.[1] Mögliche Gründe für diese Vernachlässigung des Erwachsenenalters und entwicklungspsychologischer Untersuchungen mögen einmal im Vorherrschen biologisch orientierter Entwicklungslehren zu sehen sein, die zwischen Pubertät und Klimakterium relativ wenig Veränderungen im körperlichen Bereich feststellen und von da aus auf eine Stabilisierung und Konsolidierung im psychischen Bereich schliessen. Man ging davon aus, dass die mittlere Lebensspanne (ca. 20/25−65 Jahre) eine Zeit geringer intraindividueller Veränderungen − und somit geringer Entwicklung − ist.[2]

Lange war die Auffassung vorherrschend, "dass der Mensch mit 20 oder spätestens mit 25 Jahren im Grunde fertig und damit entwicklungslos sei. Diese Überzeugung von dem im Grunde unveränderlichen Erwachsenen hat ihre Ursache letztlich in einem bestimmten Entwicklungsbegriff. Danach ist Entwicklung als ein endogen gesteuertes Geschehen zu betrachten, durch das bestimmte Anlagen zur Reifung gelangen ..." (Thomae, 1968, S. 3).

Für die bisher nur zögernd durchgeführten Forschungen dürften also mehrere Gründe methodischer, theoretischer und praktischer Art massgeblich sein.

Köhler meint dazu: "Der Grund für die erwähnten Vernachlässigungen liegt vor allem in der Auffassung, dass die Persönlichkeit sich zwar in der Jugend bildet, aber dann als stabilisierter, verfestigter Zustand relativ unveränderlich ist" (Köhler, zit. in Löwe, 1971, S. 49). Infolge solcher Begrenzung und Einengung der menschlichen Entwicklung auf Kindheit und Jugend gilt die Persönlichkeit mit dem Ende der Adoleszenz als "stabilisiert", wenn nicht "fixiert". Wandlungen der Persönlichkeit in späteren Lebensabschnitten werden dementsprechend entweder lediglich als "a variation on an already established theme" oder, falls es sich um gravierendere Veränderungen handelt, schlichtweg als Anomalien eingeschätzt (Becker, 1968, S. 148). Eine vordergründige Erklärung könnte darin gesehen werden, dass das Erwachsenenalter nicht mit so dramatischen physischen Veränderungen einhergeht wie Kindheit, Jugendalter und Greisenalter und dass es dadurch weniger "ins Auge fällt".[3] Oft fehlen die in der Kinder- und Jugendpsychologie günstigeren Möglichkeiten, entwicklungspsychologische Studien an einem grösseren Kollektiv durchzuführen. Psychologische Untersuchungen an Erwachsenen sind sowohl aus organisatorischen wie auch aus altersbedingten Gründen mit grösseren Schwierigkeiten verbunden.[4] Auf eine weitere Problematik der empirischen Forschung des Erwachsenen macht Sarnoff aufmerksam: "It is possible ... that adulthood is so close to the adult psychologist that he might find it both difficult and painful to explore it with the objectivity requiered for a scientific discipline" (Sarnoff, 1962, S. 402).

Ungeachtet dieser Forschungsprobleme werden die Probleme einer Psychologie des Erwachsenenalters zunehmend bearbeitet. Vermehrt wird heute das Fehlen psychologischer und soziologischer Aussagen über den Erwachsenen als Mangel empfunden. Persönlichkeit als ständig sich ändernde Konfiguration von Gedanken, Gefühlen und Handlungen, die sich in einer sozialen Umgebung abspielen und das ganze Leben hindurch anhalten, wird durch eine Psychologie, die mit dem 15. oder 18. Lebensjahr das Ende jeder Veränderung gekommen sieht, nicht adäquat erfasst. Je mehr man sich somit in Persönlichkeitstheorie und Persönlichkeitspsychologie von allzu statischen Konzeptionen der menschlichen Natur entfernte, desto mehr musste man seine Aufmerksamkeit gerade auch den Veränderungen von Persönlichkeitseinstellung und Verhalten im Erwachsenenalter zuwenden.

Der wissenschaftliche Nachweis einer Entwicklung und Veränderung ist jedoch schwierig. Wie Neugarten (1965) ausführt, fehlt den meisten Psychologen heute nicht die Überzeugung, dass im Erwachsenenalter Persönlichkeitsveränderungen auftreten, sondern es fehlt ihnen an Methoden, diese Veränderungen zu messen. Sogar den besten Forschungsmethoden wirft man vor, dass sie nur phänotypische Veränderungen zeigen, wobei die genotypische Persönlichkeit unterhalb dieser Oberflächenerscheinungen dieselbe bleibt.[5]

Unterschiedliche Phänomene wie Midlife-Crisis, Scheidungen, vielfältige Konflikte, Erwachsenenbildung etc. lassen Entwicklungsprozesse auch im Erwachsenenalter vermuten. Unter anderem führten Veränderungen im Lebenszyklus zu verstärktem Interesse an einer Entwicklungspsychologie der Lebensspanne. Man kann heute einen Umstrukturierungsprozess im Lebenszyklus des Menschen feststellen, der durch längere Berufsausbildung, vorverlegtes Heiratsalter, geringere Kinderzahl, vorzeitigeres Aus-dem-Hause-Gehen der Kinder und höhere Lebenserwartung ausgelöst ist.[6] Vermehrt wird nun von einem erweiterten Entwicklungsbegriff ausgegangen.

Versteht man die Entwicklung als eine Summe von Differenzierungsvorgängen, so beobachtet man einen Ausbau der Persönlichkeit weit über Kindheit und Jugend hinaus in das Erwachsenenalter als "eine Zunahme der Mannigfaltigkeit von Verhaltensweisen, Erlebnismöglichkeiten und Erkenntnisvorgängen", sogar als "Wandlung im Sinne einer ... feineren Ausgestaltung der psychischen Bereiche" und ein "Gewinnen reichhaltigerer Verhaltens- und Erlebnismöglichkeiten" (Duhm, 1972, S. 230f).

Neuere, z.T. auch empirische Forschungen und Untersuchungen über Prozesse, Lernvorgänge, Entwicklungsmöglichkeiten im Erwachsenenalter, neue Auffassungen des Entwicklungsbegriffs, die Einsicht in die Veränderbarkeit auch des erwachsenen Menschen, das Bewusstsein einer längeren Lebenserwartung lassen heute vermehrt diese wichtige Lebensphase im menschlichen Lebenslauf in den Blickpunkt treten. "Der Begriff Lebensspanne oder Lebensablauf soll nicht bedeuten, dass chronologisches Alter die wesentliche Variable bei der Strukturierung entsprechender entwicklungspsychologischer Arbeiten wäre. Im Zentrum stehen vielmehr Entwicklungsprozesse, die ihre Bedeutung während der Lebensspanne oder im Lebenslauf erhalten" (Baltes, 1979, S. 15f).

Bereits eine frühere Untersuchung weist auf Veränderungen und Entwicklungsprozesse auch im Erwachsenenalter hin. So zeigen die Untersuchungsergebnisse Kellys (1955) deutlich, dass wichtige Veränderungen im Laufe des Erwachsenenalters möglich sind. Diese Veränderungen sind andererseits durchwegs nicht so gross, und sie treten nicht so plötzlich auf, dass sie die Kontinuität des Selbstverständnisses stören würden. Sie greifen jedoch derart tief ein, dass sie die Hoffnung auf eine weitere psychologische Entwicklung in den Jahren des Erwachsenenalters wecken.[7]

Besonders die Lebenslaufpsychologie und die "Life- span- developmental- psychology" widmen sich seit längerer Zeit den Entwicklungs-, Veränderungs- und Alternsprozesse, wie sie auch im Erwachsenenalter stattfinden. Heute gibt es zahlreiche Untersuchungen, die Persönlichkeitsveränderungen im Erwachsenenalter bestätigen: in Reaktionen auf Situationen, in Bezugsgruppen, in in Selbstbeschreibungen, in lustbringenden Lebenssituationen, in Partnerbeziehungen, in der objektiven Beschreibung durch Freunde und in psychologischen Tests. Die Daten kommen aus Eigenberichten, Longitudinalstudien, Beobachtungsmaterialien, individuellen Protokollen, persönlichen Selbstbeschreibungen.[8]

Die Charakterisierung der allgemeinen Problemsituation einer Entwicklungspsychologie des Erwachsenenalters umschliesst zwei wesentliche Themenkreise: "Einmal muss die Vernachlässigung dieses Untersuchungsgegenstandes in Abhängigkeit von kurz zu skizzierenden theoretischen, historischen und praktischen Begründungen gesehen werden, und zum andern ergibt sich dann mit den Anfängen einer Entwicklungspsychologie des Erwachsenenalters die Problematik spezifischer Entwicklungsmodelle und der daraus deduzierten generellen Gesetzmässigkeiten für den Ablauf menschlichen Lebens überhaupt" (Bergler, 1966, S. 14).

Die Lebenslaufpsychologie beschäftigt sich mit den regelmässigen und phasenhaften Veränderungen während des Lebens; der

Beständigkeit und Veränderung der Persönlichkeit während langer Lebensabschnitte und mit den Problemen von Bedingungs-Wirkungs-Relationen. Die Psychologen sind sich darin einig, dass es sowohl beobachtbare Veränderungen als auch beobachtbare Beständigkeiten in der Erwachsenenpersönlichkeit gibt. Das Problem besteht in der Beschreibung jener Persönlichkeitsprozesse, die für aufeinanderfolgende Abschnitte des Erwachsenenalters die auffälligsten sind. Wie beschreibt man diese Vorgänge in geeigneter Form und wie unterscheidet man entwicklungsbedingte Veränderungen von nicht entwicklungsbedingten?[9]

Nach Neugarten & Mc Donald (1975) besteht die wichtigste Aufgabe der an der Erwachsenen-Persönlichkeit interessierten Entwicklungspsychologen in der Erforschung regelmässiger, irreversibler und bedeutungsvoller Veränderungen, die vom Alter abhängig sind. Bei der Verfolgung dieses Zieles müsse man sich aber davor hüten, zwischen biologischen und psychologischen Phänomenen Parallelen zu ziehen und eine Erwachsenenpsychologie zu formulieren, in der die biologischen Prozesse als hinreichende Bedingungen der Persönlichkeitsveränderungen angesehen werden. Der Versuch, eine "Psychologie des Erwachsenen" vom Gesichtspunkt der Veränderung der psychischen Funktionen und Kräfte im Laufe der Erwachsenenjahre darzustellen, impliziert nicht von vornherein, diese Veränderungen als Entwicklungsprozess aufzufassen. Nach Neugarten & Mc Donald (1975), Baltes (1979) u.a. sind einige Veränderungen der Erwachsenen-Persönlichkeit als entwicklungsbedingt anzusehen, während andere aber als Ergebnis situativer Einflüsse interpretiert werden können. Olechowski hingegen wendet sich gegen eine solche Unterscheidung: "Es ist ... nicht richtig, danach zu fragen, welche Veränderungen entwicklungsbedingt seien, und sie von den umweltbedingten Veränderungen abheben zu wollen. Man kann davon nicht absehen, dass der Mensch Kultur hat. Es gibt keine 'natürlichen' Veränderungen, sondern nur Veränderungen unter jeweils spezifischen gesellschaftlichen Bedingungen ..." (Olechowski, 1976, S. 215).[10]

Neuere Untersuchungen und biographische Studien der Lifespan- developmental- psychology deuten auf Entwicklungs-, Veränderungs- und Lernprozesse während des ganzen Lebenslaufes hin. Entscheidend für die hier vertretene Auffassung eines lebenslangen

Entwicklungsprozesses ist der Standpunkt, dass die psychische Entwicklung nie allein als Funktion einer "biologischen Reifung" aufgefasst werden kann, sondern stets multifaktoriell bestimmt wird. Immer mehr setzt sich heute die Auffassung durch, dass auch im Erwachsenenalter Veränderungen, Umwandlungs-, Entwicklungs- und Lernprozesse stattfinden. Verschiedene Lernvorgänge ersetzen im mittleren Lebensalter die rein physischen Reifungsvorgänge, daher ist Entwicklung und Veränderung im Erwachsenenleben überhaupt erst möglich. Gemeinsam mit anderen Autoren (Zdarzil & Olechowski, 1976; Baltes & Goulet & Nesselroade, 1979; Oerter, 1978 u.a.) sind wir der Ansicht, dass Erwachsensein nicht nur als Ergebnis einer "natürlichen Reifung" aufgefasst werden kann, sondern dass Lernen ein konstitutives Moment für die Entwicklung ist; damit ist auch impliziert, dass der Entwicklungsprozess beim Menschen nie zu einem Abschluss gelangen muss oder kann.

In dieser Tatsache liegt eine grosse Chance für den Menschen; seine Möglichkeiten sind gegenüber einem Organismus, dessen Entwicklung sich in der Entfaltung keimhaft vorgegebener Anlagen erschöpft, um ein Vielfaches vermehrt. Der Mensch muss allerdings auch danach trachten, diese Entwicklungsmöglichkeiten durch Lernanstrengungen zu realisieren. "Jede Verfestigung einer Lebensform versperrt künftige Möglichkeiten des Daseins ... der Mensch muss sich ... wehren, in einem Status der Reife fixiert zu werden" (Hammel, 1973, S. 161). Der Mensch als ein werdendes Wesen, das steten Wandlungs- und Entwicklungsprozessen unterworfen ist, wird in dem Augenblick unzulässig fixiert, seiner Freiheit und seiner schöpferischen Möglichkeiten beraubt, "wo man ihm vorschreibt, wie er nun eigentlich beschaffen, wie er gedacht sei oder wohin er sich zu entwickeln habe" (Dieckmann, 1968, S. 10). Wir glauben somit, dass es im Erwachsenenalter nicht nur Veränderungen der psychischen Funktionen und Kräfte gibt, sondern dass man auch im Erwachsenenalter von Entwicklung sprechen muss, unabhängig davon, wie man den Verlauf dieser Entwicklung sieht.

Abschliessend möchten wir noch fragen, was überhaupt unter Erwachsenenalter, unter Erwachsensein zu verstehen ist.

Die deutsche Sprache weist darauf hin, dass das Erwachsenenalter kaum auf grosses Interesse stiess.[11] Für die Stadien der Lebensmitte hat sie nicht einmal passende Begriffe. Und während die Adjektive "kindlich", "jugendlich" und "jung" und "alt" allgemein Alterstypisches meinen, zielt "erwachsen" eher auf den Abschluss des Wachsens und auf eine Verhaltensnorm. Dem Kind und dem Jugendlichen folgen Mann und Frau – also Geschlechterrollen. Ebenso drücken "fraulich" und "weiblich", "männlich" und "mannhaft" Geschlechtsspezifisches aus.[12]

Trotzdem orientieren sich Alltagsvorstellungen über "den" Menschen vermutlich zumeist am Erwachsenen. Aussagen über "den" Menschen meinen – ohne das dies expliziert werden müsste – den erwachsenen Menschen.

Nach Pieper (1978) ist der Erwachsene so etwas wie der "Normalfall" des Menschen, ist Bestandteil der Struktur der Alltagswelt.[13] Verschiedene Entwicklungsphasen werden auf das Erwachsenenalter bezogen: das Jugendalter wird "als noch-nicht-Erwachsensein", das Greisenalter primär als "nicht-mehr-Erwachsensein" verstanden. So werden Jugendalter und höheres Lebensalter im Hinblick auf das Erwachsenenalter als "marginale" Altersstufen bezeichnet. "... Die Phasen des Jugendalters wie des Greisenalters sind Derivate vom eigentlichen Menschsein. Das zum absoluten Mass des Menschlichen erhobene Erwachsensein bemisst das Jugendalter als Phase des Aufstiegs und das Greisenalter als Phase des Abstiegs. Die einheitliche Norm des Erwachsenenalters lässt den Wechsel von Lebensphasen nur zu als Vorspiel oder Nachspiel" (Hammel, 1973, S. 160). Die Pubertät bedeutet in unserer Kultur noch kein Erwachsensein und das Klimakterium noch kein Alter. Das Ergebnis ist eine lange und schwach differenzierte Periode des Erwachsenenalters.[14]

Pieper sieht das Erwachsensein nicht als ein biologisch oder kalendarisch gegebener "Zustand": Erwachsensein sei gesellschaftlich definiert. Die Gesellschaft erwarte vom Erwachsenen besondere Verhaltensstabilität: Erwachsen werde man nämlich in dem Masse, in dem verschiedene Lebensbereiche, zum Beispiel Beruf oder Familie "Festlegungen" (commitment) entstehen lassen.

Er spricht von einem "Stabilitätsmuster" des Erwachsenseins, umschrieben mit den Merkmalen des "Fertig-Seins", der Reife, des

Nicht-mehr-Lernens, der Verfestigung. Das gesellschaftliche Leitbild des Erwachsenen befindet sich in einem "time lag" im Verhältnis zu den gewandelten Realitäten; es betrachtet den Erwachsenen weiterhin als "fertig", als jemanden, der nicht mehr zu lernen hat.[15] "Zentrale Verhaltenserwartungen gegenüber Erwachsenen richten sich vor allem auf die Bereiche Beruf und Familie. Wie sich zeigte, wird die Partizipation in diesen Bereichen nicht nur im Alltagsverständnis, sondern auch in sozialwissenschaftlichen Überlegungen als Merkmal, ja geradezu als das Kriterium sozialer Erwachsenheit angesehen" (Pieper, 1978, S. 139).

Soddy (1967) stellt fest, dass Erwachsensein (Maturity) nicht an sich definiert werden kann, sondern ein relatives Phänomen ist. Will man dem Begriff Inhalt verleihen, dann muss man ihn mit dem Lebensalter der Person und mit den sozialen Normen in Zusammenhang bringen, die der Person in einem bestimmten Lebensalter gesetzt werden.[16] Mitscherlich (1980) spricht von einer überraschenden Variabilität im Erwachsenenalter. Wer erwachsen geworden ist, steht an einem neuen Anfang. Ein Charakteristikum dieses Anfangs ist die sogenannte "psychische Selbständigkeit", mit ihrer Hilfe kann man in das Leben "miteinstimmen". Da Erwachsensein kein statischer Begriff ist und erwachsene Menschen sich weiterentwickeln, muss dargelegt werden, wie dieses "Stehen auf eigenen Beinen" immer wieder andere Formen annimmt und andere innere Haltungen voraussetzt. Wir haben den Begriff "Entwicklungsaufgabe" von Havighurst (1965) eingeführt, um zu verdeutlichen, dass das Erwachsensein dynamisch zu verstehen ist. Ausserdem macht dieser Begriff verständlich, dass Selbständigkeit je nach der Lebensphase, in der sich ein Mensch befindet, einen anderen Inhalt gewinnt. Satir (1964) sieht im Erwachsensein den Zustand, in dem ein menschliches Wesen "fully in charge of himself" ist.[17]

Die lange und undifferenzierte Periode des Erwachsenenalters bringt in unserer Kultur für den Erwachsenen in mancher Hinsicht eine unklare Position mit sich. Er selbst muss diese Position bestimmter einnehmen, gestalten und durchdenken. Erwachsensein ist zu einem immer breiter und länger werdenden Lebensbereich geworden, den die Kultur nur unzureichend ausfüllt. Immer wieder, wenn der Erwachsene sich darin wichtigen neuen — und oft unerwarteten —

Aufgaben und Umständen gegenübersieht, findet eine innere Veränderung statt. Dann muss eine Bereitschaft entstehen, auf dieses Unvorhergesehene einzugehen und es muss eine neue Lebenskompetenz entwickelt werden.[18]

Ein neues Konzept des Erwachsenseins, das den gesamten Lebenszyklus umfasst, stellt traditionelle Annahmen in Frage. Begreift man die Persönlichkeit nicht als eine Struktur, die nach Abschluss der Kindheit im wesentlichen vollendet ist, sondern als ständig neue Entwicklungsmöglichkeit, dann wird das Leben in dieser Lebensspanne von sich aus Faszination und Überraschung und neue Entdeckungen bereit halten.

Es steht heute ausser Zweifel, dass sich auch der erwachsene Mensch noch weiter entwickelt, doch stellt sich hier die Frage, wie denn dieser Entwicklungsprozess geartet ist, ob er allenfalls, ebenso wie der kindliche Entwicklungsprozess, gewissen generellen Gesetzmässigkeiten gehorcht.

Dieser Frage wollen wir im folgenden Kapitel nachgehen. Einige psychologische Theorien zur Frage der Entwicklung im Erwachsenenalter, besonders auch die Versuche der Einteilung dieser Lebensperiode werden ausführlicher besprochen; dies im Bewusstsein, dass bis heute "der Entwicklungspsychologie eine Theorie, die die gesamte Lebensspanne umfasst", fehlt (Baltes, 1979, S. 377).

Es soll der Versuch unternommen werden, die Stufen und Phasen der seelischen Entwicklung im Erwachsenenalter, die verschiedenen Ansätze zur Thematisierung und Strukturierung des Erwachsenenalters zum Beispiel unter der Perspektive der Übergangskrisen, der Konflikte, Progressionen und Regressionen und der Entwicklungsaufgaben darzustellen.

3.1.1. *Entwicklungstheorien des Erwachsenenalters*

In seiner Schrift über "die Lebenswende" teilt Jung (1931) die 180 Grade des menschlichen Lebensbogens in Perioden ein, von denen die erste die Kindheit und die zweite das Jugendalter bis zur Lebensmitte (ca. 35-40 Jahre) umfasst. Die dritte Periode umschliesst die mittleren Lebensjahre (Lebenswende), während die vierte und letzte aus dem Alter besteht.

Im Grunde genommen erfordert nach Jung jede dieser vier Phasen vom Menschen eine andere Bewusstseinseinstellung, die eine Vielzahl von veränderten Haltungen und Orientierungen gegenüber der Umwelt und der eigenen Person mit sich bringt.[1]

Einige Autoren gehen wie bereits angetönt, von einer 7- bzw. 14-Jahresgliederung aus, die durch Zäsuren mit Krisencharakter gekennzeichnet ist. So wird durch Künkel (1939, 1948), Tiling (1936) und neuerdings Spranger (1961) und Guardini (1959, 1967) die Behauptung aufgestellt, dass zwischen zwei Lebensstufen immer eine Lebenskrise auftritt, in der das Alte abgestreift und Neues geboren wird. Tatsächlich findet sich kaum ein Menschenleben ohne Krisen, aber diese müssen nicht immer gerade zwischen zwei Altersstufen eintreten. Manche Menschen schreiten ohne schwere Brüche von einer Stufe zur nächsten weiter, ausserdem gibt es krisenreiche und krisenarme Lebensläufe.[2]

Guardini sucht für jede Phase die Dominante der Wertfigur, den Schwerpunkt oder die Wertmitte. Seine Phasen sind das Leben im Mutterschoss, Geburt und Kindheit, die Krise der Reifung (Pubertät), der junge Mensch (Adoleszenz), die Krise durch die Erfahrung (Übergang von der Adoleszenz zum expansiven Erwachsenenalter), der mündige Mensch (die dreissiger Jahre), die Krise durch die Erfahrung der Grenze (Anfang der vierziger Jahre), der ernüchterte Mensch, die Krise der Loslösung und der weise Mensch. Guardini beschäftigt sich vor allem mit den wichtigen Nahtstellen und meint: "Diese Phasen bilden zusammen das Ganze des Lebens. Aber nicht so, dass es sich aus ihnen zusammensetzte, sondern das Ganze ist immer da, am Anfang, am Ende und an jeder Stelle ... So ist das Ende durch das ganze Leben hin wirksam: die Tatsache, dass der Lebensbogen sich senken und einmal aufhören wird; dass alles Geschehen sich auf einen Abschluss zubewegt ..." (Guardini, 1967, S. 53f). Zwischen den Phasen, die Guardini meint, liegen typische Krisen; er spricht von der Krise der Pubertät, der Krise der Erfahrung, des Grenzerlebnisses und der

Loslösung.[3] Die Lebensphasen Guardinis sind echte Lebensgestalten, die man nicht voneinander ableiten kann, jede Phase ist neu und war noch nicht da. Guardini betont die Dialektik zwischen Phase und Ganzheit; es komme bei der Gliederung oft ganz auf das Gewicht an, welches man dem Ganzen gegenüber dem Gesamtverlauf zuerkenne.[4] Jede der hier beschriebenen Phasen hat ihren eigenen Sinn und ist durch keine andere zu ersetzen.

Bühler (1933, 1957) und Moers (1953) weisen beide auf die Gefahr einer zu starren Altersabgrenzung hin und machen auf die individuellen Verlaufsformen aufmerksam. Moers nennt ihre Untersuchung eine entwicklungspsychologische Betrachtung und ist der Überzeugung, dass im Erwachsenenleben Phasen nachweisbar sind, die durch die "Entwicklung" hervorgerufen werden. Der Lebensverlauf wird, so Moers, zu einem beachtlichen Teil durch die vier "letzten seelischen Antriebe" bestimmt; als die vier Grundantriebe gelten a) Triebe, b) vitalseelische Strebungen, c) sachliche Strebungen und d) geistige Strebungen.

Die 1. Lebensphase (0-19 Jahre) umfasst Kindheit und Jugend. Es ist die Zeit des Aufbaus. Die 2. Phase (20-30 Jahre) ist eine stürmische, jugendbetonte Zeit; vital-seelische Strebungen dominieren; ein erster Leistungshöhepunkt wird erreicht. In der 3. Phase (31-43 Jahre) erfolgt der Abschied vom jugendbetonten Leben und die volle Hinwendung zur beruflichen Tätigkeit. Der Mensch in diesem Alter ist mit voller Aktivität ganz nach aussen gewendet. Die Persönlichkeit erfährt jetzt ihre "endgültige" Formung. In die 4. Phase (44-55 Jahre) fällt, so Moers, eine Verlagerung des Schwerpunktes der Erlebnishaltung nach rückwärts, wodurch es zu einer Erlahmung des aktiven Willens kommt. Im Selbsterleben wird nun das unentwegte Vergehen und Fliessen der Zeit erfahren. Nach dem 40. Lebensjahr treten oft Krisen auf, die mit dem Bewusstsein, den Höhepunkt des Lebens überschritten zu haben, zusammenhängen. Die 5. (56-68 Jahre) und 6. (69-80 Jahre) Phase weisen eine gewisse Gleichförmigkeit auf, wodurch sich die Problematik einer nochmaligen Unterteilung ergibt. Diese beiden letzten Phasen sind nach Moers oft gekennzeichnet durch eine krisenhafte Stimmung. Die Beschäftigung mit dem Tod tritt nun in den Vordergrund. Es verändert sich nicht nur die Erlebnisweise, die Einstellung zur Welt, sondern es verändern sich die psychischen Funktionen und Kräfte selbst; die Merkfähigkeit lässt nach, es wird schwierig, sich Neues anzueignen. Nach Moers tritt auch eine Einengung des Gefühlslebens ein, die Intensität der Antriebe wird gering. Hingegen nimmt die Intensität der geistigen Strebungen zu. Als Folge der geringen Aktivität in dieser Lebensphase erwirbt der alte Mensch Lebensweisheit, Abgeklärtheit und die Milde des Alters.[5]

Pöggeler (1970) teilt das Erwachsenenalter in fünf bzw. wegen der Schwierigkeit der Abgrenzung der beiden letzten Phasen voneinander in vier Phasen ein. Er betrachtet diese Phasen als Entwicklungsphasen bzw. auch als Bildungsphasen. Jede hat einen ganz spezifischen Charakter, wodurch der Übergang von einer zur anderen Phase mit Schwierigkeiten verbunden ist und oft einen krisenhaften Charakter annimmt.[6] In jeder dieser Phasen ist der Mensch motivational gänzlich anders gestimmt, er ist auf jeweils verschiedene Werte ausgerichtet.

1. Phase: "Der junge Erwachsene"
Charakteristisch für diese Phase ist eine betont jugendliche Erlebnis- und Denkweise. Im Mittelpunkt des Interesses steht der "erotisch-sexuelle Lebensvollzug". Aber auch die Existenzsicherung und die soziale Einordnung ist dem Menschen dieser Phase wichtig. Es ist die Zeit des "Eingründens und Verwurzelns" im geistigen und sozialen Leben und das Interesse ist daher auch auf Leistung und Achtung im Berufsleben gerichtet. Der Mensch dieser Phase strebt aber schliesslich auch nach persönlicher Sicherung und Erfüllung; es erfolgt in der Regel in dieser Zeitspanne die Eheschliessung und die Gründung einer Familie. Insgesamt herrscht ein deutlich konstruktiver Zug des Aufbauens vor.

2. Phase: "Der Erwachsene der Lebensmitte"
Vom auf- wie vom absteigenden Lebensstil her gesehen erscheint diese Phase als der "Gipfelpunkt des Lebens".[7] Das Bewusstsein, den Gipfel erreicht zu haben, spornt den Menschen zu stärkster Aktivität in allen Bereichen an, wobei der vorherrschende Grundzug bei all diesen Aktivitäten ein Gefühl der sicheren Lebensbemeisterung ist. Der Mensch in dieser Lebensperiode hat wenig Sinn

für metaphysische und religiöse Werte, sein Streben ist auf materielle Dinge ausgerichtet, wie überhaupt der Mensch dieser Phase in allen seinen Aktivitäten auf Handlung und nicht auf den Erwerb neuer Bildungsinhalte eingestellt ist.

3. Phase: "Erfahrung der Grenze"

Nicht nur der Übergang zu dieser Phase vollzieht sich wieder krisenhaft, sondern die gesamte Phase ist konfliktreich und durch besondere Krisenhaftigkeit sowie durch "Bewegtheit, Dynamik, Spannung und Unsicherheit" gekennzeichnet (Pöggeler, zit. in Olechowski, 1976, S. 122).

Die gesamte Problematik ergibt sich aus der Erfahrung des Altwerdens, aus der Dynamik des Prozesses menschlicher Reifung. Das Nachlassen der Körperkräfte führt zu Resignation und Skepsis, wenn nicht geistige Aktivitäten geweckt bzw. verstärkt werden. Der Mensch dieser Phase kann zu einem tieferen Verständnis für geistige, sittliche und religiöse Werte gelangen; auf Grund der Erfahrung der Begrenztheit des menschlichen Lebens ist er an solchen Werten interessiert.

4. und 5. Phase: "Alter in Weisheit und Vollendung"

Diese letzte (bzw. letzten Phasen) bringt die Loslösung von vielen Bindungen des Lebens; zunächst einmal wird in dieser Phase die Berufstätigkeit beendet, wobei die Einstellung des älteren Menschen zur Beendigung seiner beruflichen Tätigkeit sehr verschieden sein kann. Der ältere Mensch weist auch ein geringeres gesellschaftliches Engagement auf. Es kann eine Loslösung von verschiedenen Institutionen erfolgen, in denen er bisher mitgearbeitet hat, nicht selten auch eine Loslösung vom Freundeskreis. Diese Restriktion auf die eigene Person veranlasst den älteren Menschen auch, Rückschau auf das eigene Leben zu halten, vielleicht auch gewissermassen Bilanz zu ziehen; er kommt zur Selbstbesinnung. Sein Blick ist nicht in die Zukunft gerichtet, sondern in die Vergangenheit, er wendet sich dem Traditionellen zu; sein Denken und Erleben ist als konservativ zu bezeichnen.[8]

In den USA hat nach Frenkel-Brunswik (1936), welche den Lebenszyklus als Phasenentwicklung begreift, auch Erikson (1956, als Fortsetzung der fünf besprochenen Kindheits- und Jugendphasen) drei Phasen des Erwachsenenalters ausgearbeitet. In der 1. Phase des Erwachsenen ist das Hauptproblem die Intimität im Gegensatz zur Isolierung, in der 2. Phase die Generativität, d.h. der Prozess, durch den das Individuum in einem neuen Sinn kreativ wird und die Verpflichtung fühlt, die jüngere Generation zu führen. Die 3. Phase stellt eine Gelegenheit dar, Ich-Integrität zu erlangen. Auf diese 3 Phasen des Erwachsenenalters von Erikson werden wir im nächsten Kapitel noch ausführlicher eingehen.

Das Konzept der Lebensstufen und -phasen wird von neueren Autoren wie Andriessen (1972), Sheehy (1976), Brocher (1978) und Gould (1979) aufgegriffen und modifiziert und in verschiedenen Variationen weitergeführt.

So behandelt Andriessen die Lebensphasen nicht so sehr als Abschnitte von Kalenderjahren; er geht mehr auf die Prinzipien ein, welche die verschiedenen Lebensphasen charakterisieren. Er stellt die verschiedenen Phasen des Erwachsenenalters anhand einiger beschreibender Kategorien dar, wie "dominante Werte", "charakteristische Züge", "Möglichkeiten und Schwierigkeiten", "unbewältigte Dinge" und "konnaturale Abweichungen".[9]

Andriessen sieht deutliche Unterschiede zwischen den Lebensabschnitten im Erwachsenenalter und meint, dass in jeder Phase erst die vorangegangene abgeschlossenen und der Ansatz für die folgende vorbereitet werden muss. Jede Phase stellt den Menschen vor die Aufgabe, den Lebenssinn zu erfahren, d.h. die Verbindung zwischen dem innerlich Erstrebten mit der Wirklichkeit des Lebens zu erfahren.

Da aber die Strebungen sich mit den Lebensabschnitten ändern, wird auch der Sinn recht unterschiedlich erlebt. Andriessen teilt die Lebensabschnitte des Erwachsenenalters in das frühe Erwachsenenalter, die Phase der Reife, die "Lebenswende", das frühe Alter, die späte Lebenskrise und das Greisenalter.

Brocher macht drei Grundprinzipien des Lebensablaufes erkennbar, die auf jeder Stufe des Lebens neu erlernt und erprobt werden müssen: "die Bewältigung der äusseren Wirklichkeit, die Meisterung der inneren Wirklichkeit des 'Selbst' und die Entwicklung der Fähigkeit, sowohl die äusseren wie die inneren Bedingungen der gegebenen Wirklichkeit einer jeweils bestimmten Lebenssituation meistern zu können" (Brocher, 1978, S. 21).

Obwohl Wendepunkte und Einschnitte im Leben des einzelnen durch individuell verschiedene Ereignisse bestimmt werden, die letztlich jedes Leben einmalig und einzigartig machen, gibt es nach Brocher doch bestimmte typische Krisenabschnitte, in denen sich die Wandlungen neuer Lebensstufen ankündigen und vorbereiten. Er unterscheidet als grössere Abschnitte neben früher Kindheit und den Reifungsjahren der Pubertät und Adoleszenz, die Stufen vom jungen Erwachsenen über die volle Erwachsenenreife bis zur mittleren Lebenskrise, der dann eine längere Stabilisierungsphase vor dem Eintritt in die späte Lebenskrise folgt, bevor sich auf sehr verschiedene Weise der Lebensausklang und der Übergang ins hohe Lebensalter vollzieht. Brocher meint dazu: "Dies sind Zeitabschnitte, die sich nicht exakt in Alterszahlen festlegen lassen, zumal die Entwicklung in den verschiedenen Kulturen und für den einzelnen jeweils anders verlaufen kann" (Brocher, 1978, S. 22).

Gould macht 1972 einen engagierten Versuch, die sich verändernden Einstellungen zum Leben und die verschiedenen Problemkreise in der Periode zwischen dem 16. und 60. Lebensjahr zu studieren. Nach seinen Erkenntnissen stehen die meisten Probleme, Entwicklungsschwierigkeiten und Änderungen im Erwachsenenleben in engem Zusammenhang mit der jeweiligen Altersstufe. Trotz individueller Variationen im Lebenslauf glaubt Gould gewisse Regelmässigkeiten feststellen zu können; regelmässig auftretende Probleme und Krisen und mehr oder weniger ähnliche Versuche, mit ihnen fertig zu werden. Das Erwachsenenalter ist kein statischer Zustand, sondern für alle eine dynamische, Veränderungen unterworfene Zeit. Während der Mensch sich entwickelt und ändert, unternimmt er Schritte von der Kindheit fort und dem Erwachsensein entgegen; Schritte wie die Ehe, die Arbeit, die bewusste Entwicklung einer Begabung oder den Kauf eines Hauses. Bei jedem dieser Schritte mischt sich, so Gould, das Unerledigte der Kindheit ein. "Es scheint, dass ein kleiner Rest Kindheit beigemischt werden muss, um einen Erwachsenen zu machen; ein wenig Unerledigtes aus der Vergangenheit drängt sich ab und zu in unser Erwachsenenleben ein, verwirrt unsere Beziehungen und stört unser Selbstgefühl ... Um das Erwachsenenbewusstsein zu erreichen, müssen wir das Kindheitsbewusstsein überwinden" (Gould, 1972, S. 17). Immer wieder mischen sich also auch regressive Impulse in das Erwachsenendasein hinein und machen sich besonders an den Übergängen von einer Lebensstufe zur anderen bemerkbar. Die Entwicklung besteht für Gould in der fortschreitenden Auseinandersetzung des Kindheits- mit dem Erwachsenenbewusstsein. Das Erwachsenenbewusstsein entwickelt sich somit durch eine Reihe von Auseinandersetzungen mit der "primitiven" Vergangenheit. Die periodische Aufgabe falscher Vorstellungen und Annahmen über das Leben kennzeichnet den allmählichen Übergang vom Kindheitsbewusstsein zum Erwachsenenbewusstsein im Laufe der vier Phasen des Erwachsenenalters.[10]

Die soeben beschriebenen Stufen- und Phasentheorien des Erwachsenenalters, ebenso wie die bereits erörterten Phasentheorien des Kindes- und Jugendalters haben mit vielen theoretischen und praktischen Problemen zu kämpfen (vgl. auch Kapitel 2.1.2.).

Trotz der von den verschiedensten Seiten erhobenen und sorgsam begründeten Kritik an diesen Modellvorstellungen (Thomae, 1965, 1961; Bergius, 1959; Nickel, 1972; Oerter, 1976, 1978) scheint die Stufentheorie in der neueren internationalen Forschung einen Neuaufschwung zu erleben.

Indem das Interesse der Life-span-psychology, der nach Bühler (1933) offenbar vom Kreis um Baltes und Schaie u.a. wiederentdeckten Lebenslaufpsychologie, sich jetzt verstärkt den Krisenphasen zuwendet, ist die Diskussion um die sogenannte "Midlife-Crisis" erneut aufgeflammt, die jedoch — zumindest von einigen psychoanalytisch orientierten Autoren — eine biologische Interpretation erfährt und nicht die sozialpsychologische Interpretation der Wechseljahre stärker berücksichtigt.[11]

Das zunehmend grössere Interesse an "Übergangsphasen", an "transitional phases", das seine Wurzeln sowohl in der Piagetschen Theorie der Denkentwicklung wie auch in der Einbeziehung des gesamten Lebensablaufs in die Entwicklungspsychologie hat, führt manchen Autor offenbar zu einer erneuten Orientierung an einem

Modell, das Entwicklung als Stufen- oder Phasenfolge begreifen möchte und von daher dem Übergang, den Krisen, den Einschnitten und Umorientierungen besondere Aufmerksamkeit schenkt.[12] Eine andere Gruppe von Autoren betont eher den sozialpsychologischen Aspekt und sieht diese Übergangsphasen stärker durch einen Rollenwechsel ausgelöst.[13] Ein solcher Rollenwechsel kann entweder positiv erlebt werden oder auch negativ besetzt sein (vgl. Lehr, 1961, 1963; Neugarten, 1963; Havighurst, 1975; Munnichs, 1975). Ein positives Erleben wird oft für den Übergang vom Jugendlichen zum jungen Erwachsenen angenommen; ein Übergang, der durch die Übernahme der Rolle des Ehepartners, der Rolle von Vater und Mutter und von einer bestimmten beruflichen Position gekennzeichnet ist und somit mit einer zunehmenden Expansion des Lebensraumes und einer Aufwertung des Selbstbewusstseins einhergeht. Ein negatives Erleben des Rollenwechsels wird vielfach für das 5./6. Jahrzehnt angenommen, das als Zeit der Restriktion angesehen wird, als Aufgeben liebgewonnener Rollen und Übernahme neuer, weniger attraktiver Rollen, wobei freilich einige Forscher auf individuelle Differenzen hinweisen.[14]

In Abhebung von biologistisch orientierten Stufenmodellen versuchen so neuere Forschungen über "transitional phases" den sozialpsychologischen Hintergrund stärker zu betonen. Die Aufgabe und Übernahme einer neuen Rolle, oft im Zusammenhang mit typischen Stadien des Lebenszyklus, wird dabei vorwiegend als eine solche Übergangsphase gesehen, die mit positiven oder negativen Emotionen einhergeht. Lehr (1964, 1974, 1976) untersuchte das Konzept der "Übergangsphasen" anhand biographischer Untersuchungen; einige ihrer Resultate sollen hier kurz gestreift werden. Übergangsphasen sind nach Lehr nur zu einem geringen Teil im Zusammenhang mit der biologischen Entwicklung zu sehen und als Merkmal endogener Entwicklungsrhythmik zu verstehen. Sie lassen sich aber auch nicht allein im Zusammenhang mit dem Rollenwechsel erklären. Biographische Analysen zeigen, dass "transitional phases" nicht mehr einseitig an der biologischen Entwicklung orientiert gesehen werden dürfen; sie dürfen aber ebensowenig auf den beobachtbaren Rollenwechsel im Rahmen des Lebenszyklus beschränkt bleiben. Es zeigt sich, dass ein beachtlicher Anteil solcher Übergangsphasen, die vom Individuum als Wende erlebt werden und dem Lebensablauf eine subjektive Gliederung geben, nicht durch äussere Ereignisse bzw. durch beobachtbare Rollenwechsel oder durch das Raster des Lebenszyklus fassbar werden. Lehr konstatiert die Bedeutung ganz persönlicher Erlebnisse und Erfahrungen. Nach Lehr sollte die zukünftige Lebenslaufforschung diesen subjektiv als bedeutsam erlebten Einschnitten eine grosse Beachtung schenken. Da nicht die objektive Situation das Erleben und Verhalten bestimmt, sondern vielmehr die Art und Weise, wie diese Situation vom Individuum wahrgenommen wird, scheint auch im Zusammenhang mit "transitional phases" die Erforschung dieses subjektiven Erlebens notwendig, um Entwicklung im Sinne von "Veränderung des Verhaltens auf dem Hintergrund des Kontinuums des Lebensablaufs" (Thomae, 1970) zu verstehen und vielleicht zu beeinflussen.[15]

Die Ergebnisse der Lebenslaufforschung – und besonders die Vielzahl biographischer Studien warnen davor, den Fluss des Lebensablaufs durch ein äusseres Schema in eine feste, starre Gliederung zwingen zu wollen. Sie unterstreichen die Bedeutung des subjektiven Erlebens, die Bedeutung ureigenster individueller Erfahrungen und Erlebnisse, die – unabhängig vom biologischen, sozialen oder auch kalendarischen Alter – eine aktive Auseinandersetzung mit der jeweiligen Lebenssituation herausfordern. Erfolgt eine solche Auseinandersetzung an diesen "Einschnitten" oder subjektiv erlebten Wendepunkten im gesamten Lebensablauf jeweils zur individuell "richtigen Zeit" und führt sie zu persönlichkeitsspezifisch "richtigen Lösungen", dann sind die Weichen für ein "successful aging", für ein erfolgreiches Altern bei psychophysischem Wohlbefinden gestellt (Lehr, 1966, S. 344).

Ein neuerer, eher psychiatrisch orientierter Ansatz, die sogenannte "Life-Event-Forschung" zielt auf die Erfassung der Belastung eines Menschen durch Ereignisse oder Veränderungen im Leben ab, die mehr oder minder zum normalen Erwartungshorizont jedes Menschen zählen, wie Heirat, Umzug, Arbeitsplatzwechsel oder Tod nahestehender Personen. Bei einer gewissen zeitlichen Häufung oder Intensität der Belastung – so lautet die Grundhypothese der Life-

Event-Forschung – würde die notwendige Anpassungsleistung an diese Veränderungen nicht mehr erbracht werden können, und die Auftrittswahrscheinlichkeit von psychischen und körperlichen Erkrankungen würde dadurch steigen.[16] Mehrere Autoren (Hultsch & Plemons, 1979; Rahe & Arthur, 1978; Holmes & Rahe, 1967) haben das Konzept der "bedeutungsvollen Lebensereignisse" als eines strukturierenden Erklärungsprinzips für Veränderungen im Erwachsenenalter behandelt.[17] Die meisten Life-Event-Untersuchungen – gleich, mit welcher der vielen verfügbaren Methoden sie durchgeführt werden – gehen nicht darüber hinaus, einen Anstieg der Belastung durch lebensverändernde Ereignisse vor einem Krankheitsausbruch nachzuweisen – in der Regel nicht für einzelne Personen, sondern nur pauschal für eine ganze untersuchte Population.[18]

Thomaes (1968) thematische Analyse des Lebenslaufs, die eine starre, vom Diskontinuitätsdenken ausgehende Phaseneinteilung verwirft, geht von einem theoretischen Konzept aus, das den individuellen Lebenslauf als Bezugsrahmen hat, das den einzelnen Werdeprozess im Zusammenhang mit der umgebenden Welt sieht; das Erfahrung und Reifen berücksichtigt und das den psychologischen wie ökologischen Raum als eigentliche Verhaltensdeterminanten miteinbezieht. Unter thematischer Strukturierung versteht Thomae eine für das Individuum sinnvolle und bedeutungsreiche innere Verarbeitung von Erfahrungen. Das Individuum sucht letztlich im Erlebten und Erfahrenen Stimmigkeit mit sich und der Umgebung.[19] Es bestimmt, was wichtig und wesentlich ist; der Massstab liegt bei der Person selbst. Hiermit ist zugleich gesagt, dass inter- aber auch intraindividuelle Variabilität eher als Regel denn als Ausnahme gesehen werden. Thomaes Ansatz ist die biographische Methode, wobei idiographische Genauigkeit und nomothetische Strenge miteinander verknüpft werden. "Die intraindividuelle Variabilität des Verhaltens ist also eine Funktion der jeweils sich ausgliedernden Thematik, ebenso wie interindividuelle Differenzen Funktionen unterschiedlicher Thematisierungen darstellen" (Thomae, 1968, S. 415).

Thomae weist auf die Mannigfaltigkeit der "Veränderungen der Lebenshöhe" hin, die sowohl in einer Versachlichung, einer "Verinnerlichung" oder "Veräusserlichung", einer "Verflachung", einer

"Distanzierung" als Abhebung des individuellen Selbst von der sozialen Umgebung gesehen werden kann. Dabei betont Thomae immer wieder einerseits die individuelle Variationsbreite, die spezifischen Ausprägungsweisen von Grundvorgängen; andererseits die Unmöglichkeit der Zuordnung solcher und ähnlicher Phänomene zu bestimmten Phasen des Lebensablaufs.[20] Er ist in seinen Forschungen jedoch nicht bei der Erfassung der Daseinsthematik, der Konflikt- und Belastungssituationen stehen geblieben, sondern hat darüber hinaus die Frage nach der Art und Weise der Auseinandersetzung des Individuums, d.h. nach seiner "Daseinstechnik", mit der die Problemsituation zu meistern versucht wird, erforscht.[21]

Weitere, mehr sozialpsychologische Untersuchungen stammen von Neugarten (1963, 1968, 1978, 1979). Nach Neugarten ist das chronologische Alter bestenfalls ein vager Indikator der Position eines einzelnen auf irgendeiner der zahlreichen physischen oder psychologischen Dimensionen, denn von frühester Kindheit an treten individuelle Unterschiede in der Entwicklung zutage.[22] Eine Orientierung an den einzelnen Stufen des Lebenszyklus (wie Schulentlassung, Berufsanfang, Familiengründung, Geburt der Kinder, aus-dem-Hause-Gehen der Kinder, Pensionierung) stellt die einseitige Bedeutung des chronologischen Alters und die Stufen der biologischen Reife als Gliederungsraster in Frage.[23] Neugarten und Moore (1963) haben herausgearbeitet, dass mit dem Alters-Status-System wie auch mit den genannten Stufen des Lebenszyklus bestimmte Verhaltenserwartungen einhergehen, die durch gesellschaftliche, gruppenspezifische und epochale Momente modifiziert werden. Neugarten stellt fest, dass das Erwachsenenalter in den Augen von Personen im mittleren Lebensalter aus vier verschiedenen Lebensabschnitten besteht, wovon jeder seine charakteristischen persönlichen und sozialen Verhaltensmuster hat: junges Erwachsenenalter, "Maturität", mittleres Alter und hohes Alter. Das Fortschreiten von einem Abschnitt zum nächsten wird anhand von einer oder mehreren zugrundeliegenden Lebensdimensionen beschrieben: berufliche Laufbahn (z.B. Beförderung, Pensionierung), Gesundheit und körperliche Kraft, Familienzyklus (z.B. Schuleintritt der Kinder, Kinder verlassen das Elternhaus), psychologische Attribute (z.B. "das mittlere Lebensalter ist erreicht, wenn man abgeklärt ist") oder soziale Verantwortungen ("im hohen Alter nimmt man alles leicht — und überlässt die Sorgen den anderen").[24] Diese Angaben ermöglichen es, den ersten groben Ansatz einer Alterstruktur und ein System von Alterserwartungen herauszuarbeiten, welche verschiedene Gebiete des Erwachsenenlebens durchschneiden. Es scheint einen festen Satz sozialer Altersdefinitionen zu geben, wodurch ein Bezugsrahmen geschaffen wird, der die Erfahrungen des Erwachsenenlebens als geordnet und rhythmisch erscheinen lässt. Obwohl die Ansichten je nach Alter und Geschlecht und vor allem entsprechend der sozialen Klasse ein wenig schwanken, überraschte bei dieser Untersuchung der hohe Grad an Übereinstimmung. Erwartungen, die den besten Zeitpunkt für bedeutende Ereignisse im Leben betreffen, können ebenfalls festgehalten werden. Ausserdem scheint weitgehende Übereinstimmung in Punkten vorzuliegen, die die richtige Zeit für Ereignisse in Beruf und Familie sowie Einstellungen und psychologische Merkmale betreffen.[25]

Es scheint auch einen präskriptiven Zeitplan zu geben, demzufolge wichtige Ereignisse entlang der Lebenslinie des einzelnen angeordnet werden, ebenso wie übereinstimmende Definitionen des chronologischen Alters, das der jeweiligen Phase innerhalb der Lebensspanne entspricht. Erwachsene tragen bestimmte Vorstellungen hinsichtlich des normalen, vorhersehbaren Lebenszyklus in sich, ob sie diese leicht in Worte fassen können oder nicht. Sie machen sich Vorstellungen von einer allgemeingültigen Aufeinanderfolge von Ereignissen im Leben, nicht nur Vorstellungen hinsichtlich der Art dieser Ereignisse, sondern auch hinsichtlich des Zeitpunktes ihres Eintreffens. Sie machen Pläne, setzen Ziele und reihen diese Ziele entlang einer Zeitlinie, die durch diese Erwartungen geprägt wird.

Eine solche, eher sozialpsychologisch orientierte Gliederung des Lebensablaufs ist zweifellos sinnvoller als eine nur biologisch orientierte; aber es besteht doch auch hier die Gefahr, dass bei der Betrachtung des Lebensablaufs des einzelnen wiederum ein festes Schema (wenn auch ein anderes) als Raster angewandt wird, anhand dessen die Übergangsphasen bestimmt werden.[26]

Ein weiteres Beispiel eines sozialpsychologisch ausgerichteten Ansatzes ist das bereits genannte Modell der Entwicklungsaufgaben von Havighurst (1973, 1975). Havighurst schlägt eine Analyse der Biographik auf Grund "typischer Aufgaben" und "wichtiger Belange" vor. Der englische Originaltext weist auf den ethisch-philosophischen Aspekt dieser Aufgaben hin.[27]

Dominant concerns of the life cycle:
    0 - 10 Coming into independent existence
  10 - 20 Becoming a person in one's own mind
  20 - 30 Focussing one's life
  30 - 40 Collecting one's energies
  40 - 50 Exerting and asserting oneself
  50 - 60 Creating a new life style
  60 - 70 Deciding whether to disengage and how
  70 - 80 Making the most of disengagement

Eine gewisse Problematik ist durch die Gliederung des Lebenslaufs nach Dekaden gegeben. Es ist ein grosses Ausmass der Generalisierung und Standardisierung notwendig, um eine Unterordnung individuellen Geschehens unter solche Leitlinien zu ermöglichen.

Abschliessend seien noch einige Theorien des Alterns erwähnt. Betrachtet man die grossen Gruppen von Vorgängen, welche sich um den Begriff "alternde Persönlichkeit" zentrieren, so ist zunächst festzustellen, dass sie grossenteils nicht auf die Jahre jenseits von 60 oder 70 beschränkt sind, sondern mit unterschiedlicher Intensität zum Teil schon früher einsetzen. Im übrigen ist eine weitgehend asynchrone Struktur des Auftretens dieser Vorgänge hervorzuheben. Thomae fordert, Altern als eine mehrdimensionale Veränderungsstruktur zu erfassen und meint: "Nach den Ergebnissen der gerontologischen Literatur und unseren eigenen Befunden scheinen dabei insbesondere folgende Veränderungsdimensionen zu berücksichtigen zu sein:
a) Die Gesamtheit jener biochemischen und physiologischen Prozesse ...
b) Die Gruppe der in den Krankheitsbereich fallenden Prozesse.

c) Die Gruppe der funktionell-psychologischen Veränderungen.
d) Die Gruppe der Persönlichkeitsveränderungen im engeren Sinne.
e) Die Gruppe der sozialpsychologischen Umstrukturierungen, die mit dem Übertritt in höhere Altersklassen verbunden sind.
f) Nicht zuletzt eine Gruppe von Änderungen, welche mit der Tatsache zusammenhängen, dass das Altern nicht nur 'am Menschen geschieht', sondern dass sich der Mensch mit diesem Faktum schon vom frühen Erwachsenenalter an auseinandersetzt. Ich nenne die Gruppe die 'chrono-ästhetischen Alternsprozesse' " (Thomae, 1969, S. 270).

Peck (1965) bemüht sich — ähnlich wie Havighurst — typische "Aufgaben" für bestimmte Abschnitte der zweiten Lebenshälfte zu beschreiben. Jede Aufgabe wird in Form einer Alternative, einer — allerdings kaum je bewusst vorgenommenen oder durchgetragenen — Entscheidung umschrieben. Die erste dieser Aufgaben, die sich mit dem Eintritt in das vierte Lebensjahrzehnt stellt, wird durch die Alternative "Hochschätzung der Weisheit" (Lebenserfahrung) gegenüber "Hochschätzung physischer Kräfte" gekennzeichnet, die zweite durch das Gegensatzpaar "Hochschätzung sozialer gegenüber sexueller Momente in den mitmenschlichen Beziehungen". Eine dritte Thematik wird durch die Notwendigkeit der "Erhaltung der emotionalen Entwicklungsfähigkeit zur Vermeidung emotionaler Verarmung" aktuell. Sie ergibt sich besonders nach dem Heranwachsen der eigenen Kinder, nach dem Verlust von Angehörigen und Freunden. Eine vierte Thematik und damit eine vierte Konfliktregion wird durch die Formulierung "geistige Flexibilität gegen geistige Rigidität" zu umschreiben versucht.[28]

Mit der Zeit der Pensionierung stellt sich nach Peck vor allem das Problem der "Ichdifferenzierung", um die Gefahr eines Verhaftetbleibens in der beruflichen Sphäre zu überwinden. Durch die zunehmenden körperlichen Beschwerden des höheren Alters ergebe sich die Aufgabe einer "Transzendierung" dieser Beschwerden; vermieden werden müsse ein völliges Aufgehen in diesen Problemen. Die letzte Problematik und der letzte Grundkonflikt menschlichen Lebens werden durch die Alternative "Selbstüberwindung gegen Ichverhaftung" bestimmt.

Sie sei gleichbedeutend mit der Auseinandersetzung mit der Endlichkeit menschlicher Existenz.[29] Peck sieht als Aufgabe im mittleren Erwachsenenalter die Bildung einer neuen Wertskala, um so zu einer Selbsteinschätzung weniger auf Grund körperlicher als auf Grund seelisch-geistiger Fähigkeiten zu kommen. Als Aufgabe im höheren Erwachsenenalter ergibt sich — nach seinen Untersuchungen — die innere Verarbeitung körperlicher Beeinträchtigungen.[30]

Die Kennzeichnung dieser "Aufgaben" seelisch-geistiger Entwicklung einschliesslich der mit ihnen verbundenen Konfliktarten ist das Ergebnis klinischer Erfahrung bzw. das Resultat von Interviews mit alternden Persönlichkeiten.

Bereits 1922 veröffentlichte Hall die erste von der Psychologie her initiierte Studie zur Altersforschung in den USA. Er stellte fest: "As a psychologist I am convinced that the psychic status of old people have great significance. Senescence, like adolescence, has its own feeling, thought, and will, as well as its own psychology, and their regimen is important, as well as that of the body. Individual differences here are probably greater than in youth" (Hall, 1922, S. 100). Hall betonte, dass im Alter spezielle Veränderungen sich vollziehen und die interindividuellen Differenzen noch grösser sind. Hall trat in seinem Buch der damaligen weit verbreiteten Auffassung entgegen, Altern sei gleichsam die Umkehrung der Jugendentwicklung. In gewisser Hinsicht wandte sich damit Hall damals schon gegen ein "Defizit-Modell", das von einer Zunahme von Kenntnissen und Fähigkeiten in der Jugend, einem Höhepunkt im mittleren Erwachsenenalter und einer dann im Alter irgendwann einsetzenden Abnahme von Fähigkeiten, einer "Rückentwicklung" ausgeht. Er verneinte quantitative und betonte qualitative Unterschiede und versuchte nachzuweisen, dass Jugend und Alter ihr eigenes spezifisches "Fühlen, Denken und Wollen", ihre eigene Thematik haben. Darüber hinaus hob Hall auf Grund seiner Untersuchungsergebnisse hervor, dass die individuellen Differenzen im höheren Lebensalter weit grösser sind als in der Jugend; — eine Erkenntnis, die gerade im letzten Jahrzehnt immer wieder herangezogen und durch Ergebnisse neuerer Forschungen gestützt wurde, um die Problematik jeder chronologischen Altersgrenze (z.B. auch im Zusammenhang mit der

Pensionierungsproblematik, vgl. Schubert, 1970) deutlich werden zu lassen.[31]

Thomae (1970) postuliert eine "kognitive Theorie des Alterns", derzufolge nicht die objektiv nachweisbare Veränderung der Lebenssituation (und auch des Gesundheitszustandes) mit Verhaltensänderungen im psychischen Bereich einhergeht, sondern derzufolge vielmehr die Art und Weise, in der das Individuum diese Veränderungen wahrnimmt, von weit grösserer Bedeutung für seelische Alternsveränderungen.[32]

In der Diskussion über das optimale Altern des Menschen prallen zwei gegensätzliche Grundansichten aufeinander.

Die Vertreter der Aktivitätstheorie (Tartler, 1961; Rose, 1965) gehen von der Annahme aus, dass nur derjenige Mensch glücklich und zufrieden sei, der aktiv ist und etwas leisten kann und von anderen Menschen "gebraucht" wird. Hingegen sei ein Mensch, der nicht mehr "gebraucht" werde, der keine "Funktion" mehr in der Gesellschaft habe, unglücklich und unzufrieden.

Ganz im Gegensatz zu dieser Auffassung stehen die Thesen der Disengagement-Theorie (Cumming & Henry, 1961; Henry, 1964), die zunächst einmal nahezu alle Ansätze praktischer Altenarbeit in Frage stellt, indem sie behauptet, der ältere Mensch wünsche sich geradezu gewisse Formen der "sozialen Isolierung", der Reduzierung seiner sozialen Kontakte und fühle sich dadurch glücklich und zufrieden. Der Aktivitätstheorie machte man zum Vorwurf, dass sie ausschliesslich am mittleren Lebensalter orientiert sei, in dem das Aktivsein für andere Menschen geradezu den Lebenssinn dieser Phase ausmache. Ein Leitbild des Aktivbleibens im höheren Alter sei jedoch abzulehnen, zumal ein solches auch schwer mit der Idee des Lebensendes vereinbar sei; eine auf Expansion gerichtete Lebenseinstellung verhindere die Einstellung auf das Lebensende und bewirke, dass der Tod nicht als selbstverständlich in die Zukunfteinstellung mit einbezogen werde.[33] Bei jenen älteren Menschen, die zur Aktivität angehalten werden, müsse es zu einem inneren Konflikt kommen, da der Wunsch nach Ausdehnung des Lebensraumes mit der unterschwelligen Auseinandersetzung mit dem Lebensende im Widerspruch stehe. Cumming & Henry bezweifeln, dass es zur Zufriedenheit des älteren Menschen beitrage, eine "Funktion zu haben", "gebraucht zu werden".[34]

Die Disengagement-Theorie ist vielleicht eher auf einen relativ kurzen Entwicklungsabschnitt anwendbar als auf die gesamte Altersphase. Man könnte sich vorstellen, dass die Anpassung an eine neue Lebenssituation, wie sie zum Beispiel auch durch die Pensionierung nun einmal gefordert wird, zunächst durch eine Art "Restriktion", eine Art "Besinnen auf sich selbst", eingeleitet wird. Auch im Zusammenhang mit dem Pensionierungsproblem wäre Disengagement im Sinne einer Reaktion auf eine Belastung, die durch die notwendig werdende Umorientierung hervorgerufen wird, zu verstehen und hätte also eine exogene Komponente.

Disengagement kann auch im Sinne vermehrter Introversion bzw. Hinwendung zum Selbst verstanden werden. Selbstverständlich gibt es individuell unterschiedliche Formen, auf Belastungen zu reagieren, aber das vorübergehende Disengagement scheint zumindest eine der häufig vorkommenden Formen der Auseinandersetzung mit dem Pensionierungsproblem zu sein. Man sollte sich jedoch dagegen wenden, Disengagement als die Form des zufriedenen Alterns schlechthin zu proklamieren, sondern zumindest konstatieren, dass nach einem gewissen Übergangsstadium eine erneute Form des Engagements möglich ist, wobei erhöhte Aktivität wie auch das "Gefühl, gebraucht zu werden", mit Zufriedenheit und positiver Stimmungslage einhergehen.[35]

Wie wir gesehen haben, gibt es eine Unzahl von Entwicklungstheorien des Erwachsenenalters, eine umfassende Entwicklungstheorie dieser Lebensspanne fehlt jedoch bis heute. Bärtschi meint hierzu: "Gewiss, es ist der psychologischen Forschung gelungen, ... einige isolierte Teilaspekte menschlichen Daseins in ihrem Verlauf zu erkennen, zu beschreiben; sie in ein allgemeines System der menschlichen Entwicklung einzugliedern und Beziehungen zwischen den verschiedenen Teilaspekten aufzuzeigen, ist ihr bisher nicht gelungen" (Bärtschi, 1977, S. 126). Auch die wichtige Frage nach Konstanz und Variabilität von Persönlichkeitsmerkmalen in diesem Lebensalter kann auf Grund vorliegender Forschungsergebnisse bisher nur unzureichend beantwortet werden.[36] Viele Ergebnisse lassen jedoch auf eine hohe intraindividuelle und interindividuelle Variationsbreite biologischer, psychischer und sozialer Funktionen und auf die vergleichsweise geringe Bedeutung des kalendarischen Alters schliessen. Wichtig ist die Betonung der individuellen Alternsformen und die interindividuelle Variabilität der Alternsprozesse, ebenso aber auch die intraindividuell verschiedenen Verlaufsformen der mit dem Lebensalter einhergehenden Veränderungen in den einzelnen Bereichen der Persönlichkeit. Oerter fügt bei: "Dabei gilt es, vor voreiligen Verallgemeinerungen zu warnen und die Individualität der Entwicklungsprozesse, d.h. die interindividuell verschiedenen intraindividuellen Verlaufsformen der Veränderung, die innerhalb der einzelnen Verhaltensbereiche sogar unterschiedlich verlaufen können, stärker zu berücksichtigen. Denn nur eine differentielle Entwicklungspsychologie des Erwachsenenalters kann dem Prozess der Personwerdung gerecht werden" (Oerter, 1978, S. 172).

Die gesamte Lebenssituation — biographische und soziale Momente — scheinen auch im Hinblick auf Persönlichkeitsveränderungen von wesentlicherem Einfluss als das kalendarische Alter zu sein.[37] Ein physischer Abbauprozess findet statt und ist biologisch vorgezeichnet. Von einem generellen Abbau psychischer und geistiger Fähigkeiten mit zunehmendem Alter kann jedoch kaum die Rede sein, und neben der Anzahl der Lebensjahre muss anderen intervenierenden Variablen weit grössere Bedeutung eingeräumt werden.

3.1.2. *Lebensphasen und Lebenskrisen*

Die psychologische Unterscheidung von Altersstufen im Erwachsenenleben kann nur vorläufig sein. Es gehört ein grosser Mut zur Abstraktion und zur Vernachlässigung der Realität dazu, allgemeinverbindliche Phasen und Stufen mit Einschnitten, Übergängen oder Krisen als wissenschaftliche Erkenntnisse auszugeben, obgleich eines jeden Menschen Lebenslauf entweder durch ganz persönliche Entschlüsse, durch Selbsterziehung, durch Folgen von Begegnungen und sogenannten Zufällen, Wendungen und Umkehrungen erfahren —

oder auch seit der Familiengründung und Anstellung im Beruf mit ruhigem Gleichmass lange Zeit ohne Bruch dahinfliessen kann. Allmähliche, kaum merkbare Wandlungen der Leistungsfähigkeit und Einstellungen im einen Fall und Wandlung von Stufe zu Stufe auf dem Weg zur Individuation im anderen Fall verbieten es eigentlich, psychologische Phaseneinteilungen des Lebenslaufes als generell verbindlich anzusehen.[1] In diesem Sinne meint Künkel: "Nicht alle Menschen sind auf denselben Leisten zu schlagen" (Künkel, 1939, S. 19) und Stern (1955) warnt vor jeglichen Versuchen, für das Erwachsenenalter Perioden oder bestimmte Jahre anzusetzen. Auch verläuft Biographisches (z.b. Beförderungen, Erfolg), Biologisches (z.b. gesundheitliche Krisen, Herzinfarkt) und Psychologisches (z.b. Beziehung mit sehr junger Frau) nicht parallel.

Um jedoch das weite Feld des Erwachsenenalters anschaulich darstellen und nuancieren zu können, scheint es uns unvermeidlich, wichtige Aspekte und Ereignisse der jeweiligen Lebensphase in verallgemeinerter Form zu schildern.

Wie wir gesehen haben, ist es schwierig, eine Einteilung des Erwachsenenalters zu finden.[2] Die verschiedenen Lebensphasen sind mehr erlebnis- und ereignisbedingt und zeitlich nur begrenzt festlegbar; auch sind die individuellen Unterschiede im Erwachsenenalter infolge der fortschreitenden Individualisierung sehr gross. Der Übergang von einer Lebensphase in die andere erfolgt langsam und allmählich. Es lassen sich keine festen, für alle verbindliche Jahreszahlen angeben, an denen der Mensch von einer Phase in die andere übergeht. Auch meint Neugarten: "Die Übergänge von einem Lebensabschnitt zum anderen sind fliessender geworden. Es gibt keine festen Regeln mehr dafür, wann ein Mensch zu heiraten hat, in einen Beruf eintritt, zur Schule geht oder Kinder bekommt" (Neugarten, 1980, S. 54). Aber jede dieser Lebensphasen ist für den betreffenden Menschen wichtig. "Jede Lebensepoche (hat) ihren eigenen Sinn, ihre eigene Aufgabe. Diese zu finden und sich mit ihr abzufinden ist eines der wesentlichsten Probleme der Anpassung an das Leben" (Stern, 1955, S. 252). Wichtig ist zudem, den Sinn jedes Lebensabschnittes vom Ganzen zu sehen. "Will man einen Menschen in einer Ganzheit verstehen, muss man seine ganze Lebensgeschichte kennen" (Bühler & Allen, 1974, S. 41).

Jede Lebensphase birgt ihre eigenen Abweichungsmöglichkeiten in sich. Andriessen (1972) spricht von konnaturalen Abweichungen vom Lebensweg und Calon sagt: "Wenn man das Leben als ein Ganzes sieht, stellt man fest, dass jede Phase ihren eigenen Beitrag zur vollen Entwicklung der menschlichen Person liefert, dass aber jede Phase auch spezifische Abweichungsmöglichkeiten in sich trägt ..." (Calon, zit. in Andriessen, 1972, S. 89). Verschiedene psychodynamische Phänomene können als konnaturale Abweichungen gesehen werden, so bieten sich zum Beispiel die Regression, die Reaktionsbildung, Fixierung und Projektion für eine solche Interpretation an.

Trotz allen kritischen Einwänden können unserer Ansicht nach Einteilungsversuche des Erwachsenenalters von pragmatischem Wert sein. Pressey und Kuhlen bemerken dazu: "Wir halten es für nützlich, im Hinblick auf manche psychologische Phänomene zwischen Perioden und Subperioden zu unterscheiden. Der Entwurf von Entwicklungsperioden ist von der Kinder- und Jugendpsychologie aufgegriffen worden; für den Lebenslauf als Ganzes ist er von grösserem Wert, als heute angenommen wird" (Pressey & Kuhlen, 1965, S. 62).

Wir geben im folgenden nur eine abrisshafte Darstellung, eine "Grobeinteilung" des Erwachsenenalters und versuchen, diese Lebensspanne unter dem Gesichtspunkt der verschiedenen möglichen Krisen zusätzlich zu thematisieren. Waren es vor etwa einem Jahrzehnt noch vorwiegend die Adoleszenzkrisen, so stehen in den letzten Jahren die Krisen der "mittleren Jahre" im Mittelpunkt des Interesses. Gerade in diesen Lebenskrisen kommt vermehrt Dynamik ins Spiel, wird die Progressions- und Regressionsdynamik sichtbar. In solchen Krisensituationen machen sich oft regressive Impulse bemerkbar; Krisen sind auch Indikatoren für die gestörte Kontinuität.

Wir vertreten die Meinung, dass Urteile über solche Krisen und deren brennpunktartiges Auftreten in einer bestimmten Lebensphase nur gewonnen werden können, wenn überhaupt die Gliederung des Lebenslaufes einer umfassenderen Untersuchung unterzogen wird. Erst im Kontext des gesamten menschlichen Curriculums wird man einzelnen Phasen und Abschnitten und den in ihnen liegenden schwerpunkthaften Problemen gerecht werden können.

Bei unserer Darstellung der Lebensphasen des Erwachsenenalters sei weniger die vollständige Aufzählung und lückenlose Beschreibung aller Einzelerscheinungen angestrebt, als vielmehr die Zeichnung von Gesamtbildern der Stufen und Phasen, ihrer typischen Krisen und Konflikte, in die sich die Einzelzüge gliedhaft eingebunden finden. Es können nur einige der vielfältigen Aspekte des Themas berücksichtigt werden; bei diesen weitreichenden und komplexen Problemen des Erwachsenenalters steht uns die Bruchstückhaftigkeit unserer Darstellungen besonders deutlich vor Augen. Der gesamte Lebenszyklus wird hier in das Licht eines entwicklungspsychologischen Kontinuums gestellt und genetische Aspekte der Persönlichkeitsbildung bleiben nicht auf Kindheit und Jugend beschränkt. —

Frühes Erwachsenenalter (Intimität gegen Isolierung)

Kindheit und Jugend sind vorüber, jetzt beginnt das Leben, womit im allgemeinen die Arbeit oder das Studium für einen bestimmten Beruf, das Zusammentreffen mit dem anderen Geschlecht und im Laufe der Zeit Heirat und die Gründung einer eigenen Familie gemeint sind. Aber erst nachdem ein einigermassen sicheres Gefühl der Identität erreicht ist, wird eine wirkliche Intimität mit dem anderen Geschlecht möglich.[3]

Erikson (1956, 1976) sieht das Hauptproblem dieser Phase des jungen Erwachsenen, die sich mit der Postadoleszenz überschneidet, in der Intimität, im Gegensatz zur Isolierung. Er hat darauf hingewiesen, inwieweit die Fähigkeit zur wirklichen Intimität mit einem anderen Menschen von der frühen Identitätsentwicklung abhängt. Der junge Erwachsene, der aus der Suche nach und aus seinem Beharren auf seiner Identität hervorgeht, ist voller Eifer und Bereitwilligkeit, seine Identität mit der anderer zu verschmelzen. "Er ist bereit zur Intimität, d.h. er ist fähig, sich echten Bindungen und Partnerschaften hinzugeben und die Kraft zu entwickeln, seinen Verpflichtungen treu zu bleiben, selbst wenn sie gewichtige Opfer und Kompromisse fordern" (Erikson, 1976b, S. 258). Wenn der junge

Mensch aus Furcht vor dem Ich-Verlust diesen Erlebnissen ausweicht, so führt dies zum Gefühl der Vereinsamung, zu einer Beschäftigung mit sich selbst und einem Verlust der Umwelt.[4]

Das Gegenteil der Intimität ist Distanzierung: die Bereitschaft, die Kräfte und Menschen, deren Wesen dem eigenen gefährlich scheint, zu isolieren und wenn nötig zu zerstören. Der Jugendliche, der sich seiner Identität noch nicht sicher ist, scheut vor der Intimität mit anderen Menschen zurück, aber je sicherer er seiner selbst wird, umso mehr sucht er sie in Form von Freundschaft und Liebe. Wenn ein junger Mensch eine solche intime Beziehung in der späteren Jugendzeit oder frühen Erwachsenenzeit nicht fertigbringt, wird er sich entweder isolieren oder bestenfalls nur sehr stereotype und formale zwischenmenschliche Beziehungen aufnehmen können.

Nach Hurlock ist die erste Phase des Erwachsenseins die Periode des Ansatzes. Es ist eine "Period of adjustment", ein "Exploratory stage" (Hurlock, 1959, S. 374). Psychologisch hat der Mensch seinen Weg noch nicht ganz gefunden, auch seinen Platz in der Gesellschaft hat er noch nicht deutlich ins Auge gefasst. Seine Auffassungen vom Leben und von den Dingen sind noch im Werden.[5]

Nicht ohne Grund nennt Hurlock daher diese Periode "Period of adjustment": Anpassung an die Arbeit, an die Lebensumstände, an eine viel gebundenere Freiheit, an den Lebenspartner und die familiären Verpflichtungen, dann an die eigene Familie und an die des Ehepartners. In der Konfrontation mit all diesen neuen Dingen zeichnet sich im Experiment eine gewisse Vorläufigkeit, unter dem Druck der Notwendigkeit eine erste Skizze des Lebensplanes ab, von dem Bühler (1933) spricht.[6]

Der junge Erwachsene muss seine Kräfte und Energien nun nicht mehr auf die Probleme seines Wachstums und auf die Realisierung von umweltbezogenen Zielen lenken; sie stehen ihm nun für seine eigenen Ziele zur Verfügung.[7] Seine Unabhängigkeit erlaubt ihm, in wechselseitige Abhängigkeit mit anderen zu treten und seinen Platz in dem sozialen System zu finden, in dem er lebt. Es gilt jetzt, die Interessen und Energien noch stärker zu konzentrieren, auf den gewählten Berufsweg, aber auch auf die Ehe und andere wichtige

Beziehungen. Wie auch immer er vorbereitet und gerüstet sein mag, die Zeit ist für den jungen Erwachsenen gekommen, wo er seinen eigenen Weg im Leben gehen muss.

Die Wahl des Berufes und die Wahl des Ehepartners sind die beiden Ereignisse, welche für sein weiteres Leben die Weichen stellen. Diesen Entscheidungen liegen äusserst komplexe Motivationen zugrunde, die sich aus der gesamten Persönlichkeitsentwicklung eines Menschen ergeben. Sie stehen am Ende eines langen Entwicklungsweges zum Erwachsenen, und sie werden als entscheidende Determinanten den weiteren Lebensweg des Menschen, die Befriedigung und Erfüllung, die er im Leben finden wird, sowie die Schwierigkeiten und Probleme bestimmen, die sich ihm in den Weg stellen, seine Persönlichkeit belasten und vielleicht deren Gefüge verändern. Die eigenen Fähigkeiten, die Integration der Persönlichkeit haben grossen Einfluss auf die Wahl des Berufes und die des Ehepartners, dann aber auch auf die Art und Weise, in welcher der Mensch diese in sein Leben integriert und schliesslich Erfüllung findet – in seinem Beruf, in Ehe und Familie.[8] Der Entscheidung für den zukünftigen Beruf liegt gewöhnlich weniger ein einmaliger Entschluss als vielmehr ein langwieriger Prozess zugrunde, der bereits früh in der Kindheit seinen Anfang nimmt, wobei die Vorstellungen von dem, was man später einmal werden will, sich im Verlauf der Persönlichkeitsentwicklung in vielfältiger Weise wandeln und in vieler Hinsicht die Persönlichkeitsintegration widerspiegeln. "Der Beruf kann positive und negative Eigenschaften fördern und hemmen und besitzt auf die Dauer grossen Einfluss auf die Gestaltung des eigenen Wertsystems" (Ohlmeier, 1973, S. 130). Auch im endgültig gewählten Beruf gibt es noch über Jahre Möglichkeiten, durch individuelle Gestaltung der Tätigkeit und Spezialisierung eigene Interessen und Antriebe mehr zur Geltung zu bringen. Andererseits wird während dieser Jahre auch die Persönlichkeitsentwicklung deutlich vom gewählten Beruf beeinflusst, denn ein sofortiges ideales Zusammenpassen von Beruf und Persönlichkeit ist eine seltene Ausnahme. In der Regel gibt es Reibungsflächen, Differenzen im Wertsystem und komplizierte Anpassungsvorgänge. Der einmal gewählte und dann ausgeübte Beruf wird im weiteren Verlauf des Lebens zu einer bestimmenden Kraft der Persönlichkeitsentwicklung, der Art der zwischenmenschlichen Beziehungen sowie des Lebens, das der Mensch führen wird.

Die Wahl eines geeigneten Partners für die Ehe erfolgt nicht ohne Schwierigkeiten. Sie steht im Feld vergangener und zukünftiger Entwicklungen und ist daher besonders anfällig für regressive oder neurotische Einflüsse. Diese Wahl steht in einem engen Zusammenhang mit der gesamten Persönlichkeitsentwicklung eines Menschen. Die Bildung einer stabilen und für beide Partner befriedigenden Ehe ist wahrscheinlich eine der entscheidenden Vorbedingungen nicht nur zur Sicherung der emotionalen Stabilität und Sicherheit der nachfolgenden Generation, sondern auch für eine positive weitere Entwicklung und Reifung der Persönlichkeit beider Ehepartner. Der junge Erwachsene muss sich in seiner Ehe anpassen lernen. Bei jedem der beiden Partner ist eine tiefgreifende Umschichtung und Umstrukturierung innerhalb der Persönlichkeit erforderlich, die erst die wechselseitige Beziehung und schliesslich eine neue Form intimer Gemeinsamkeit möglich macht.[9]

Blanck & Blanck betrachten die Ehe als "Entwicklungsphase" und stellen fest, "dass eine Entwicklungsphase einen bestimmten Zeitabschnitt umfasst; dass sie erkennbar verschieden ist von vorangehenden Phasen in bezug auf Zeit und Struktur; dass sie unter Benutzung vorangegangener Entwicklungsebenen diese zu einer neuen Funktionsweise umformt; dass sie Möglichkeiten zu einer weiteren Entwicklung eröffnet auf einem neu entstandenen Integrationsniveau; und dass sie schliesslich eine Übergangsphase in dem Sinne darstellt, dass sie an der richtigen Stelle und in Beziehung zu den Phasen auftritt, die in der Regel vorausgehen bzw. folgen" (Blanck & Blanck, 1978, S. 19). Wenn man die Ehe als Entwicklungsphase bezeichnet, so impliziert das zugleich, dass sich psychische Entwicklung nicht auf die Kindheit beschränkt, sondern bis ins Erwachsenenalter hinein fortsetzt.

Die Ehe bedeutet den Beginn und die Möglichkeit einer Persönlichkeitsentwicklung, so Blanck & Blanck, auf mindestens fünf Hauptgebieten wie a) Etablierung sexueller Beziehungen, b) Aufbau einer neuen Ebene der Objektbeziehungen, c) psychische Ablösung von den Eltern, d) Gelegenheit zur Übung der Autonomie und e) neue Möglichkeiten der Identifizierung.[10]

Unter dem Aspekt der Vorbereitung des Ichs kann die Ehe verfrüht, verspätet oder zu Zwecken (gewöhnlich unbewusster Art) geschlossen worden sein, für die sie nicht bestimmt ist. Viele der ehelichen Schwierigkeiten rühren daher, dass die Ehe zu anderen Zwecken dienstbar gemacht wird als dem der seelischen Entwicklung. Die einer "gesunden" Ehe zugrundeliegende unbewusste Motivation geht in Richtung Wachstum und Entwicklung. Die Wahl des Ehegatten und der Akt der Eheschliessung sind dann Ausdruck progressiver und adaptiver Persönlichkeitszüge. Oft wird jedoch die Partnerwahl durch Bedürfnisse bestimmt, die auf Regression und Fixierung beruhen. "Regressiven Bedürfnissen dienen Ehen, die geschlossen werden zu dem Zwecke, versorgt und gestützt zu werden, sowohl emotional als auch finanziell; oder um zu einem Heim zu kommen, anstatt sich selber eines zu schaffen; oder um einen alten Konflikt wiederzubeleben in der Hoffnung, ihn jetzt zu überwinden" (Blanck & Blanck, 1978, S. 30). Die vorwärtsgerichteten Kräfte in der Persönlichkeit machen in Verbindung mit den progressiven unbewussten Wünschen aus der Ehe eine bereichernde Erfahrung und oft erhält eine nur mässig pathologische "Struktur" durch die Erfahrung der Ehe einen progressiven Entwicklungsschub.

Auch die Lebensphase des frühen Erwachsenenalters beinhaltet spezifische Abweichungsmöglichkeiten, konnaturale Abweichungen.[11] Es kann vorkommen, dass junge Menschen im Stadium des Experimentierens steckenbleiben und dadurch nicht zu festen Bindungen an Arbeit, Ort und Partner kommen. Diesem Verhalten liegen häufig unbewältigte Dinge aus der vorangegangenen Lebensperiode zugrunde. Oft hat nun der junge Erwachsene die Möglichkeit, sich bewusst mit diesen unbewältigten Problemen auseinanderzusetzen. Das Leben kann durch diese Auseinandersetzung dann viel reicher an Dimensionen werden. Das Erwachsenenalter erweist sich als eine Bewährungs- und Stabilitätsprobe. So wird vom jungen Erwachsenen gefordert, frühere Erwartungen und Projektionen zugunsten der Wirklichkeit fortlaufend zurückzunehmen.[12] Die Balance zwischen Selbstbezogenheit und Offenheit für andere in einer Weise zu erreichen, die weitere Entwicklung ermöglicht, ist ein Grundproblem dieser Jahre. Eine Erneuerung der Ehe ergibt sich in erster Linie durch die Kinder, die mit ihrer Entwicklung für beide Eltern ständig neue Interessen und Probleme aufwerfen.[13] Die Geburt des Kindes lässt die Ehepartner in eine neue Phase ihrer Persönlichkeitsentwicklung eintreten, in der sie als Eltern mit völlig neuen Aufgaben, Zielen und Rollen konfrontiert werden und eine neue Einstellung gegenüber der Zukunft gewinnen können. "Die plötzlich gegebene Notwendigkeit, Elternrollen zu übernehmen und auszuüben, kann eine bisher nicht in Erscheinung getretene Unreife, aber auch Fixierungen und Regressionen aufdecken, da derartige Persönlichkeitsstörungen gewöhnlich einer Übernahme und adäquaten Ausübung der entsprechenden Elternrollen im Wege stehen" (Litz, 1970, S. 611). Auch müssen sich die Eltern an jede neue Entwicklungsphase, in die ihr Kind eintritt, von neuem anpassen, was nicht immer ohne Störungen des elterlichen Gleichgewichts erfolgt. Persönlichkeitsveränderungen, emotionale Schwierigkeiten und Regressionen eines Ehepartners, die als Reaktion auf irgendeine spezifische Phase der Elternschaft und der mit ihr einhergehenden Probleme eintreten, können sich nachteilig auch auf die Ehe und das psychische Gleichgewicht auswirken.

Nicht selten macht sich in diesen Jahren ein Gefühl der Einengung und Unzufriedenheit bemerkbar; auch sind einige jugendliche Illusionen an der Realität zerbrochen. Unterschiedliche Rollen von Mann und Frau, eine Entfremdung zwischen ihnen und dadurch eine Selbstentfremdung, eine zu starke Voreingenommenheit für die eigene Rolle und Aufgabe, zu einseitige Betonung der Sorge für die Kinder unter Vernachlässigung persönlicher Bedürfnisse, zu starke Hinwendung zum Materiellen und Abhängigkeit vom sozialen Status; Vernachlässigung der mehr affektiven und expressiven Aspekte des Lebens und eine zu starke Betonung des Nützlichen können zu Unbehagen und Missstimmungen führen. Häufig ist der Erwachsene weder mit seiner beruflichen Entwicklung noch mit den persönlichen Entscheidungen, die er zu Beginn dieser Lebensphase getroffen hat, zufrieden. Diese Entscheidungen können damals durchaus richtig und adäquat gewesen sein; doch nun werden sie anders bewertet und gewichtet, ein anderer Aspekt, der bisher unbeachtet geblieben ist, kann sich in den Vordergrund drängen.[14]

Beruf, Familie und Kinder legen den betreffenden Menschen in einer bestimmten Richtung fest.[15] Pläne, Wünsche und Ideale müssen aus diesem Grunde zurückgenommen und relativiert werden. Oft wird um diese Zeit zum ersten Mal Bilanz gezogen, welche zu bewussterer Selbsteinschätzung führen kann. Der Begriff "Wertkrise" deutet den Übergang zu einer neuen Wertdominante an. Das bisher gültige und bewährte Wertsystem kann ins Wanken geraten und bisher begehrenswerte Ziele werden nichtssagend.[16] Die Periode um das 30. Lebenjahr kann also eine Irritation der persönlichen Zukunftsphantasien mit sich bringen; Phantasien, die mehr oder weniger auch von unrealistischen Vorstellungen über die eigenen Lebensaussichten durchzogen sind. Wesentliche neue Entscheidungen müssen getroffen und persönliche Beziehungen verändert oder vertieft werden. Die Folgen sind ein tiefgreifender Wandel, ein innerer Tumult und häufig eine Krise; das Gefühl, einen Tiefpunkt zu erleben und zugleich den Drang, aus sich selbst auszubrechen. Guardini (1967) spricht hier von der Krise durch die Erfahrung, der Mensch muss nicht nur die Wirklichkeit von den Idealen her sehen, sondern auch bereit sein, die Ideale an der Wirklichkeit zu messen und zu erproben.[17]

Eine in diesem Stadium oft zu beobachtende Reaktion besteht darin, dass sich der Mensch vom Tun der Zwanzigerjahre distanziert und neue Wege einzuschlagen versucht.

Mit Beginn der Dreissigerjahre wird das Leben meist konstanter, geordneter und weniger improvisiert. Die folgende Zeitspanne führt oft zu einer Stabilisierung alles dessen, was zuvor noch in Gärung war. Die Lebenseinstellung wird langsam ernster und besinnlicher. Auf der einen Seite hat der Mensch vieles von dem erreicht, was er sich in der Jugend erhoffte und erträumte; er hat seinen Beruf, sein Heim, seine Familie.[18] Auf der anderen Seite weiss er aber auch, dass die Jugend vorüber ist — dies stimmt ihn mindestens zeitweise nachdenklich. Es wird ihm bewusst, dass sich seine Vergangenheit dauernd auf Kosten der noch zu erwartenden Zukunft ausdehnt. Damit tritt neben die Zukunftsgerichtetheit, die ihn bisher ausschliesslich bestimmte, eine Vergangenheitsorientierung. Daraus resultiert oft eine veränderte Einstellung zur Zeit, diese wird jetzt höher bewertet und konzentrierter genutzt, um das Leben möglichst zu füllen und zum Erfolg zu führen.

Einige Autoren sprechen von der Reife, die in diesen Jahren des Lebenslaufes erreicht wird; nach Guardini entsteht der mündige Mensch. Dies kann erst geschehen, wenn das Vorläufige vorüber ist und der Mensch gewählt hat; für Hurlock (1959) beginnt nun die selektive Phase des Erwachsenenalters. Der Lebensaufbau, so Bühler (1959), ist nach einem bestimmten Plan durchgeführt, er wird nun konkret ausgearbeitet.[19] Der Mensch gelangt, was seine tatsächlichen Möglichkeiten betrifft, zu einem Höhepunkt. Es geht nun um eine innere Anpassung, d.h. eine innere Umformung der Person. "Diese Umformung vollzieht sich im Zusammenwachsen von persönlichen Interessen und konkreten Lebensaufgaben; daraus ergibt sich eine Einheit zwischen der Person und ihrem Leben" (Andriessen, 1972, S. 102). Vor der Lebenswende liegt also die Phase des Mündigwerdens, der fortgesetzten Verantwortlichkeit, der Selektion, der Erfahrung der Unumkehrbarkeit und Unwiderruflichkeit des Lebens.

Dies ist auch eine Phase der Sorge, des beruflichen Ausbaues und der Aktivität. Dadurch bildet sich der in seiner Art einzigartige Mensch heraus, mit konkreten Arbeitszusammenhängen, an einem konkreten gesellschaftlichen Platz; ein Mensch, der stark vom Sozialen gekennzeichnet ist. Die "Persona" (Jung) entsteht, d.h. die Verhaltens- und Erlebensform, die Menschen gerade im Hinblick auf ihren Kontakt mit der Aussenwelt entwickeln.[20]

Wie wir erläutert haben, können bereits während dieser Lebensspanne verschiedene Konfliktsituationen, Gefühle des Unbehagens, ja sogar der Krise auftreten. Pongratz nennt 1961 in seiner Untersuchung über phasenspezifische Konflikte Ehe und Beruf als typische Konfliktfelder dieses Lebensabschnittes des frühen Erwachsenenalters. Er sieht als dominante Konflikte zu Beginn dieser Phase die Liberationskonflikte (Sexualkonflikte, Autoritätskonflikte), die sich bis ins frühe Erwachsenenalter hinziehen können, dann die Elektionskonflikte, darunter versteht er die Berufswahlkonflikte, die Partnerwahlkonflikte und die Wahl der Lebensleitwerte. Diese Konflikte können in den Zwanzigerjahren bestimmend sein. In der späteren Phase des frühen Erwachsenenalters, in den Dreissigerjahren spricht

Pongratz vornehmlich von den Konflikten der Lebenshöhe, nämlich den Ehe- und Berufskonflikten.[21] Neben diesen Konfliktarten sind jedoch noch unzählige Nuancierungen und individuelle Krisen und Konflikte zu erwähnen, wie zum Beispiel die Probleme der ledigen Frau, der kinderlosen Frau, gesundheitlich begründete Probleme, Erziehungsschwierigkeiten.

Mit der Zeit meldet sich eine neue psychische Unterströmung, die allmählich nach oben kommt, wenn ihr nicht Widerstand geleistet wird. Die Folgen machen sich in allen Bereichen des Lebens in späteren Jahren bemerkbar. Es sind dies die Anzeichen der kommenden Lebenswende.

Mittleres Erwachsenenalter (Generativität gegen Stagnierung)

Die Generativität, d.h. die Erneuerung durch schöpferisches Tun ist nach Erikson das Charakteristikum dieser Lebensperiode, die sich mit dem frühen Erwachsenenalter überschneiden kann. Sie besteht nicht nur darin, Kinder und eine Familie zu haben, sondern auch Interessen und Aktivitäten zu entwickeln, die nach aussen auf andere und nicht auf die eigene Person gerichtet sind. Die zeugende Fähigkeit ist in erster Linie das Interesse an der Stiftung und Erziehung der nächsten Generation. Unter Generativität versteht Erikson nicht nur Begriffe wie Elternschaft, Kreativität und Produktivität, sondern das Interesse an der kommenden Generation überhaupt.[1]

Der kritische Inhalt dieser Phase besteht darin, dass der Mensch jetzt mit der Tatsache konfrontiert wird, nicht mehr der ersten Generation anzugehören. Gelingt die Generativität nicht, tritt Stagnation ein.

"Wo diese Bereicherung völlig entfällt, tritt eine Regression zu einem zwangshaften Bedürfnis nach Pseudointimität ein, oft verbunden mit einem übermächtigen Gefühl der Stagnation und Persönlichkeitsverarmung" (Erikson, 1976b, S. 262).

Wir möchten die ausgedehnte Zeitspanne der "mittleren Lebensjahre" in drei Phasen gliedern: 1. Höhepunkt ("die besten Jahre"), ca. 40 - 50 Jahre, 2. Wende ("Midlife-Crisis"), 45 - 55 Jahre und 3.

Beginn des Alterns ("Vorstufe des Alters"), 55 - 65 Jahre. Diese Einteilung ist jedoch nur als Orientierungshilfe gedacht.

Der Übergang vom frühen Erwachsenenalter zum mittleren Lebensalter ist nicht so sehr wie der Beginn von Adoleszenz und Erwachsenenalter eine Frage physischer Veränderungen als vielmehr eine der inneren Einstellung. Zwar schliesst dieser Lebensabschnitt die Zeit der Menopause, die "Wechseljahre" des Lebens mit ein, aber dann ist der Höhepunkt bereits seit einiger Zeit erreicht.

Das mittlere Lebensalter nimmt seinen Anfang mit dem Aufkommen des Bewusstseins, dass der Höhepunkt des Lebens da ist und vorübergeht. "Der Mensch wird sich bewusst, dass er nicht mehr am Anfang seines Lebensweges steht, dass er auf eine bestimmte Richtung festgelegt ist und dass alles, was er jetzt tut, darüber entscheiden wird, wie weit er noch in dieser Richtung kommen wird" (Lidz, 1970, S. 632). Man kann den Beginn des mittleren Lebensalters auch dort sehen, wo die Kinder aufhören, bei den Eltern im Mittelpunkt der Verantwortung zu stehen. Diese Kinder werden immer selbständiger und beginnen eigene Wege zu gehen.[2] Der Mann war bisher in erster Linie damit beschäftigt, auf seinem beruflichen Weg voranzukommen und für seine Familie zu sorgen, während die Frau mit der Versorgung ihrer Kinder und dem Zuhause, das sie ihnen gab, beschäftigt war. "Jetzt kommt die Zeit, wo beide Ehepartner sehen müssen, wohin ihr Leben sie geführt hat, wohin es sie noch führen wird, und dabei müssen sie neue Lebensformen für sich finden" (Lidz, 1970, S. 633).

In den Vierzigerjahren wird der Höhepunkt des Lebens erreicht. Rümke (1963) bezeichnet diese Jahre als "eine psychische Hochebene".

Pongratz (1961) spricht von Lebens- und Entwicklungshöhe; für Guardini (1967) ist diese Phase die Zeit der grössten Kraftentfaltung.[3] Gerade im mittleren Lebensalter zeigen sich konkrete Resultate auf all den Gebieten, auf denen das Leben im frühen Erwachsenenalter begonnen hat.[4]

Das mittlere Erwachsenenalter bringt eine Reihe von angenehmen Erfahrungen. Meistens ist man in diesem Alter in der Familie und im

112

Beruf jemand, der eine gewisse Geltung erlangt hat. Die reinen Überlebensprobleme bestehen kaum mehr. Im Laufe der Jahre ist auch eine Lebensanschauung gewachsen, entweder klar umrissen in einem eigenen Weltbild oder doch der Richtung, der Parteinahme nach fest orientiert. Das alles drückt sich mit den Worten wie "Lebenshöhepunkt", im "besten Alter" aus.[5]

Und doch kann sich im Laufe der Jahre ein Gefühl der Unzufriedenheit, der Sinnlosigkeit bemerkbar machen. Die Gesundheit scheint immer anfälliger zu werden, die Zukunft immer weniger Veränderungsmöglichkeiten bereit zu halten. Das mittlere Lebensalter hat etwas Unwiderrufliches und der Mensch wird sich dessen in dieser Zeitspanne mehr bewusst. Auf dem Höhepunkt der physischen und psychischen Fähigkeiten, in einer relativ stabilen sozialen und beruflichen Position kommt jetzt auf den Menschen die Auseinandersetzung mit der Realität des Alterns und den Ängsten vor dem Alter zu. Aus dem Bewusstsein des schon relativ festgelegten weiteren Lebensverlaufes heraus stellt sich die Frage nach dem bisher Erreichten und auch nach den noch verbleibenden zukünftigen Möglichkeiten, nach den Gefahren und Bedrohungen der nächsten Lebensabschnitte.[6]

Der Lebenshöhe folgt die oft krisenreiche Phase der "Lebenswende" (Jung, 1931), "Lebensmitte" (Vetter, 1962), "Lebensreife" (Künkel, 1939), "Phase des Alterns" (Stern, 1955). Auch der Volksmund spricht von "Wechseljahren" und "gefährlichen Jahren".[7]
   Die zeitliche Abgrenzung dieser Lebensstufe ist bei den verschiedenen Autoren nicht übereinstimmend, allgemein wird jedoch die Krisenhaftigkeit dieser Lebensphase hervorgehoben. Die Lebenswende wird oft als zweite Pubertät bezeichnet; in der ersten musste man das Erwachsenwerden lernen, in dieser zweiten das Älterwerden. "Ganz allgemein gesehen herrscht in diesen Übergangsjahren eine gewisse Analogie zur Pubertät, nur befand der Mensch sich damals auf der aufsteigenden Linie, jetzt aber beginnt die absteigende Lebensbahn. Aber auch damals, vor der Pubertät, war er soweit gekommen, dass er wie auch hier, fest und sicher im Leben stand ..." (Moers, 1953, S. 72). Wie die Pubertät, wird die Lebenswende von

somatischen Umwälzungen, hormonellen Veränderungen eingeleitet. Auf der weiblichen Seite spricht man von Menopause, weniger einschneidend und flacher verlaufend sind die physischen Wandlungen im männlichen Klimakterium.[8]

Die seelischen Geschehnisse in der Lebenswende stehen also, ähnlich wie in der Pubertät, in besonders naher Beziehung mit den leiblichen Vorgängen, und in den Konfliktgestalten dieser Jahre scheint Somatisches besonders deutlich durch.

Die verschiedenen Symptome weisen auf sich anbahnende Lebenskrisen hin. So zum Beispiel psychosomatische Schwierigkeiten, sexuelle Promiskuität, der Wunsch Auszusteigen; flüchtige Abenteuer, oft verbunden mit dem Scheitern langjähriger Ehen, Versagen im Beruf oder auch abrupte Abkehr von einer bislang erfolgreichen Karriere; heftige Stimmungsschwankungen und Neigung zu Hypochondrie, selbstzerstörerische Handlungen und Gewohnheiten.[9] Wunderli erörtert hierzu: "In der Lebensmitte leiden zahlreiche Menschen an einer unerklärlichen Unzufriedenheit und innerer Unruhe, an einer erhöhten seelischen Labilität und an Angstzuständen aller Art. Besonders oft handelt es sich um eine Angst vor innerer Leere, Öde und Langeweile. Manchmal stellen sich depressive Verstimmungen ein" (Wunderli, 1980, S. 136). Auch ein Nachlassen der Libido wäre zu erwähnen, das Interesse an Freizeit, übertriebene Körperpflege und gesunde Lebensführung, Leugnung und Verdrängung, panische Reaktionen, Isolationstendenzen, der Wunsch, möglichst viele Dinge noch zu verwirklichen. Der Mensch fühlt selbst eine Wandlung, ein Nachlassen seiner Spannkraft und merkt, dass er die Höhe des Lebens überschritten hat, indem es ihm zum Bewusstsein kommt, dass er älter wird.[10]

Im folgenden soll versucht werden, einige charakteristische Problemkonstellationen und Abschnitte der weiteren Entwicklung zu skizzieren. In diesen Jahren findet eine Reihe einschneidender psychologischer, sozialer und biologischer Umstellungsprozesse statt. So wie in Kindheit und Pubertät trifft der Mensch auch hier auf typische "Lebenskrisen", wie Konfrontation mit dem Prozess des Alterns, Klimakterium, Trennung von den Kindern, Pensionierung mit Verschlechterung des sozialen Status und gesellschaftlicher Abwertung, Bedrohung durch Krankheiten, Verlust von Angehörigen und schliesslich das Näherrücken von Sterben und Tod.

In der Lebensphase zwischen 45-55 Jahren sind also in zunehmendem Masse Unruhen und Krisen nicht selten; bereits hat sich ein neues Schlagwort, die "Midlife-Crisis" eingestellt. Allzu einseitig wird oft nur von einer Problemperiode in Ehe, Familie, Beruf und Gesundheit gesprochen, dabei handelt es sich bei diesem Lebensabschnitt um eine Orientierungsphase, die den Weg zu neuen Chancen eröffnet; eine Lebensphase, die es immer gab, die heute jedoch andere und neue Züge zeigt.[11]

Guardini (1967) spricht von der "Krise der Grenze", die einen "ernüchterten Menschen" zurücklässt. Die Krise der Lebensmitte, die "Midlife-Crisis" ist heute vermehrt in den Blickpunkt des Interesses gerückt. In neuerer Zeit wurde dieses Phänomen des mittleren Erwachsenenalters, die Krise in der Mitte des Lebens geradezu bekannt und als Thema häufig abgehandelt.[12]

Die mittlere Lebensstrecke ist deshalb so viel schwieriger zu verstehen, weil sich ständig mehrere Erlebnisebenen überschneiden, die im unbewussten Gefühlsleben eng miteinander verflochten sind. Jeder Mensch erlebt die Übergangsphase der mittleren Jahre anders und Krisen treten nicht bei allen Menschen gleich stark in Erscheinung. Wir möchten ausdrücklich festhalten, dass nicht alle Menschen zwangsmässig in dieser Lebensperiode starke Krisen haben müssen. Diese Lebensphase kann völlig ruhig verlaufen und zu einer inneren Bereicherung und wachsenden Reife führen, sie kann andererseits krisenhaft von grosser Unruhe begleitet sein, zu Zusammenbrüchen, plötzlichen Änderungen und heftigen Auseinandersetzungen in Familie und Beruf führen. Der verschiedenartige Entwicklungsverlauf dieser Lebensstufe hängt weitgehend davon ab, ob eine Vorbereitung auf die zu erwartenden Veränderungen erfolgt ist; wichtig scheint das bisher gelebte Leben. Die Krise der Lebensmitte hängt auch stark davon ab, wieweit der betreffende Mensch im vorausgehenden Teil der Lebensstrecke nur mit oberflächlichen und vorläufigen Lösungen zufrieden war, die ihm erlaubten, unangenehme

Inhalte zu verdrängen und ernstere Lösungen aufzuschieben. Je länger solcher Aufschub erfolgt, desto heftiger bricht dann die Flut der aufgeschobenen und verleugneten Konfliktinhalte plötzlich durch, so dass kein Ausweichen mehr möglich ist. Krisen werden also angelegt, lange bevor sie ausbrechen. Oft genügen nur wenige, scheinbar banale Ereignisse, um eine Krise auszulösen. Was immer einem Lebenslauf bislang Kontinuität verliehen haben mag, es wird unterbrochen, die Lebenslinie bekommt einen Knick.

Mehrere Untersuchungen über die mittlere Lebensperiode und ihre Probleme bestätigen, dass diese Jahre eine Periode aussergewöhnlicher Unruhe sind und dass depressive Schübe in dieser Lebensspanne nicht selten sind.[13] Wir möchten einige der neueren Untersuchungen, welche das Phänomen der "Midlife–Crisis" unter verschiedenen Perspektiven abhandeln, kurz erwähnen.

Levinson (1972) untersucht die Biographie von 40 Männern. Er schliesst aus seinen Ergebnissen, dass die Krise, welche er "Midlife-Transition"nennt, irgendwann Mitte der Vierzigerjahre eintritt, zwischen zwei Phasen grösserer Stabilität. In der ersten dieser beiden Phasen ist der Mann voll damit beschäftigt, sozusagen sein eigener Herr zu werden, während die spätere Phase eine Zeit des Sichabfindens und der Einstellung auf das beginnende Alter ist. Dazwischen liegt eben die Krise der Erfahrung einer Disparität zwischen dem, was ein Mann bis zu diesem Punkt erreicht hat auf der einen, und dem, was er eigentlich erreichen will, auf der anderen Seite. "Diese Krise birgt die Möglichkeit der Weiterentwicklung, aber auch Gefahren für das Ich" (Levinson, zit. in Schreiber, 1980, S. 142).

Jaques hat 1965 die Krise der mittleren Jahre bei einer grossen Anzahl von Schriftstellern, Wissenschaftlern und Künstlern anhand ihrer Werke und Biographien studiert. Er untersucht, wie sich die schöpferische Aktivität in den verschiedenen Altersperioden verändert und ist der Auffassung, dass die mittlere Altersperiode sich ziemlich scharf von den Perioden davor und danach unterscheidet. Jaques schreibt: "Familie und Beruf sind etabliert; die Eltern sind alt geworden, und die Kinder stehen an der Schwelle zum Erwachsensein. Jugend und Kindheit sind vergangen, und man trauert ihnen nach. Die Erreichung des reifen, unabhängigen Erwachsenentums erscheint zu diesem Zeitpunkt als die psychologische Hauptaufgabe. Das Paradoxe daran ist, dass wir bei Erreichung des Höhepunktes unseres Lebens das Stadium der Erfüllung bereits überschreiten. Die Tatsache, dass plötzlich der eigene Tod voller Realität und Unausweichlichkeit die psychologische Szene betritt, ist das zentrale und entscheidendste Merkmal der mittleren Lebensphase, ein Charakteristikum, das diese Periode so kritisch macht. Der Tod tritt in den bewussten Ich-Bereich, er wird, anstatt ein allgemeiner Begriff zu verbleiben, eine Erfahrung, die man im Zusammenhang mit dem Verlust eines anderen Menschen gemacht hat, eine persönliche Angelegenheit, unser eigener Tod, unsere eigene, wirkliche und tatsächliche Sterblichkeit" (Jaques, zit. in Brim, 1978, S. 419).

Der Tod kann nicht mehr wie bisher verneint werden. Nach Jaques verleiht die Trauerarbeit um verlorene Illusionen und verlorene Unschuld der Krise der Lebensmitte ihre depressive Qualität. Auch in Träumen tritt das Todesmotiv häufig in Erscheinung.

Nach Fried (1967) sind die meisten Vierzigjährigen nicht bereit, sich mit ihrem mittleren Alter zu identifizieren. Charakteristisch für den Menschen in der "Mittelkrise" ist nach Fried eine Grundstimmung der Unzufriedenheit auf allen Lebensgebieten. Der Mensch ist unzufrieden mit sich selbst, mit dem Lebenspartner, der Familie, mit der täglichen Arbeit, mit Gesellschaft, Kirche und dem Leben überhaupt. Diese Unzufriedenheit äussert sich in Kritik, Verletzbarkeit und Reizbarkeit. Fried sieht in der Krise in der Mitte des Lebens auch eine Identitätskrise, in welcher der Mensch sein Selbst auf allen Gebieten, auf denen sich sein Personsein verwirklicht, neu bewertet.[14] In dieser Neubewertung kommen oft ungelöste Spannungen mit den Eltern zum Vorschein. Es geht also um unbewältigte Dinge aus dem Lebenslauf, um das Wiedererleben kindlicher und unverarbeiteter Gefühle aus früherer Zeit. Fried fasst diese Mittelkrise ausdrücklich als eine Entwicklungskrise im strengen Sinne des Wortes auf, d.h. als eine innerlich notwendige kritische Phase in der Entwicklung der Person, in der eine bestimmte Lebensperiode endet und eine neue beginnt. Sie erkennt einen Zusammenhang mit der Krise der Generativität, von welcher Erikson (1956, 1976) spricht. Die Autorin sieht in der "Mittelkrise" ein Geschehen, das ebenso notwendig zum Lebenslauf dazugehört wie etwa die Pubertät und verschieden stark ausgeprägt ist. Es handelt sich um ein normales Entwicklungsphänomen, das mit dem Eintritt in das mittlere Lebensalter verbunden ist und darum eine Anzahl typischer, altersbedingter Erlebnisse, Gefühle und Verhaltensweisen mit sich bringt.[15]

Eine von Neugartens (1968, 1974) wichtigen, auf empirischer Basis gewonnenen Beobachtungen über die Persönlichkeitsveränderung beschäftigt sich mit der Veränderung der Zeitorientierung im mittleren Alter, wenn man aufhört, die "Jahre seit der Geburt" zu zählen und anfängt, das Leben in Hinsicht auf "die Zeit, die noch zum Leben bleibt", zu sehen.[16] Neugarten begründet die Krise der Lebensmitte vor allem durch den Einbruch unerwarteter Ereignisse, welche Abfolge und Rhythmus des als normal erachteten Lebenszyklus stören.[17] Man kann auch von Ereignissen zur Unzeit sprechen. Insofern sei die Lebensmitte keine schwierigere Periode als andere Wechselphasen der Entwicklung. Dennoch, so Neugarten, würden bestimmte Ereignisse in der Lebenswende anders verarbeitet als früher, weil die "Ego-Entwicklung" in den ersten beiden Dritteln der Lebensspanne mehr nach aussen und erst im letzten Lebensdrittel nach innen gerichtet sei.

Auch Gould (1972) bestätigt mit seinen Untersuchungen, dass diese Zeitspanne als eine Periode erhöhter Instabilität und vermehrten Stresses erlebt wird. Am stärksten bedrücke das Verrinnen der Zeit, der allzu rasche Verlust der Kontrolle über die Kinder und die Hilfsbedürftigkeit der eigenen Eltern.[18]

Es ist schwierig, ein schlüssiges Konzept der "Midlife-Crisis" zu entwickeln. Die von verschiedenen Forschern angeführten Gründe für die Problematik dieses Durchgangsstadiums reichen vom streng medizinisch-biologisch und soziologischen bis zum tiefenpsychologischen Ansatz; in einer vorläufigen Zusammenfassung hat Brim (1978) versucht, diese Gründe unter sieben Aspekten zu gliedern. Dabei impliziert das Konzept der "Krise" im mittleren Lebensalter und in anderen Lebensstadien nach Brim sowohl eine rasche als auch bedeutende Veränderung der Persönlichkeit in bezug auf

Rollenmodelle, Werte, Identitätsgefühle, Bezugsgruppen und Partnerbeziehungen, so dass der gesamte Rahmen des früheren Lebens in Frage gestellt zu sein scheint.[19] Als Ursachen einer solchen Krise der Lebensmitte nennt Brim: hormonelle Veränderungen, Diskrepanz zwischen Aspirationen und dem Erreichten, Wiederaufleben jugendlicher Lebensträume, Stagnation gegenüber Generativität, Konfrontation mit dem Tod; Veränderungen in den Beziehungen zur Familie und Veränderungen im sozialen Status und in der sozialen Rolle. Brim sieht eine der wichtigsten psychischen Aufgaben der mittleren Lebensphase darin, sich mit dem Tod abzufinden und die Prioritäten im Leben neu zu setzen. Die "Wachstumsschmerzen" in den mittleren Jahren ebenso wie in der Jugend und im Alter stellen Übergänge von einem verhältnismässig stabilen Zustand zu einem anderen dar. Brim gibt anschliessend eine kritische Würdigung des Konzepts der Lebenskrise und wendet sich besonders gegen die Idee der "kalendarischen", altersspezifischen Krisen.[20]

Im folgenden gehen wir auf einige dieser Faktoren der "Midlife-Crisis" näher ein und versuchen anschliessend, Wege aus dieser Krise aufzuzeigen. Mannigfache Probleme ergeben sich aus einer veränderten Familiensituation. Unglücklicherweise fällt die Krise des Adoleszenten oft mit einer kritischen Phase im Leben der Eltern zusammen. Die Kinder wachsen während des mittleren Alters ihrer Eltern in das "Teenageralter" hinein. Ihr Lebensmodell unterscheidet sich in mancher Hinsicht gründlich von demjenigen der Eltern, als diese so alt waren wie sie. Dies ist für die Eltern ein nicht unerhebliches Problem; hinzu kommt, dass manche Werte von Jugendlichen ganz anders empfunden werden als von den Eltern, bei denen es gerade in diesen Jahren zu einer Synthese der eigenen Grundwerte kommt. Es kann leicht zu einer Entfremdung zwischen Eltern und Kindern kommen. Die heranwachsenden Kinder erspüren gleichsam unbewusst die unterdrückten Anteile des elterlichen Lebens, häufig trifft die Aktion des Kindes mit den elterlichen Problemen zusammen. Konflikte ergeben sich auch aus dem bereits an anderer Stelle erörterten Ablösungsprozess der Kinder und dem Verlassen des Elternhauses. Für die Ehe der Eltern stellt das Erwachsenwerden der Kinder eine deutliche Zäsur und oft eine erhebliche Zerreissprobe dar. Nach der weitgehenden Erfüllung der verschiedenen Pflichten ergibt sich jetzt für beide Partner erneut die Frage der bewussten — auch unbewussten — Bedeutung der Ehe für den einzelnen. Auch eine stabile, ausgewogene Ehe, die schon einen langen Anpassungs- und Verstehensprozess hinter sich hat, wird in dieser Situation oft einer Neuorientierung bedürfen, um die besseren Möglichkeiten und den sich ergebenden grösseren Freiraum sinnvoll nutzen zu können. Durch eine solche Neuorientierung kann auch eine sexuell gefährdete Ehe eine neue Richtung erhalten und es ist sogar eine lang anhaltende Intensivierung und Verbesserung der sexuellen Beziehungen möglich.[21]

Probleme können sich auch aus der beruflichen Situation ergeben. "Berufslaufbahnen beginnen oft ab der Lebensmitte zu stagnieren oder sich nach unten zu neigen" (Stelzer & Dosenberger, 1977, S. 115).

Rasche Weiterentwicklungen können zu einem Gefühl der Überforderung, des Ungenügens und zu Minderwertigkeitsgefühlen führen. Das Umlernen und Neuanfangen fällt dem älteren Menschen oft nicht leicht. Erfolgszwang und Stress sowie starker Leistungsdruck können sogar psychosomatische Störungen auslösen. Oft wird die stabile berufliche Position zunehmend bedroht. Zunächst kann sich die berufliche Stellung ändern, da der ältere Arbeitnehmer eher "zum alten Eisen geworfen" wird, nicht mehr befördert wird und in einen stärkeren Konkurrenzkampf mit den Jüngeren gerät und sich nicht mehr genügend von ihnen akzeptiert und anerkannt fühlt. Gesundheitliche Probleme und nachlassende Vitalität führen nicht selten zu einem beruflichen Leistungsabbau. Auch kann sich im Laufe der Jahre eine gewisse Routine einstellen, die den Menschen nicht mehr auszufüllen vermag und ein Gefühl der inneren Leere zur Folge hat. Oft wird dann in dieser Situation der problematische Entschluss gefasst, die berufliche Stellung noch einmal zu wechseln. Die Diskrepanz zwischen den früher angestrebten Berufszielen — und wünschen und der jetzt erreichten beruflichen Position wird besonders intensiv erlebt.[22] Die Auseinandersetzung mit der Berufssituation ist keineswegs, so Lehr, auf das höhere Lebensalter beschränkt. Eine Analyse der biographisch erfassten Konflikt- und Belastungssituationen während des Lebensablaufs lässt erkennen, dass sich hinsichtlich der Konflikt- und Störfaktoren im beruflichen Bereich mit zunehmendem Alter kaum quantitative Veränderungen ergeben. "Das heisst mit anderen Worten: Störfaktoren im Arbeitsleben nehmen mit höherem Alter nicht zu, sondern sie sind höchstens qualitativ anders ..." (Lehr, 1977, S. 160).

Weitere Probleme ergeben sich durch den Körper, der in diesen Jahren zum dominanten Wert werden kann. Viele Menschen erkranken in dieser Zeit zum erstenmal. Das Verhältnis zum eigenen Körper ist bisher von der Lebenslaufpsychologie kaum untersucht worden, doch es steht fest, dass die körperliche Kondition das Selbstverständnis nachdrücklich bestimmt. Gleichzeitig ist zu sagen, dass diese Übergangsjahre, wie in der Pubertät, nicht nur mit körperlichen Veränderungen verbunden sind, sondern auch mit einer darauf beruhenden Veränderung der Daseinsweise, der Stimmung und der Selbstauffassung. Nicht selten überschneiden sich familiäre, berufliche und gesundheitliche und andere Probleme. Konflikte des einen Lebensbereiches lösen oft auch Komplikationen in anderen aus.[23] Bei wenigen Phänomenen im menschlichen Lebenslauf tritt die Bedeutung der Kontinuität so klar in Erscheinung wie bei den unbewältigten Dingen aus dem früheren Leben, die sich später erneut bemerkbar machen. Es geht hier um Entwicklungsaufgaben, die vernachlässigt wurden oder denen der Mensch nicht gewachsen war. Das Älterwerden konfrontiert mit der Unwiderruflichkeit und dadurch mit der Vergangenheit, die nicht wirklich vergangen ist.[24]

Diese Konfrontation mit der Vergangenheit fordert eine Bilanzziehung heraus, die zu einer kritischen und wertenden Selbstbetrachtung führen kann. Der einzelne Mensch muss sich mit derart unterschiedlichen Gefühlen beschäftigen wie: Melancholie, Schuldgefühle, Torschlusspanik, Bedauern über verpasste Chancen, Gefühle der Einsamkeit, Frustrationen, das Empfinden, Anlässe zur Freude verpasst zu haben; das Bewusstsein, dass die Zeit nicht wiederkehrt, Unzufriedenheit mit sich selbst, Erfahrungen der Sinnlosigkeit.[25]

Aus dem Bewusstsein des schon relativ festgelegten weiteren Lebensverlaufes heraus stellt sich die Frage nach dem bisher Erreichten und auch nach den noch verbleibenden zukünftigen Möglichkeiten. Dabei wird das Erreichte immer wieder an den Wünschen und

Vorstellungen des eigenen Idealbildes gemessen, was oft zu einer Revision des Selbstbildes führt.

Diese Lebensstufe fordert ein Innehalten, die Auseinandersetzung mit sich selbst und die Rückbesinnung auf jene ursprünglichen Vorstellungen der eigenen Identität, die zum Teil unterwegs abhanden gekommen sind und vergessen wurden.

Die Bilanz, die in der Lebensmitte gezogen wird, ist also sowohl ein Zurückschauen wie ein Ausblicken nach vorn. Manche Ziele sind nicht erreicht, manche haben sich überlebt, sie sind nicht mehr interessant, manche waren offensichtlich falsch. Als schmerzlich wird vermerkt, dass man einige auch heute noch lockende Ziele nicht erreichen konnte, weil sie zu hoch gesteckt waren.

Aber gerade eine solche Bilanzziehung kann zu einer Neuorientierung, Neuinterpretation des Lebenslaufes und damit zu einer Weiterentwicklung führen. "Nur ein interpretiertes Leben kann zu neuen Zielsetzungen führen" (Weiskopf-Joelson, 1969, S. 308f). Gerade in dieser Phase kommt es darauf an, nach neuen Zielen zu streben und nicht resigniert auf alle Ziele zu verzichten. Die noch gültigen müssen ins Auge gefasst werden, die vergessenen neu gesehen und die vielleicht nie bedachten entdeckt werden. Die Entwicklung einer echten Zukunftsvision für die verbleibende Lebensstrecke wird unmöglich ohne diese Konfrontation mit der eigenen Vergangenheit und ohne die Herstellung einer lebendigen Verbindung zwischen dem Hier und Jetzt und dem Dort und Damals.

Auf das Erleben des Älterwerdens und der Krise reagieren viele Menschen mit mannigfachen Fehlhaltungen. Es gibt die verschiedensten Auseinandersetzungsmöglichkeiten und Reaktionsformen. So versuchen unzählige Menschen den andrängenden Fragen auszuweichen. Sie stürzen sich in Vergnügungen, irgendwelchen Zeitvertreib, in Abenteuer und Geschäftigkeit. Häufig wird am Bild der Jugend krampfartig festgehalten und man sieht in der Jugend allein etwas Positives, im Älterwerden etwas Negatives und vermag deshalb den gegenwärtigen Zustand nur abzulehnen und sich selber zu verneinen.[26] Dies kann zu Fluchterscheinungen und Regressionen führen, bis sich der betreffende Mensch wieder aufgefangen und neu akzeptiert hat. Gelingt ihm das jedoch nicht, bleibt er an diese Lebensphase wesensmässig verhaftet und verbaut sich den Weg zur Weiterentwicklung und Weiterreifung. Schreiber sieht in der Resignation das zentrale Thema der Midlife-Crisis und ihrer Lösung; dann nämlich, wenn es gelingt, dem Begriff Resignation einen positiven Inhalt zu geben. Gemeint ist, "Resignation im Sinne bewusster wie unbewusster Hinnahme der unvermeidlichen Frustration im grossen Zusammenhang des Lebens insgesamt" (Jaques, zit. in Schreiber, 1980, S. 42). In der Lebensmitte müssen unvermeidliche Unvollkommenheiten nicht mehr als schreckliches Versagen empfunden werden, die eigene Arbeit muss nicht unbedingt perfekt sein. Dieser gereiften Resignation, so Jaques, entspricht die wahre Heiterkeit, die das Unvollkommene überwindet, indem sie es hinnimmt.[27]

Eine Lebenskrise ist oft von konstruktiver Art und kann zu positiven Veränderungen führen. Die schmerzhaften Erfahrungen haben nicht selten eine Erneuerung der alten Beziehung zum eigenen Partner zur Folge, falls diese stabil genug war, eine solche Belastung zu ertragen. Es kann auch auf anderen Gebieten zu einem Neubeginn kommen: ernsthaftes Nachdenken über die augenblickliche Situation, tieferes Verständnis der eigenen Kinder, Wunsch nach Weiterbildung, Einsatz für ideelle Ziele mögen Beispiele dafür zu sein. Einen grossen Entwicklungsauftrag im mittleren Alter sieht Andriessen (1972) in der Rollenveränderung. In der Jugend werden Rollen erlernt, im frühen Erwachsenenalter übernommen und im mittleren Alter revidiert. Diese Revision erstreckt sich auf die Arbeit, auf die Ehe und auf die Kinder. Auch müssen neue Rollen übernommen werden und vor allem muss, in Abhängigkeit von den konkreten Lebensumständen, ein neues Verhältnis zu sich selbst gefunden werden.[28] Andriessen nennt fünf charakteristische Züge des mittleren Lebensalters, nämlich das Älterwerden, die Neuorientierung auf verschiedenen Gebieten (Relearning), die innere Konsolidierung und Erfahrung im Zusammenhang mit der Lebenserfüllung, der Übergang von der Persona zum Personsein. Die Expansion in der Lebensmitte kann nicht ständig in einem mehr äusserlichen Ausbau des Lebens gesucht werden. Eine wirkliche Weiterentwicklung kann nur noch in einer Entwicklung der Person selbst gefunden werden. Der Schwerpunkt liegt nun verstärkt auf dem inneren Entwicklungsgang. —

Gerade eine Lebenskrise kann vermehrt zu einer Auseinandersetzung mit sich selbst und zu einer Weiterentwicklung der Persönlichkeit führen. Jung (1931) nennt diese Weiterentwicklung Individuation, einen Prozess der Selbstwerdung und Selbstverwirklichung.[29] Mit ihm übereinstimmend, versteht v. Hollander die Wendephase als "den letzten Appell zur Persönlichkeitswerdung" (v. Hollander, 1938, S. 114). Nach Vetter (1955) stehen die Reifung, "pneumatische Erneuerung", personale Werte also, auf dem Spiel.[30] Er stellt ein zunehmendes Interesse an Lebensanschauung und Religion fest. Durch dieses Interesse an Lebensfragen und am Sinn des Lebens kommt es zu der Vertiefung, die eine Weiterreifung der Person möglich macht.

Die Möglichkeiten der Weiterentwicklung und Selbstverwirklichung in der Lebensmitte und im Leben überhaupt werden uns in den folgenden Kapiteln eingehender beschäftigen.

Wie wir ausgeführt haben, ist jede Lebenskrise von der anderen wesensmässig verschieden und tritt von Mensch zu Mensch in anderer Form und Ausprägung auf. Sie ist eng mit dem subjektiven Erleben des betreffenden Menschen verbunden.

Pongratz reduziert die Komplexität der Krisen des mittleren Erwachsenenalters auf die Konflikte der "Torschlusskrise", die Konflikte der "Leitwertkrise" und die Konflikte der "Bilanzkrise".[31] Solche innere Auseinandersetzungen führen nach Pongratz zur "Gewinnung der neue Stufe, die jetzt besonders schwierig ist, weil vorher Abschied und Entsagung zu leisten sind" (Pongratz, 1961, S. 132). Seiner Ansicht nach tragen die Konflikte der Lebenswende das "Stigma der Frustration". Als Grundformen der Konfliktlösung werden "Verdeckung", "Verzicht" (als Resignation oder Entsagung) oder "Aneignung" (Ergreifen neuer Möglichkeiten) gesehen.[32] Wenn es gelingt, den Zeitpunkt der Lebensmitte zu erkennen und zu nutzen als Phase der Veränderung, der kritischen Sichtung und Neuorientierung, dann wird dieser Lebensabschnitt nicht nur zu einer schmerzlichen Erfahrung. Er ist dann nicht der Beginn des Abstiegs; er wird vielmehr zu einer befruchtenden Herausforderung, das Leben reifer, sinnvoller und erfüllter werden zu lassen.

Höheres Erwachsenenalter (Ich-Integrität gegen Verzweiflung)

Auch in der Altersphase (60-80 Jahre) treten Veränderungen und Probleme auf.

Erikson beschreibt diese Zeit des "Reifens" als eine Periode, in der man entweder Integrität entwickelt oder der Verbitterung und Verzweiflung ausgeliefert ist. Unter Ich-Integrität versteht er die wachsende Sicherheit des Ichs hinsichtlich seiner natürlichen Neigung zu Ordnung und Sinnerfülltheit. Obwohl der integere Mensch sich der Relativität all der vielen verschiedenen Lebensformen bewusst ist, die dem menschlichen Streben einen Sinn verleihen, ist er bereit, die Würde seiner eigenen Lebensform gegen alle physischen und wirtschaftlichen Bedrohungen zu verteidigen.

Erikson sieht in der Integrität die Frucht aller vorherbeschriebenen sieben Stadien. Dieser seelische Zustand, die Integrität, bedeutet die Annahme eines einen und einzigen Lebenszyklus und der Menschen, die in ihm notwendig da sein mussten und durch keine anderen ersetzt werden können.

"Um reif zu werden, muss jeder einzelne Mensch in ausreichendem Mass sämtliche der erwähnten Ich-Eigenschaften entwickelt haben ..." (Erikson, 1976, S. 263). Ich-Integrität bedeutet auch eine emotionale Integration, die es dem Individuum gestattet, sich einer Sache als Anhänger anzuschliessen, aber auch die Verantwortung der Führung auf sich zu nehmen; beides muss gelernt und geübt werden.[1] Mangel oder Verlust dieser gewachsenen Ich-Integrität ist durch Todesfurcht gekennzeichnet: der einzige, einmalige Lebensablauf wird nicht als die ultima ratio des Lebens anerkannt. Verzweiflung entspricht einem Gefühl, dass die Zeit zu kurz ist, zu kurz für den Versuch, ein anderes Leben zu beginnen und andere Wege der Integrität zu suchen. Wo die Entwicklung echt stagniert, wählt Erikson die Begriffe Verzweiflung und Widerwillen, um das Grundgefühl der Person zu bezeichnen.[2]

Es ist nicht einfach, diesen Lebensabschnitt, der gewöhnlich das "Alter" genannt wird, zu beschreiben und generalisierende Aussagen über den Alternsprozess bzw. über die Entwicklung im höheren

Erwachsenenalter zu machen. Hier sind so viele höchst individuelle, persönlichkeitsspezifische Komponenten zu berücksichtigen; eine Vielzahl ureigenster Erfahrungen während des bisherigen Lebenslaufes bestimmen das Verhalten und Erleben in dieser Lebensphase. Darüber hinaus spielt die gegenwärtige Lebenssituation im Geflecht ihrer situativen und sozialen Bezüge eine entscheidende Rolle. Weniger die objektiven Gegebenheiten einer Situation bestimmen das Verhalten und Erleben, sondern vielmehr die Art und Weise, wie das Individuum diese aufnimmt, wie es bestimmte Sachlagen gewahr wird und erlebt, wirken verhaltensmodifizierend.

Neugarten meint, dass das effektive Alter eines Menschen immer weniger darüber aussagt, wie ein Mensch tatsächlich lebt und wie er wirklich ist. Man kann aus seinem Alter nicht schliessen, ob er verheiratet ist, in welchen Verhältnissen er lebt oder wie es um seine Gesundheit bestellt ist.

Das Alter allein hat keinen Aussagewert mehr. Immer häufiger sind betagte Menschen heute materiell unabhängig, vital, reiselustig und bildungshungrig.

"Alter ist nicht mehr, was es einmal war. Die Lebenserwartung ist gestiegen, die Zahl der 'jungen Alten' nimmt zu" (Neugarten, zit. in Psychologie Heute 12, 1980, S. 54). Trotzdem muss heute von einer gesellschaftlichen Diskriminierung des alten Menschen gesprochen werden. Gerade die Altersphase hat in der heutigen Kultur das Bild einer schwierigen Zeit erhalten, der viele Menschen mit Unsicherheit, Sorge und gemischten Gefühlen entgegensehen. Durch die erhöhte Lebenserwartung, welche für Männer durchschnittlich bei 68, für Frauen bei 75 Jahren liegt, macht sich der physiologische Abbauprozess und die damit verbundenen Probleme stärker bemerkbar.

Innerhalb der biologischen, medizinischen und psychologischen Gerontologie wird jedoch immer mehr hervorgehoben, "dass biologische Zeit und kalendarische Zeit nicht zusammenfallen (Schubert, 1957). Infolgedessen gilt Altern in biologischer Sicht — sogar unter dem Aspekt der Zellularpathologie — als ein mehrdimensional zu verstehender Prozess, dessen Regulation in relativ geringem Masse durch die kalendarische Zeit bestimmt wird. Demgegenüber herrscht in der Psychologie noch immer der Eindruck vor, geistige Entwick-

lung sei als direkte Funktion des kalendarischen Alterns zu werten"
(Thomae, 1969, S. 266). Die Alternsprozesse verlaufen bei jedem
Menschen anders, und mancher wird bereits seneszent und gelegent-
lich auch schon senil sein, wenn er eben das 65. Lebensjahr erreicht
hat, während andere noch mit 90 relativ unabhängig sind.[3]

Thomae betont immer wieder die Einheitlichkeit der Lebenslaufstrukturen, wie sie sich aus sozialen, kulturellen, biologischen und
personalen Gegebenheiten herausbilden. Das Alter wird damit zu der
Erfüllung eines Geschicks, das sich unmerklich in einem oft langen
Leben vorbereitet, mag die seelische Situation im Alter selbst auch
durch jeweils gegenwärtige Umstände geprägt, eingeleitet, beengt
oder getragen sein.[4] Die Lebensmodelle, die jetzt zum Vorschein
kommen, sind das Ergebnis langer Entwicklungen auf verschiedenen
Gebieten und drücken deutlich aus, was die Person gerade als Individuum in ihrem Lebenslauf geworden ist.[5]

Im Alter beginnen sich heute deutlich zwei Phasen abzuzeichnen,
durch die längere durchschnittliche Lebensdauer und die Pensions-
grenze bei 65 Jahren begründet. Beide Tatsachen führen dazu, dass
heute vielfach zwischen der Periode nach der Pensionierung und dem
echten oder hohen Alter unterschieden wird; bisweilen werden sogar
drei Phasen unterschieden.[6]

Alter ist letztlich ein relativer Begriff: "Das erlebte Lebensalter
ist eine Gesamtqualität des 'Lebensgefühls', dessen Entwicklung
allerdings an bestimmte Lebenszeiten geknüpft ist, das sich aber
dann unabhängig von der kalendarischen Zahl der Jahre für eine bestimmte Zeit konstant erhält" (Kafka, 1949, S. 178/9). In allen
Lebensperioden können Ereignisse eintreten, die die Erfahrung
des Älterwerdens hervorrufen. Gruhle meint: "... man weiss aber
auch, dass dieser Zeitpunkt des beginnenden Alterns eigentlich kein
Punkt ist, sondern dass die eine Funktion früher, die andere später
anfängt, Not zu leiden" (Gruhle, 1968, S. 128). In den frühen Lebensabschnitten, der Kindheit und der Zeit der Reifung, sind die
individuellen Unterschiede weniger erheblich als dies für die späteren
Lebensperioden zutrifft. Hinzu kommt, dass die körperlichen Veränderungen in der ersten Lebensperiode meist deutlicher in Erscheinung treten als in den späteren Jahren. Nicht jede Veränderung ist
als Altern anzusprechen, nicht jedes Erlebnis derselben als Älter-

werden. Auch das Kind schon fühlt sich heranwachsen, d.h. älter werden, ohne deshalb zu altern in dem hier von uns gedachten Sinne.[7] Das Gefühl des Alterns kann sich auf ganz bestimmte Lebensinhalte beziehen, in vielen Fällen wird das Erlebnis des Alterns durch eine ernstere Erkrankung ausgelöst. Muss ein Mensch auf für ihn wichtige Werte verzichten, kann sich das Gefühl einstellen, dass man vom Leben nichts mehr zu erwarten hat; man fühlt sich alt, d.h. ohne eine Zukunft, in der eine innere Dynamik entstehen kann.[8]

Nach einer Untersuchung über subjektive Alternssymptome von Lehr und Puschner (1968) lässt sich feststellen, dass die subjektive Alternssymptomatik weniger vom effektiven Alter oder von körperlichen Veränderungen abhängig ist. Sie zeigt sich vielmehr als Reaktion auf bestimmte Erlebnisse bzw. Konfrontation mit bestimmten Lebenssituationen, bei denen dem sozialen Bezugsfeld besondere Bedeutung zukommt.[9]

Oft tritt ein Gefühl der Zeitbeschleunigung im Alter auf, verbunden mit einer Torschlusspanik. Die Realitätsflucht in die Vergangenheit verhindert dann eine Auseinandersetzung mit der Gegenwartssituation. Für das Zeiterlebnis, meint Stern, spielt der Persönlichkeitstypus des betreffenden Menschen eine entscheidende Rolle.[10]

Die Gegenwart ist ein Durchgangspunkt: hinter ihr liegt die Vergangenheit, vor ihr die Zukunft; die Vergangenheit als die abgelaufene, gelebte Zeit, die Zukunft als die kommende, erwartete Zeit. Beide, Vergangenheit sowohl wie Zukunft wirken in die Gegenwart, in das aktuelle Leben hinein; die Vergangenheit als die Erinnerung, als Erlebtes und Erfahrenes, die Zukunft als Hoffnungen, Erwartungen, Befürchtungen, Aussichten. Das zeitliche Verhältnis der Vergangenheit zur Zukunft verschiebt sich im Laufe des Lebens; je weiter das Leben fortschreitet, umso mehr schrumpft die Zukunft zusammen, einen umso grösseren Raum nimmt dann die Vergangenheit ein.

Es muss kein Parallelismus, so Stern, zwischen körperlichem und seelischem Altern bestehen, d.h. dass mit beginnendem körperlichem Altern auch das seelische Altern beginnen müsse und in gleichem

Rhythmus fortschreite.[11] Die verschiedenen Kurven können sich, wie Rothacker (1939) bemerkt, schneiden. Er prägte das Bild einer geistigen Reifungskurve, die sich mit der biologischen Alterskurve schneidet und meint damit die Kompensation des Nachlassens körperlicher Organe durch den Ausbau der Personschicht.[12]

Meist beeinflussen jedoch körperliche Störungen den Menschen auch seelisch; der Mensch wird ein anderer durch sie. Wie das körperliche Altern zeigt auch das psychische Altern gewisse Disharmonien; die einen Funktionen altern, während die anderen noch auf der Höhe sind oder gar sich noch entfalten.

Veränderungen im Gefühlsleben werden immer wieder behauptet. Während man allgemein von einer Abnahme der Gefühlsintensität überzeugt ist, Moers (1953) spricht von einem "merklichen Abnehmen der Fühlfähigkeit", betont v. Bracken (1939, 1952) unter Hinweis auf St. Hall (1922), Allport (1950) u.a. die Umstrukturierung des Gefühlslebens. "Der ältere Mensch ist nicht gleichgültig – er fühlt nur anders! Die Stürme der Pubertät und Adoleszenz fehlen; es mag sogar sein, dass die Gefühlsregungen des blossen Daseins und des einfachen Selbstseins schwächer werden; dafür bieten die höheren Gefühle ungeahnte Entwicklungsmöglichkeiten. Immer neue Erlebnisqualitäten sind in Musik und bildender Kunst, in Dichtung und Geschichte zu erschliessen" (v. Bracken, 1952, S. 311). Gruhle (1938) sieht das "seelische Altern" durch "zunehmende Abgeklärtheit und Weisheit" gekennzeichnet.

Man könnte die Aufzählungen bezüglich festgestellter – bzw. behaupteter – Veränderungen des Seelischen im höheren Erwachsenenalter beliebig fortsetzen; sie beruhen jedoch, so Lehr (1977), nicht auf fundierter empirischer Forschung, so dass diesen Aussagen gegenüber eine gewisse Zurückhaltung geboten scheint. Wir möchten hier nocheinmal betonen, dass Altern auch als Entwicklungs- und Lernprozess, nicht einfach als Abbauprozess begriffen werden muss. Gerade der Aufbau neuer psychologischer Inhalte ist einer der notwendigen Aspekte des Alterns in der Persönlichkeit, besonders dann, wenn die früheren Lebensinhalte unrealistisch und für den Übergang zu einem differenzierteren Erwachsenenleben nicht zu verwenden waren.[13] Älterwerden erfordert eine Adaption im intellektuellen, sozialen und emotional-affektiven Bereich. Art und Grad der Anpassung in diesen Dimensionen werden durch biologische, soziale und persönlichkeitsspezifische Gegebenheiten bestimmt und erfahren zudem durch zeitbedingte, biographische und situative Aspekte ihr besonderes Gepräge.[14]

Durch das Ausscheiden aus dem Berufsleben infolge der normalen Pensionierung wird der Mensch endgültig mit seinem Älterwerden konfrontiert. Äusserlich gesehen bringt die Pensionierung eine Reihe von entscheidenden Umstellungen und oft auch Einschränkungen mit sich, so Verlust der sozialen Position und der damit verbundenen äusseren Sicherheit, meist erhebliche Beeinträchtigungen des finanziellen Einkommens, Störungen des bisher gut eingespielten Lebensrhythmus, das Problem der fehlenden Zeitausfüllung, allmählicher Abbruch der Kontakte zum und am Arbeitsplatz und Verlust von Kollegen.[15]

Viele fühlen sich durch die definitive Beendigung der beruflichen Tätigkeit ihres wichtigsten Lebensinhalts beraubt. Sie haben keinen direkten Anlass mehr, aus dem Haus zu gehen und ihre früher aktive Lebenshaltung droht in Passivität umzuschlagen. Nicht zuletzt kann es schwer werden, den Dialog mit dem Lebenspartner, der früher vielleicht durch die berufliche Tätigkeit auf ein Minimum eingeschränkt war, nun wieder aufzunehmen.

Die Pensionierung wirkt sich somit auch auf die Ehesituation aus; die Ehefrau kann sich durch ihren nun zu Hause bleibenden Mann eingeschränkt fühlen und wird so in die ganze Problematik einbezogen. "Das Paar rückt wieder enger zusammen. Das Gleichgewicht verschiebt sich jetzt häufig zugunsten der Frau. Die Partner hängen wieder mehr aneinander, sie blicken auf ein langes gemeinsames Leben zurück, sitzen im gleichen Boot, haben einen gemeinsamen Feind in Krankheit, Tod und bedrohlicher Umwelt" (Willi, 1976, S. 45).

Viele Menschen sind vom Gefühl belastet, nach der Pensionierung nicht mehr ein nützliches "Mitglied der Gesellschaft" — d.h. nicht mehr so gefragt und effektiv zu sein. Die oft sehr intensive Beschäftigung mit dem Beruf bis in die Freizeit hinein erfüllt in vielen Fällen eine Nebenfunktion: man verschiebt und verleugnet so andere persönliche Probleme und Spannungen, wie z.B. mit dem Partner oder den Kindern. Diese Möglichkeit fällt mit der Pensionierung von heute auf morgen fort und das bedeutet eine weitere Erschwerung, sich auf die neue Situation einzustellen. Hinzu kommen die üblichen Altersbeschwerden; sie können die Gedankenwelt total in Anspruch nehmen und werden oft von langanhaltenden seelischen Störungen begleitet.

Das Ausscheiden aus dem Berufsleben bringt also eine mehr oder minder tiefgreifende Veränderung der Lebenssituation – einen "Rollenwechsel" – mit sich und erfordert somit vom Einzelnen ein hohes Mass an Anpassung an die neue Situation. Der betreffende Mensch muss sich selbst einen Kreis von Aktivitäten bestimmter Struktur schaffen, die ihm als sinnvoller Ersatz für seinen Beruf dienen können. Man konnte nachweisen, dass vom Gelingen dieses Anpassungsprozesses die allgemeine Zufriedenheit und Ausgeglichenheit im höheren Lebensalter weitgehend bestimmt wird.[16]

Die meisten Arbeiten zum Pensionierungsproblem stimmen darin überein, dass das Ausscheiden aus dem Berufsleben nicht nur einen Prozess der Umorientierung auslöst, sondern generell eine schwere Krisensituation heraufbeschwört, einen "existenzbedrohenden Schock" (Lipman), wie es auch in den bekannten Bezeichnungen "Pensionierungsbankrott" (Stauder), oder gar "Pensionierungstod" (Jores) deutlich wird. Bezeichnungen, die manches Unheil anrichten, indem sie eine negative Erwartungshaltung schaffen.

Tartler (1961) spricht etwas sachlicher von dem "Rollen- und Funktionsverlust" des Mannes, der jedoch in seiner Sicht (im Gegensatz zur Sichtweise bestimmter Vertreter der Disengagement-Theorie) eindeutig negativ akzentuiert erscheint. Vorschläge zur Erleichterung der Pensionierung gehen vor allem davon aus, dass der ältere Mensch sich stufenweise daran gewöhnen sollte, mit seiner beruflichen Arbeit aufzuhören. Dadurch kann dem zukünftigen Pensionär bewusst werden, dass das Alter nicht nur ein Warten auf den Tod ist, sondern eine vielleicht recht lange Zeit mit reichen Inhalten und neuen Erfahrungen.[17]

Die Antizipation des Ruhestandes vor dem Entritt in denselben ist entscheidend für den späteren Anpassungsprozess.[18] Eine bessere Vorstellung und eine positive Vor- und Einstellung zum Ruhestand scheinen die wichtigsten Faktoren im Anpassungsproblem darzustellen. Eine positive Erwartung der Pensionierung und des Älterwerdens begünstigt die Anpassung an diese Lebenssituation.

Alle hier erwähnten Veränderungen können zu einer eigentlichen Lebenskrise führen. Guardini (1957) spricht von der "Krise der Loslösung" durch Pensionierung, Verlust von Eltern, Freunden und durch das Herannahen des Todes.

Die meisten Menschen durchlaufen eine Zeit der Irritation, der Unsicherheit, der Hoffnungslosigkeit, begleitet von depressiven Verstimmungen.

Der Verlauf der späten Lebenskrise hängt weitgehend davon ab, wieweit auf früheren Lebensstufen, spätestens aber am Ende der mittleren Jahre, eine innere Vorbereitung erfolgt ist, die über Jahre hin systematisch fortgesetzt wurde. "Neben den Gefahren der Überaktivität als Flucht vor kritischer Rückschau sind vor allem Resignation und Depression zu nennen" (Brocher, 1978, S. 173). Die Tragik dieser Lebensstufe lässt sich nicht verkennen, wenn mehr und mehr die Entwicklungsversäumnisse früherer Lebensstufen sichtbar werden, die Bewältigung jedoch aus Angst vor dem Verlust eines idealisierten Selbstbildes weiter hinausgeschoben wird.[19] Bei zu grosser narzisstischer Kränkung wird das Älterwerden nur unter dem Aspekt der eingeschränkten oder beendeten Lebensmöglichkeiten gesehen, und damit wird versucht, die intrapsychischen Probleme zu verdrängen, zu leugnen oder überzukompensieren. Teilweise ist der irreale Versuch zu beobachten, unter Einsatz aller Möglichkeiten, "wie ein Spieler, der alles auf die letzte Karte setzt", nun doch noch das gewünschte, lange phantasierte Ziel des Ich-Ideals zu erreichen.

Gerade in Fällen der Depression verbirgt sich hinter dem Versagen eine existentielle Krise, die missglückte Auseinandersetzung mit dem Tode und dem kurz gewordenen Rest des Lebens. Das angestrebte und in der Jugend erhoffte Lebensziel konnte nicht verwirklicht werden. Die erhoffte Zukunft war plötzlich unerfüllte Gegenwart, eine Gegenwart, in der zunehmend die Wahrscheinlichkeit des Eintritts des Todes zur aktuellen Grösse geworden ist. Nicht selten wird die Krise der Pensionierung unzulänglich bewältigt, was zu einem Bruch in der weiteren Persönlichkeitsreifung führt und echte Weiterentwicklung verhindert. Auch im Alter darf es keinen Stillstand geben, denn das Warten oder das Verzichten auf die Nutzung der eigenen Anlagen und Möglichkeiten führt nur zu bald zu Stagnation und Regression.[20]

Schwierigkeiten psychischer Art, die in den bisherigen Phasen vernachlässigt wurden, beginnen zu wirklichen Problemen zu werden und reaktivieren nicht selten zahlreiche ungelöste Konflikte aus der Adoleszenz, der Pubertät und sogar aus der Krisenperiode mit sechs Jahren und früher.[21] Besonders das Problem der Fixation an eine frühere Lebensphase, die eigentlich überwunden sein sollte, oder der Regression auf sie, nachdem sie bereits überwunden war, ist von der psychoanalytischen Forschung vielfach untersucht und in Zusammenhang mit der Neurose gebracht worden. Der Mensch muss sich an die neuen inneren und äusseren Gegebenheiten in jeder Lebensphase anpassen, sonst werden leicht Störungen in seinem Verhalten die Folge sein.[22] Viele Menschen retten Verhaltensweisen, die auf einer Lebensstufe durchaus ihre Berechtigung hatten, in die kommende mit hinüber und wollen sie nicht aufgeben.[23] Oft sträubt sich der alternde Mensch gegen das Abstreifen jener Züge, die der vorhergehenden Epoche eigen sind; er will nicht altern.

Zur Aufrechterhaltung der Stabilität und Selbständigkeit muss der ältere Mensch verstärkt Verhaltensweisen einsetzen, die als Abwehrmechanismen bereits in den früheren Lebensjahren benutzt wurden. In zunehmendem Masse sind dabei regressive Erscheinungen zu beobachten, die infolge des Ausweichens auf eine niedrigere psychosexuelle Entwicklungsstufe eine gewisse Stabilität und Sicherheit gewährleisten. Viele Regressionserscheinungen sind durch psychologische Abbauprozesse bedingt.[24]

Ohlmeier (1973) meint, dass das hohe Lebensalter auf Grund typischer Verhaltensweisen der Älteren, die oft "kindlich" anmuten, gern als "2. Kindheit" bezeichnet wird. So beschäftigt sich der ältere Mensch in seinen Gesprächen und in seinem Tun oft mit der Verdauung, mit Diät und allgemeinen Essensproblemen, zeigt vermehrt Sammelzwänge und affektive Regungen sind oft überströmender und weniger gesteuert, ähnlich bei Kindern. Auf Grund seiner zunehmend schwächeren Situation und der damit verbundenen Regression erwartet der alte Mensch oft immer mehr Schutz, Verwöhnung, Umsorgung von seinen Angehörigen und der weiteren Umwelt. So wünscht er sich in der "Rolle des Kindes" wieder starke Elternfiguren, die ihn wie in seiner ersten Kindheit entsprechend liebevoll schützend und umsorgend behandeln.

Die vorangegangenen Abschnitte haben sich mit den Bedrohungen und Verlusten des alternden Menschen, seinen zur Abwehr eingesetzten Verhaltensweisen und den Regressionsphänomenen beschäftigt. So sehr der psychodynamische Prozess auch davon bestimmt wird, darf auf keinen Fall vergessen werden, dass sich der Alternsprozess oft über 20 bis 25 Jahre hin erstreckt. So gibt es lange "zeitlose" Epochen einer ausreichenden Stabilität ohne Verluste, Bedrohungen und Krankheiten, die eine insgesamt befriedigende Lebenssituation erlauben. Dies gilt besonders für die Jahre nach der Pensionierung, nachdem die anfängliche Beunruhigung abgeklungen ist. Ähnlich wie es jenseits der mittleren Lebenskrise zu einer langen Strecke ruhiger Stabilität und erfüllter Zufriedenheit ohne alle Selbsttäuschungen kommt, entwickelt sich nach Überwindung der späten Lebenskrise ein Lebensabschnitt, den man vielleicht "als Lebensstufe der Vollendung" ansehen kann (Brocher, 1978, S. 182). Auch in einer eingeschränkten Lebenssituation bei stabilen Umweltverhältnissen können weitere erfreuliche Lebensjahre folgen.

Remplein äussert sich hierzu: "Die grosse Aufgabe, die der Selbsterziehung im Greisenalter gestellt ist, heisst: weise werden. Weisheit ist nicht identisch mit Intelligenz oder Wissen und deshalb auch nicht an Herkunft und Bildung gebunden. Weisheit ist ein Stehen über dem Leben, weil man die vergänglichen Hüllen durchschaut und um das Ewige, zeitlos Gültige weiss. Der weise Mensch strahlt Ruhe und Güte aus, weil er nichts mehr für sich will. Er sieht dem Ende gelassen entgegen, weil er es als Vollendung zu sehen vermag ... Weisheit ist als ideales Ziel des Strebens, allen gesetzt und wird doch von wenigen nur erreicht" (Remplein, 1971, S. 669).

Je mehr nun der Mensch in der 2. Lebenshälfte vorrückt, desto weniger kann er die Tatsache der eigenen Alterung und des eigenen Sterbenmüssens verleugnen. Wunderli meint zur Todesproblematik:

"Man darf behaupten, dass die Todesgewissheit dem Menschen eine tiefe narzisstische Wunde zufügt. Der Mensch hat seit jeher nach Kompensationsmöglichkeiten jener narzisstischen Wunde gesucht und diese auch im Unsterblichkeitsglauben der Religionen gefunden. Der Mensch muss lernen, die eigene Vergänglichkeit zu akzeptieren und die Kränkung zu verarbeiten. Das Akzeptieren der eigenen Endlichkeit und der damit verbundenen Ängste ist eine der gewaltigsten Wandlungsaufgaben des Menschen. Diese Wandlung, die vielleicht erst im Sterben vollends erfolgt, schliesst gerade nicht aus, dass auch der physische Tod ein unvorstellbarer Wandlungsvorgang − ein letztes und endgültiges Sterben und Werden − sein könnte" (Wunderli, 1980, S. 152). Und Lidz meint: "Der Tod gehört zum Lebenszyklus, ist der unausweichliche Abschluss des Lebens, das Ende der Lebensgeschichte; und weil der Mensch von früher Kindheit an sich seiner Sterblichkeit bewusst ist, hat der Tod einen tiefgreifenden Einfluss auf das menschliche Leben und die Persönlichkeitsentwicklung" (Lidz, 1970, S. 682). Es besteht ein enger Zusammenhang zwischen dem Lebensweg und dem Lebensende. Am Ende wird deutlich sichtbar, wozu der Lebensweg geführt hat und wie die Person die Geschehnisse, die unterwegs eingetreten sind, zu einer eignen Lebensform verarbeitet hat. "Erst vom Endpunkt her kann man sich ein richtiges Bild von der Entwicklung machen" (Andriessen, 1972, S. 208).

Das Bewusstsein der Sterblichkeit hat auch einen gestaltenden Einfluss auf das Leben selbst, indem es das Verlangen weckt, das Leben und die gesetzten Ziele zu erfüllen. Es hat nicht nur Einfluss auf den Ablauf des Lebens, sondern es lässt die Ereignisse des Lebens in ihrer Bedeutung schärfer hervortreten und intensiviert die Wahrnehmungen des Vergänglichen und Schönen, das bewahrt werden will.[25] Heidegger meint: "Nur wer den Tod bejaht, wird frei zum Leben" (Heidegger, zit. in Leuenberger, 1971, S. 71).[26]

Erst in der ergriffenen "Freiheit zum Tode" tauche die "Möglichkeit eines eigentlichen Ganzseinkönnens des Daseins auf ...".[27]

Die psychologischen Aspekte und Inhalte des Sterbens haben oft eine überraschende Ähnlichkeit mit den natürlichen Angstquellen, denen das Kind ausgesetzt ist. Hier kann man sehen, wie sich der Kreis schliesst und die Themen menschlichen Lebens in ständigen

Variationen wiederkehren: Grundthemen, die im Erleben der Kindheit so unverhüllt Ausdruck fanden — Hilflosigkeit, Trennung, Frustration, Tod und Schuldgefühle — sind ein unabwendbares existentielles Faktum dafür, dass das Leben ohne Garantie ist. Jede tiefe Krise bietet einen Vorgeschmack und eine Erinnerung an das eigene Sterben. So meint denn Cullberg: "Wer in seinem bisherigen Leben Krisen durchlebt und verarbeitet hat, steht dem Tod weniger fremd gegenüber als derjenige, der ein beschütztes Leben geführt hat" (Cullberg, 1980, S. 86). Er nennt als psychologischen Inhalt des Sterbens den Verlust des Körpers, Verlust der Selbstkontrolle, der Identität, Verlust von Mitmenschen, des Lebensinhaltes, Schuld- und Schamgefühle. Man kann diese psychologischen Aspekte des Sterbens als Ausdruck einer Lebenskrise betrachten; Cullberg rechnet das Sterben deshalb sogar zu den Entwicklungskrisen, weil es eine Erfahrung darstellt, die alle durchmachen müssen. Ob der Mensch trotz des "schmerzvollen Sterbens" den Tod als integralen Bestandteil des Lebens und von sich selber annehmen kann, hängt weitgehend von den bisher geglückten Problemlösungen, von den affektiven Beziehungen zu anderen Personen und von seinem eigenen Bemühen um Kreativität und Produktivität ab. Im Begegnen des Todes macht der Mensch verschiedene Schritte seiner Anpassung und der Wahrnehmung desselben durch.

Kübler-Ross (1973) sieht diesen Annäherungsprozess an den Tod in fünf Phasen ablaufen:
a) Nichtwahrhabenwollen und Isolierung (die Tatsache des bevorstehenden Todes wird bestritten, ungünstige Informationen werden abgelehnt), b) Zorn (Hadern mit dem eigenen Schicksal, aggressives Verhalten gegenüber Jungen und Gesunden), c) Verhandeln (Versuch, durch Wohlverhalten einen Aufschub der Krankheit zu bewirken), d) Depression (gedrückte Stimmungslage, Hoffnungslosigkeit), e) Zustimmung (Einwilligung in das bevorstehende Schicksal ohne nennenswerte Beteiligung von Emotionen oder Affekten).[28]

Die Todespsychologie ist gerade in letzter Zeit vermehrt in den Brennpunkt des Interesses gerückt[29] und hat jenes Erleben und Verhalten des Menschen zum Gegenstand, das durch das Wissen um und die Begegnung mit Tod und Sterben ausgelöst wird. Sie beschäftigt sich, z.B. anhand empirischer Untersuchungen, mit dem Todeskonzept eines Menschen, dem Bedeutungsgehalt des Todesbegriffs, der Angst vor Tod und Sterben, dem Zusammenhang zwischen Religiosität und Angst vor dem Tod.[30] "Allgemein ist festzuhalten, dass sich die Todespsychologie in einem Anfangsstadium befindet, in dem blosse Informationssammlung gegenüber einer Einbettung von Einzelbefunden in theoretische Bezugsrahmen vorherrscht" (Asanger & Wenninger, 1980, S. 523).

Pongratz (1961) nennt drei Gruppen von typischen Konflikten der Altersphase, deren Beginn schon mit dem Ende des 6. Lebensjahrzehntes gesetzt wird.

Das "Konfliktfeld", in das der alte Mensch gestellt ist, wird von drei gegenzügigen Kräftepaaren konstituiert: 1. dem Gegensatz Alt-Jung, 2. dem Gegensatz Alt-Neu und 3. dem Gegensatz Leben-Tod.[31]

Diese Konflikte sind Vitationskonflikte und Frustrationskonflikte ("Generalfrustrierung"); Ansprüchen wird die Erfüllung versagt, Bedürfnissen der Zielwert entzogen, die einen Werte stossen auf die überlegene Widrigkeit von anderen Werten.[32]

Am Ende seines Lebens, angesichts der Endgültigkeit und des nahenden Todes hält der Mensch oft noch einmal Rückschau auf sein gelebtes Leben und zieht Bilanz.

Moers (1953) geht in ihren Ausführungen über den Lebenslauf auch der Frage des Lebensrückblicks nach. Sie meint, dass die Wandelbarkeit der Erinnerungsbilder — letzthin natürlich auch die Veränderungen der Weltanschauung und damit auch die des Massstabes für die Beurteilung vergangener Erlebnisse in Hinsicht auf ihre Bedeutung — ausserordentlich wichtig sei für die rückblickende Beurteilung der verschiedenen Lebensphasen.[33] Alle Rückblicke auf Erlebnisse vergangener Lebensalter sind perspektivisch verschoben, sie enthalten daher "Wahrheit und Dichtung". Der Mensch kommt bei der Betrachtung seines verflossenen Lebens immer wieder zu einer letzten Frage: ob er das Ziel, das er sich selbst gesteckt hat, erreichen konnte. In dieser Frage liegt trotz aller Schwierigkeiten doch ein Schlüssel zu einem tieferen Selbstverstehen. Wenn auch Gedächtnisschwächen und andere Einflüsse das Bild der einzelnen Vorgänge verdunkeln können, so kann doch ein Selbstverstehen in einem etwas anderen

Sinn gelingen; die wesentliche Bedeutung des eigenen Lebens und die Antwort auf die Frage, ob es ein richtig gelebtes Leben war, kann dem Menschen, so Moers, doch offenbar werden.

Hier berühren wir ein Problem, das im Rahmen einer Lebenslaufpsychologie eine ganz besondere Bedeutung besitzt: das Problem des Gelingens oder des Misslingens des Lebens. Man hat hier zwei Faktoren zu unterscheiden: das subjektive Gelingen, das Gefühl des Glücks und der Zufriedenheit mit seinem Leben, mit dem Erreichten und das objektive Gelingen, d.h. das tatsächlich Erreichte.

Thomae richtet sein Augenmerk auf die missglückten Ansätze: "... in geduldiger und unablässiger Beobachtung des Werdens und Vergehens von individuellem Dasein 'wird' die ganze Fülle von Hoffnungen, inneren Ausgriffen, Planungen, Beunruhigungen und Entschlüssen ... als eine der unbegreiflichen Verschwendungen der Natur offenbar" (Thomae, 1968, S. 186). Aus der Möglichkeit des Scheiterns heraus sieht Thomae einen Grundzug des Entwicklungsganges, ja der Wesensverfassung des Menschen im Improvisieren und Probieren.

Koch (1972) hingegen spricht die Befürchtung aus, die Lebenslaufpsychologie gehe zu leicht davon aus, dass das Leben in jeder Phase erfolgreich sein müsse. Was der Person nicht gelungen sei, drohe einfach als "error" unter den Tisch zu fallen.[34] Er schlägt vor, das "Nichtgeglückte" als ein dem Lebenslauf inhärentes Faktum in unser Denken aufzunehmen. Die Themen der Hoffnung, der Verzweiflung, der Angst und des Vertrauens, des Engagements, der Verantwortung werden nicht umsonst in eher existentiellen Annäherungen an das menschliche Leben zur Diskussion gestellt. Mit diesen Dingen ist der Mensch in seiner Lebensbewertung konkret beschäftigt. Das aus diesen Erfahrungen gewachsene Selbstverständnis hat eine integrierende Funktion.

Der Frage, welche Lebensabschnitte besonders negativ getönt erscheinen, d.h. durch besondere Krisenhaftigkeit gekennzeichnet sind und Belastungssituationen mit sich bringen und welche Lebensperioden als besonders glücklich und problemlos bezeichnet werden, wird von verschiedenen Seiten Aufmerksamkeit gewidmet.[35] Unter mehreren empirischen Untersuchungen, so Morgan (1937), Landis (1942), Kuhlen (1948), Bergler (1957) u.a. erscheint uns die Untersuchung von Lehr und Puschner (1963) besonders aufschlussreich. In dieser Untersuchung wurde versucht, die verschiedenen Aspekte der oben genannten Arbeiten zu vereinen. Einmal interessierte, welchen Lebensaltern man im allgemeinen mit einer mehr positiven Einstellung gegenübertritt, d.h. von welchen Altersabschnitten man sich in hohem Masse Glück und Zufriedenheit verspricht, und welche Lebensalter von vornherein mit einer mehr negativen Einstellung belastet zu sein scheinen. Zum anderen aber sollte zu der gleichen Frage aus der Sicht der Vergangenheit, aus der Rückschau auf die eigene Lebensgeschichte, Stellung genommen werden.

500 Personen, je 50 Männer und Frauen der Altersgruppe 21-30, 31-40, 41-50, 51-60, 61-80 wurden im Rahmen einer grösseren Erhebung befragt, welches Lebensalter sie für das glücklichste, welches für das am wenigsten erfreuliche halten. Ausserdem wurden sie gebeten, die "glücklichste" und "am wenigsten erfreuliche" Zeit im eigenen Leben zu schildern.

In Übereinstimmung mit früheren Untersuchungen wurden dabei das 3. und 4. Lebensjahrzehnt allgemein als die "glücklichste" Zeit des Lebens, das 2. und das 6./7. Lebensjahrzehnt als die unerfreulichste bezeichnet.

Dabei ergaben sich zwischen den verschiedenen Berichtsaltersgruppen vor allem im Hinblick auf die ältesten Bezugsaltersgruppen die deutlichsten Unterschiede. Auch in der Erinnerung an das eigene Leben erscheint das 3., in geringem Abstand das 4. Lebensjahrzehnt persönlich als die glücklichste Zeit.[36]

3.1.3. *Dynamik von Konflikt und Krise*

Die werdende Persönlichkeit muss sich im Laufe ihres ganzen Lebens immer wieder mit der Umwelt, mit neuen Erlebnissen, Erfahrungen, Konflikten, Krisen und nicht zuletzt auch mit sich selbst auseinandersetzen. Sie reagiert und ändert sich dauernd, passt sich an, schreitet zurück und entwickelt sich vorwärts.

Uns interessieren hier besonders die inneren Konflikte des Menschen, die gleichsam zu den Schwingungen des Lebenslaufs gehören, ihre Kumulation in Krisensituationen und die damit verbundenen Prozesse.

"Jeder Mensch geht in seinem Leben durch eine Reihe von unvermeidbaren entwicklungsbedingten Krisen, die aus der Notwendigkeit erwachsen, sich jederzeit neuen Aufgaben im Lebenszyklus zu stellen. Aus der Überwindung dieser Krisen gewinnt der Mensch neue Kraft, Eigenständigkeit und Integrität seiner Persönlichkeit. Weicht er aber der Auseinandersetzung aus, dann führt dies zur Stagnation seiner Entwicklung" (Lidz, 1970, S. 119).

Mag die Krisensituation für den Einzelnen auch als momentane Belastung und als Überforderung oder Bedrohung empfunden werden, so stellen überstandene Krisen doch einen Immunitätsprozess ersten Ranges dar. "Bewältigte Krisen prägen die Persönlichkeit, sie machen den Menschen widerstandsfähig und weniger anspruchsvoll, geben ihm eine Vergleichsbasis, schützen ihn vor schweren Verstimmungen bei Fehlkalkulation und bilden die Voraussetzung für Zuversicht, Ruhe und Abgeklärtheit im Alter, kurz, sie geben ihm Reife und Tiefe" (Zwingmann, 1962, S. XIII). Die Krise ist insofern ein paradoxes Geschehen, als sie oft erst als schmerzlich empfunden wird, dann aber, wenn sie überstanden und verarbeitet ist, eine Basis und Erfahrungsquelle für eine sinnvollere und reichere Lebensgestaltung darstellt.

Jeder Mensch verarbeitet seine Entwicklungskrisen auf eine ihm spezifisch eigene Weise. Dennoch zeigen sich gewisse Gemeinsamkeiten in der Art, wie die Menschen ein bestimmtes Entwicklungsproblem lösen, und der einzelne überwindet die zahlreichen Konflikte und Krisen in seinem Leben jeweils immer wieder nach gleichem Muster.[1] Die Aufgaben, die das Erwachsenenleben stellt, sind nicht immer leicht zu lösen. Wie in der Kindheit, bringt jede Stufe nicht nur neue Entwicklungsprobleme mit sich, sondern erfordert die Aufgabe von Verhaltensweisen, die bisher wirksam gewesen sind. Zu Krisen kommt es in jeder Entwicklungs- und Lebensphase dann, wenn vertraute, gewöhnte, eingeübte Verhaltensmodelle plötzlich einer neuen Lebenssituation nicht mehr entsprechen.[2]

"Jeder Übergang ist eine Krise und kennt seine speziellen seelischen Konflikte. Doch der Mensch muss unaufhörlich solche Konflikte lösen, will er im seelischen Sinne am Leben bleiben ..., jede
Wandlungskrise hat ihren negativen und komplementären positiven
Aspekt: Sterben, Töten und Tod einerseits – Neuwerden und Wiedergeburt andererseits" (Wunderli, 1980, S. 109). Wachstumsschmerzen stellen Übergänge von einem verhältnismässig stabilen Zustand zu
einem anderen dar, und diese Veränderungen, auch wenn sie Krisen-
ausmass annehmen, können positive Veränderungen für das weitere
Leben des betreffenden Menschen nachsichziehen.[3]

Die Krise zeigt an, dass sich der betreffende Mensch am Übergang
zur nächsten Phase befindet; auch Schreiber (1977) sieht die Krise
als Übergang, als Zeit der Neubewertung, als Phase der Selbstprüfung
und Neuorientierung.[4]

Krisen und Konflikte gehören also zu den allgemeinmenschlichen
Erfahrungen, durch die man lernt, seine eigenen realen Ressourcen
und Begrenzungen besser zu verstehen und zu handhaben. Sie können jedoch auch in Verbitterung, Regression und Resignation aus-
münden. "Der Begriff 'Entwicklung' ist dann nicht mehr zutreffend,
man müsste eher von Verkümmerung oder Schwund reden" (Cullberg, 1980, S. 93). Der Ausgang einer Krise ist immer offen, es ist
also nicht ausgemacht, ob sie in der Verminderung von Lebenschancen und Entwicklungsmöglichkeiten endet oder gerade zu ihrer Erweiterung auf einer neuen Ebene führt.[5]

Sheehy (1976) kommt durch die Analyse von Lebensläufen zur
Überzeugung, dass Zeiten der Krise, der Zerrissenheit oder der konstruktiven Veränderung, nicht nur vorhersagbar, sondern auch wünschenswert sind; sie bedeuten Entwicklung. Auch wir glauben, dass
viele Lebenskrisen, "Ereignisse zur Unzeit", als solche vorhersehbar
sind und sich die Menschen gerade durch ihre Antizipation besser auf
kommende Krisen einstellen und vorbereiten können. Krise muss
denn nicht eine Katastrophe bedeuten, sondern einen Wendepunkt,
eine entscheidende Periode erhöhter Verletzlichkeit und eines gesteigerten Kräftepotentials. Sheehy sieht die Krise als strategisches
Wechselspiel zwischen stabilen Perioden und kritischen Wendepunkten. Krisen sind nicht nur belastend, sondern im Gegenteil auch
erster Anstoss zu wichtigen Veränderungen und Neuorientierungen.

Sie müssen deshalb nicht nur ernstgenommen, sondern auch als Ausdruck einer echten Herausforderung verstanden werden.[6]

Es ist jedoch, so Oerter (1978), ein Problem, die Entwicklung im Erwachsenenalter nur unter dem "Krisenaspekt" zu sehen, wenn man der Definition von Gutmann folgt: "Lebenskrisen des Erwachsenenalters sind zu definieren als Ereignisse oder Prozesse, die das Individuum nicht gänzlich verstehen und unter Kontrolle haben kann, die jedoch sein ganzes Leben beeinflussen. Diese Krisen haben sowohl eine objektive wie auch eine subjektive Dimension. Das, was der einen Person als Katastrophe erscheint, mag für eine andere Person durchaus als leicht zu bewältigen erscheinen. Während allgemein dahingehend Übereinstimmung besteht, dass Geburt, Verlust des Arbeitsplatzes, Heirat, Wegzug der Kinder, Scheidung, schwere Krankheiten, Umzug und Pensionierung Ereignisse während des Lebenslaufes sind, die besondere Anpassung und Auseinandersetzung verlangen, so ist doch die Schwere der Krise bestimmt durch die Situation, in der sich das Individuum zur Zeit befindet, durch seine Vorbereitung auf dieses Ereignis und dessen mögliche Folgen und die Geschicklichkeit des einzelnen im Problemlösungsverhalten" (Gutmann, 1975, S. 242).

Ob es letztlich überhaupt zu einer Krise kommt, ist also durch biographische und situative Aspekte der Persönlichkeit bestimmt und hängt von der "Konfliktsensitivität" des betreffenden Menschen ab.[7] "Nicht immer wird der Konflikt in gleicher Weise und in gleicher Stärke erlebt; die Amplitude der Krisis wird wechseln. Immer stellen zudem persönlichkeitspsychologische Begriffe ein Kontinuum dar, auf dem sich die Positionen der einzelnen Individuen feststellen lassen. Diese Zuordnungen müssen beträchtliche interindividuelle Streuungen aufweisen, die nicht beliebig sind, nicht zufällig, wenn es sich um psychologisch relevante Begriffe bzw. relevante Dimensionen handelt" (Wewetzer, 1964, S. 87).

a) Konfliktdynamik

In der heutigen Psychologie ist der Konflikt einer der Leit- und Kernbegriffe geworden. Der Konflikt kann geradezu als ein entwicklungsimmanentes Moment betrachtet werden. "In jedem Alter kann eine bestimmte Thematik zur Problematik werden und schliesslich auch zu einer Konfliktsituation auswachsen" (Weinert, 1975, S. 114).

Belastungssituationen können sich durch die Auseinandersetzung mit neuen Aufgaben ergeben. Es gilt, bestimmte Lebensaufgaben zu lösen; zeitgerecht zu lösen, da eine Verzögerung, ein Hinausschieben der von der Situation geforderten Auseinandersetzung, die sachgerechte Auseinandersetzung erschwert — und damit Entwicklung verhindert.[8] Die Lösungsversuche, die Lösungsbemühungen solcher Aufgaben können zu einer bestimmten Thematik werden. Verstärkt sich diese Thematik, zeigt sich die Auseinandersetzung mit einer neuen Lebenssituation erschwert, kann die Thematik zur Problematik werden, was eine noch stärkere Einengung des übrigen Lebensraumes und ein stärkeres Konzentriertsein auf die Problemsituation bedeutet. In nochmals verstärkter Form wird die Problematik zur eigentlichen Konfliktsituation, besonders dann, wenn es sich um eine "multivalente Situation von existentieller Bedeutsamkeit" (Thomae, 1960), also um eine echte Entscheidungssituation handelt.

Ein erster Ansatz zur gezielten Erfassung solcher Problemsituationen findet sich in den Bonner Untersuchungen von Thomae (1960, 1968), Lehr und Thomae (1965). Sie sind der Frage nachgegangen, welche Lebensbereiche überhaupt Auseinandersetzungen erfordern und im Rahmen einer Lebenslaufschilderung als Thematik, als Problematik oder als Konflikt — kurz als Belastungssituationen — erscheinen.[9] Als Hauptergebnis dieser Studie stellte sich dabei eine relativ geringe direkte Altersabhängigkeit heraus. Bestimmte "Phasen" des Lebenszyklus gewinnen hingegen eher Bedeutung, aber zeitgeschichtliche und epochale Momente haben zweifellos den stärksten Einfluss auf Art, Ausmass und Form des Konflikterlebens. Es zeigt sich in dieser Untersuchung, dass die Zuordnung zwischen Lebensalter und bestimmten seelischen Ereignissen nicht so leicht vorzunehmen ist. Offensichtlich sind zu viele Einzelfaktoren beteiligt, um hier ein völlig klares Bild zu ermöglichen.[10] Genauer Aufschluss über den Zusammenhang zwischen Lebensalter, biographischer und sozialer Situation, Konflikthäufigkeit und Konfliktrichtung sowie Verlaufsformen des Konflikts wird man freilich erst gewinnen, wenn die

Erfahrungen, welche innerhalb dieser und ähnlicher Studien gewonnen wurden, in weiteren Untersuchungen verwertet werden können.

Im übrigen zeigte sich bei den verschiedenen Altersgruppen der Befragten eine unterschiedliche Konfliktbelastung der einzelnen "Lebensjahrfünfte", für die neben entwicklungsbedingten Faktoren auch epochalpsychologische Einflüsse verantwortlich gemacht werden müssen. Dabei wird deutlich, dass die jeweilige Form und Qualität des Konflikts von den spezifischen historischen, sozialen und biographischen Bedingungen abhängt.[11] Gegebenheiten, welche aus der Konfrontation des einzelnen Menschen mit der realen oder auch nur antizipierten Mitwelt resultieren, kommt grosses Gewicht zu.[12]

Jeder Mensch nimmt unbewältigte Konflikterfahrungen aus der Kindheit in sein späteres Leben mit. Diese werden in ähnlich gelagerten Konflikten, in Stress-Situationen und in Reifungskrisen des Erwachsenen aktualisiert und bestimmen die "Lösungen".[13] Jeder Grundkonflikt der Kindheit lebt in irgendeiner Form im Erwachsenen weiter.[14] Der Konflikt begleitet den Menschen durch alle Phasen seiner Entwicklung und ist besonders an den Scheidewegen des Lebens anzutreffen. Die Zahl der Konfliktmöglichkeiten selbst ist unbegrenzt.[15] Nach Heiss "kann man an der Tatsache des Lebenszwiespaltes nicht vorbeigehen. Dem menschlichen Dasein ist grundlegend ein Zwiespalt mitgegeben, aus dem jene eigentümliche Dynamik des Menschen entsteht" (Heiss, 1939, S. 111). Heiss sieht die Person als Träger und Ausgleich des Lebenszwiespaltes, oder anders ausgedrückt, als das schwebende Gleichgewicht persönlicher Kräfte.

Pongratz versteht in seiner Konflikforschung unter Konflikt jene innere Spannungslage, in der die Person mit unvereinbaren Bedeutsamkeiten (Wertungen) unter Entscheidungsdruck ringt. "Menschsein heisst im Widerspruch sein. Sieht man diesen Grundzug menschlicher Existenz nur als eine unabänderliche Gegebenheit, so erscheint der Konflikt als Begründer des tragischen Lebensgefühls, dessen defiziente Variante ein resignierender Tragizismus ist. Vermag man ihn aber mit N. Hartmann (1949) als einen sittlichen Grundwert zu verstehen, obgleich er 'die Unerfülltheit, Disharmonie, ja den Mangel eindeutigen Wertes bedeutet', dann wird der Widerspruch zur Aufgabe, an der sich der Mensch, trotz aller Tragik, die dadurch nicht beseitigt wird, zu höheren Stufen der Reife und Fülle der Existenz emporringen kann ..." (Pongratz, 1961, S. 265).

Lückert wollte eine ausschliesslich psychoanalytisch und tiefenpsychologisch orientierte Untersuchung des Konflikts ausweiten, indem er von der grundsätzlichen Konfliktträchtigkeit des Menschen sprach und daran eine anthropologische Besinnung anknüpfte. Nach Lückert ist der Konflikt kein Sekundärphänomen, sondern strukturelles Stigma menschlicher Existenz und somit Quelle und Kernstück der Psychologie. "Konflikt ist Ausdruck von Dynamik, von Auflösung und Vereinigung ..." (Lückert, 1972, S. 13). Die Wirkung des Konflikts wird von ihm als Gefahr und Chance gesehen: Konflikte können in die Neurose, die Psychose treiben, sie können aber andererseits zu Freiheit, Innerlichkeit, Tiefe, Sinn und Reifung führen. Gerade die verschiedensten Konflikte im Erwachsenenalter können zu grundlegenden Veränderungen führen und bleiben nicht ohne Einfluss auf die Persönlichkeitsentwicklung des betreffenden Menschen, sie können im Gegenteil eine weitere Persönlichkeitsentwicklung geradezu inkubieren.

Im Konflikt wird zugleich auch der Wandel und Fortschritt der Gesellschaft angezeigt und gefördert. "Wandel und Konflikt stehen in enger Wechselbeziehung; der Konflikt erzeugt den Wandel, und der Wandel speist die im Konflikt zum Ausdruck kommende schöpferische Energie. Wo Konflikt und Wandel fehlen, stagniert das seelische Leben" (Lückert, 1972, S. 60).

Die Sicht der menschlichen Entwicklung unter dem Aspekt der Belastungs-, Problem- und Konfliktsituationen hat ihre Wurzeln in der Psychoanalyse, deren Lehre sich um den unbewussten Konflikt in früher Kindheit, der nicht bewältigt wurde zentriert, und so im späteren Leben, im Erwachsenenalter, in den verschiedensten Formen in Erscheinung tritt und dann als "destruktive Macht" wirkt.[16]

Heute jedoch sieht man nicht nur die destruktiven Aspekte, sondern auch die konstruktiven Momente des Konfliktgeschehens.

Konträr zur tiefenpsychologischen Sicht des Konflikts steht neben einer "bedürfnispsychologischen" und einer "felddynamischen" Sicht, durch welche die experimentelle Konfliktforschung stark gefördert wurde, jener Ansatz, der die konstruktive Macht des Konfliktes betont, gegenüber.[17]

So stellt Nuttin fest: "Der Konflikt ist seinem Wesen nach und von Grund auf ein konstruktiver Spannungszustand im normalen Menschen" (Nuttin, 1956, S. 185). Der Mensch als das konfliktträchtige Wesen wird deutlich, wenn Nuttin feststellt: "Der Drang zur psychischen Entfaltung, der der menschlichen Person eignet, setzt sich aus einer Mehrheit verschiedener Möglichkeiten und Kräfte zusammen, die konfliktträchtig sind. Der Aufbau der Persönlichkeit kann nur so sich vollziehen, dass unter den vielen Möglichkeiten eine Auswahl getroffen wird. So bringt die Selbstverwirklichung jeden Augenblick einen gewissen Verzicht mit sich" (Nuttin, 1956, S. 111).

Die Konfliktsituation ist mit einer nicht geschlossenen Gestalt vergleichbar, die gemäss der ihr eigenen Prägnanztendenz zur Abrundung drängt.[18]

Erst in neuerer Zeit wurden entwicklungspsychologische Konzepte für die Konfliktforschung fruchtbar, wie auch andererseits die Erforschung von Problem- und Belastungssituationen dem entwicklungspsychologischen Denken förderlich war. Das Faktum des psychischen Konflikts trifft die ganze Persönlichkeit, d.h. diese nicht nur innerhalb der neurotischen, unangepassten Bereiche, sondern in allen Formen und Strukturen. Der Konflikt wird zum Kern und "Agens der Reifung" der Entwicklung einer Persönlichkeit. Wir kennen mehrere Entwicklungsabschnitte, wo die verschiedenen widerstreitenden Tendenzen kumulieren; sie sind von Busemann in der Theorie der Erregungs- oder der emotionalen Phasen zusammengefasst worden. Es sind Phasen des Übergangs zu neuen Stufen, sie werden abgelöst von solchen der Beruhigung und der Stabilisierung, den intentionalen Phasen. In den emotionalen Phasen kommt es grundsätzlich zu Konflikten, indem Bewährtes, lustvoll Erlebtes zugunsten neuer, anfangs deutlich unlustvoll erlebter Bedingungen aufgegeben werden soll. Nach Busemann ist die Entwicklung eine Wiederkehr gleicher Verhaltensweisen auf verschiedenen Stufen, und das bedeutet, dass die Konfliktphasen zu einem notwendigen Bestandteil jeder Reifung geworden sind. Somit wird der psychische

Konflikt zu einem persönlichkeitspsychologischen Begriff, zu einem Begriff der differentiellen Psychologie. Auch Thomae sieht in der Exposition an den Konflikt ein spezifisch menschliches Problem. Nicht zuletzt hat man die Konfliktlösung durch Wahl und Entscheidung als einen Hinweis auf die "Freiheit" der menschlichen Natur charakterisiert bzw. von hier aus eine "Willensfreiheit" postuliert.[19] "Allein in der Entscheidung deutet sich die Möglichkeit zur Erfahrung dessen an, was eigentlich Sinn sein könnte" (Thomae, 1974, S. 180).

Pongratz geht in seiner Klassifikation der Konflikte neben den Kategorien "bewusst-unbewusst", "aussen-innen", "offen-verdeckt" u.a. auch auf die Gesichtspunkte "links-rechts", "rückwärts-vorwärts" ein. "Die vier Dimensionen oben-unten, links-rechts, rückwärts-vorwärts, innen-aussen sind erlebte Richtungen des leiblichen Ichs, sind Lebens- und Erlebensbewegungen" (Pongratz, 1961, S. 150).

Uns interessieren an dieser Stelle besonders die Konflikte der Dimension "rückwärts-vorwärts":

"Man bewegt sich in dieser Dimension, wenn man den Menschen auf seinem Wege durch das Leben betrachtet, als ein Wesen, das sich entwickelt, eine Phase überlebt, um in die andere mit ihren neuen Daseinsformen und Aufgaben einzutreten. Wir können stille stehen oder auf dem Wege sein, uns nach rückwärts wenden (der Kindheit zu) oder vorwärts streben. Die geistige Entwicklung aber hat sich von je als ein Kampf abgespielt zwischen einer alten und einer neuen Lehre. In diesem Kampf hat jede neue Lehre die alte als verjährte Dummheit, die alte dagegen das neue als Sünde, als verbrecherische Auflehnung gegen das bisher Gesetzte bekämpft" (Pongratz, 1961, S. 151).

Ergänzend könnte man auf Alternativen verweisen wie: Konservatismus und Avantgardismus, Beharrung und Bewegung, Regression und Progression, alte und neue Stufe. Auch die bei (neurotischen) Entwicklungsstörungen antreffbare Spannung zwischen den retardierten und ausgereiften Persönlichkeitsseiten gehört hierher.[20]

Der Konflikt ist immer ein Prozess, der sich auf eine Lösung hin bewegt. Pongratz interpretiert aus einer im einzelnen nicht erkennbaren empirischen Quelle eine "idealtypische" Struktur des Konfliktverlaufs heraus, die von "Inkubation" über eine "Ausbruchsphase" (Exazerbation) und Krisis zur Peripetie und Lysis verläuft.

Je nach der Betonung einer dieser Phasen und je nach dem Grad der Dominanz der Konfliktthematik ergeben sich dann "konfliktimmanente" und "konflikttranseunde" Lösungsformen, die aber zugleich Ablaufformen des ganzen Konfliktgeschehens darstellen. Als "konfliktimmanente" Formen gelten dabei "Entscheid", "Einigung" und "Aneignung"; als "konflikttranseunde" die "Konfliktabdrängung", die "Abwehr", die "Abkehr" und die "Umschichtung".[21] Die Lösungen seelischer Zwiespältigkeit, so Pongratz, sind meist Verflechtungen verschiedener Formen. "Für manche Lösungsformen ist die Verbundenheit mit einem anderen Lösungstyp konstitutiv" (Pongratz, 1961, S. 250).

Betrachtet man den Konflikt in seiner engen Verknüpfung mit der Reifung der Person, so lassen sich nach Pongratz drei Hauptfunktionen menschlicher Konflikte herausstellen, nämlich Differenzierung, Integrierung und "tragische Aufbrechung des Charakters".[22] Im Rückblick auf die Konfliktfunktion der Differenzierung, Integrierung und tragische Aufbrechung des Charakters darf die Reifungsfunktion menschlicher Konflikte als Normfunktion betont werden. Im Vergleich zu einem mehr oder weniger "reibungslosen" Entwicklungsprozess führt der durch heftige Konflikte gehende Reifungsweg der Person tiefer in die Mitte ihres Wesens hinein und zu höheren Ausformungsstufen ihrer Eigenart empor.

"Dem Zwiespalt der Seele darf man daher den Rang eines Organons der Selbstfindung zuerkennen" (Pongratz, 1961, S. 255).

b) Krisendynamik

Eine Kumulation verschiedener Konflikte, ungelöster Probleme kann zu einer eigentlichen Krisensituation führen. Rothschild führt aus: "Es kommt vor, dass sich Belastungs- und Konfliktsituationen so sehr zuspitzen, dass daraus eine explosive Situation entsteht, die sich unter Umständen auch dramatisch äussert. Bei solch zugespitzten Belastungssituationen spricht man von Krisen. Sie können sich darstel-

148

len als allgemeine Lebenskrise, als Beziehungskrisen oder auch in Form von Krankheitskrisen, bei welchen sich bisherige Störungen zuspitzen und zu scheinbar unbewältigbaren Zuständen führen" (Rothschild, 1980, S. 30). Heute wird der Ausdruck "Krise" immer häufiger für eine akute Not irgendwelcher Art verwendet. Die Bezeichnung Krise ist dabei aufs engste mit der bekannteren, eben besprochenen des "Konflikts" verwandt, wobei dem Begriff Krise nicht so sehr die Eigenart der Spannung und des Streites anhaftet als der eines akuten, bedrohlichen Zustandes eines bestimmten Individuums. Der menschliche Lebenslauf wird sowohl durch Konflikte wie auch Krisenzustände geprägt. "Die Krise gehört konstitutionell zur Wesensbestimmung des werdenden Menschen. Erst sich zu seiner Entwicklung verhalten, heisst Werden" (v. Gagern, 1962, S. 153). Menschen, welche eine aktuelle und belastende Lebenssituation nicht verstehen und psychisch bewältigen können, weil ihre bisherigen Erfahrungen und erlernten Reaktionsweisen dafür nicht ausreichen, geraten in einen psychischen Krisenzustand. Cullberg unterscheidet in seinen Ausführungen zwischen traumatischen- und Lebenskrisen.

"Lebenssituationen, die Krisenzustände auslösen, können im Prinzip von zweierlei Art sein — auch wenn sie in der Realität oft ineinandergreifen. Plötzlich und unerwartet auftretende schwere äussere Belastungen — etwa der Tod eines nahen Verwandten, ernsthafte ökonomische Schwierigkeiten oder eine überraschende Kündigung — können die eigene physische Existenz, die soziale Identität und Sicherheit oder die elementaren Befriedigungsmöglichkeiten des Lebens bedrohen und den Menschen aus der Balance bringen. Durch klare äussere Ursachen ausgelöste psychische Zustände nennen wir traumatische Krisen. Krisen werden aber auch durch Ereignisse ausgelöst, die sozusagen zum normalen Leben gehören, die jedoch den Einzelnen überwältigen können. Wenn Krisen beispielsweise durch die Geburt eines Kindes, durch Rückkehr ins Berufsleben nach einem langen Hausfrauendasein oder nach der Pensionierung auftreten, spricht man von Entwicklungskrisen oder Lebenskrisen" (Cullberg, 1980, S. 15).

Nach Heiss ist die Krise Beigabe jeder Entwicklung; jeder Mensch mache Krisen durch. "Es gibt Menschen, die eine ausgesprochene

Tendenz zur krisenhaften Gestaltung ihres Lebens haben, und andere, die ausser den allgemeinen Krisen scheinbar krisenlos leben. Das Auftreten von Krisen und Umschichtungen allein aber besagt nur etwas über den Grad der seelischen Dynamik. Man kann weder aus vielen Krisen auf eine labile, noch aus wenigen Krisen auf eine stabile Persönlichkeit schliessen" (Heiss, 1939, S. 267).

In vielen Fällen ist das akute Offenbarwerden der Krise nur das letzte Glied einer schon längst im Gang befindlichen allgemeinen Krise. Das Kennzeichen der Krise ist, dass mit dem Entschwinden eines seelischen Inhaltes und dem Auftauchen eines neuen gleichzeitig auch eine seelische Form gebrochen wird und eine neue sich entwickelt. Das mühsam aufrechterhaltene Gleichgewicht einer Persönlichkeit kann durch einen nebensächlichen Anlass umschlagen. Es kann zu einer radikalen Abwertung der bisherigen Persönlichkeit und ihrer Form kommen. Daher ist die Krise durch intensive Suche nach neuen Lebensinhalten und Lebensformen gezeichnet. "Die alte Form zerbricht und die alten Inhalte verschwinden, die Persönlichkeit schwankt in ihrem Erleben und Handeln zwischen Altem und Neuem. Die bisherige Form des Lebens und der bisherige Lebensinhalt werden in der totalen Krise abgewertet, noch aber sind die neuen Inhalte nicht greifbar und noch ist keine neue Lebensform entwickelt. So stehen in der Krise seelische Inhalte gegen andere seelische Inhalte, wobei die einen Inhalte greifbar sind und die faktische Wirklichkeit des Lebens ausmachen, die anderen noch nicht recht fassbar werden, dennoch aber den Glanz der besseren Wirklichkeit haben" (Heiss, 1939, S. 265). Nach Heiss gibt es aus allen Krisen den dreifachen Ausweg: "Rückbildung, Zerstörung oder Umschichtung der Persönlichkeit, jede dieser Formen kann man empirisch beobachten. Die erfolglose Krise, aus der die Persönlichkeit unverändert hervorgeht. Die zerstörende Krise, die Teile oder das Ganze der Persönlichkeit lahmlegt. Die verändernde Krise, aus der die Persönlichkeit verwandelt hervorgeht. Immer aber deutet die Krise, wie sie auch ausgeht, einen Wendepunkt, der die Erstarrung oder Zersetzung der Persönlichkeit einleitet oder aber eine neue Entwicklung vorbereitet" (Heiss, 1939, S. 266). In diesem Sinne sind Krisen "Kulminationspunkte der Geschichtlichkeit" auf dem Lebensweg.[23]

Der Mensch ist seinen Krisen jedoch nicht passiv ausgeliefert, sondern kann sie aktiv durcharbeiten in Richtung auf grössere persönliche Reife und Integrität, die allen Schmerzen, Verletzungen, Narben und bleibenden Einschränkungen zum Trotz auch am guten Ende einer Krise sich einstellen können. Das Erleben und Verarbeiten einer Krisensituation eröffnet folglich die Möglichkeit zur Erweiterung von persönlicher Reife und Integrität, verweist auf grössere Erfahrung und Bewusstheit.

Wir möchten nun abschliessend noch kurz auf die Krisentherapie eingehen. Wird ein Mensch von einer Krisensituation überwältigt und kommt er allein nicht mehr zurecht, kann eine spezielle Krisentherapie unter Umständen den destruktiven Ausgang einer Krise verhindern. In einer solchen Krisentherapie ist man bemüht, die Krisen und Krisenreaktionen nicht als krankhafte Ereignisse aufzufassen, sondern als Prozesse, in denen die Grundlagen der Existenz erschüttert und in Frage gestellt werden.

Auf dem Hintergrund dieser Betrachtungsweise sieht man nicht länger Zusammengehörigkeitsgefühle, Selbstbewusstsein und eine positive Einstellung zum Leben als selbstverständliche Norm an, wie man auch nicht primär Trennungsängste, Selbstverachtung und Angst vor Chaos als krankhafte oder unnatürliche Zustände auffasst. Viele Autoren betonen, dass die verschiedenen Krisenreaktionen untereinander erstaunliche Ähnlichkeiten aufweisen unabhängig davon, wodurch sie ausgelöst werden.[24]

Für den Therapeuten, der viele Menschen in akuten Krisen erlebt oder beobachtet hat, erweist es sich als Notwendigkeit, den Verlauf in einige charakteristische Phasen einzuteilen (vgl. Bowlby, 1961; Caplan, 1964; Hill, 1955). Es mag deshalb zweckmässig sein, den Verlauf einer Krise in vier Phasen einzuteilen:

Die erste, die Schockphase, geht über in eine Reaktionsphase, danach folgt eine weitere Bearbeitung bis zu einer Neuorientierung und vollständigen Erholung. "Jede dieser Phasen hat ihren charakteristischen Inhalt und ihre therapeutischen Probleme. Die Einzelphasen lassen sich in der Realität nicht immer voneinander trennen; mitunter kann eine Phase ganz fehlen oder eng verknüpft mit einer anderen verlaufen. Und wenn man das psychologische Geschehen näher betrachtet, erweist sich unter Umständen jede Krise als eine Serie von aufeinanderfolgenden Teilkrisen" (Cullberg, 1980, S. 115).

Das Ziel aller Krisentherapie besteht darin, die Heilungstendenzen des betreffenden Menschen zu unterstützen, so dass der Krisenprozess eine natürliche Entwicklung zur Bearbeitung und Neuorientierung durchlaufen kann. Dem Patienten wird durch verschiedene therapeutische Massnahmen "per Regression" eine Sammlung seiner Kräfte ermöglicht, die er braucht, um später seinem Unglück ins Auge sehen und sich mit der Wirklichkeit auseinandersetzen zu können.[25] Dem Patienten wird in einer solchen Therapie ausdrücklich erlaubt, zu regredieren. Manchmal jedoch regrediert ein Patient so tief und andauernd, dass die äussere Situation wiederum eine Aktivierung erforderlich macht.[26]

Eine gewisse, vorübergehende Regression hingegen kann hilfreich sein, die Härte der Wirklichkeit zu bewältigen. Der Therapeut bietet mit seiner akzeptierenden Einstellung und relativen Sicherheit eine Art Resonanzboden für die Verzweiflung und Regression des anderen. In oft schwierigen akuten Phasen kann der erfahrene Therapeut auch schonend auf den weiteren Verlauf der Krise vorbereiten.

Die positive Entwicklung eines Krisenverlaufs ist letztlich auch stark durch die jeweilige Umwelt, die Familie des Patienten bedingt. Es muss dem Patienten dabei geholfen werden, seine Ressourcen zu mobilisieren, die notwendig sind, um die Krise durchzustehen. Die Krise wird so schliesslich ein Stück des eigenen Lebens, das aber nicht vergessen und abgekapselt werden muss. Manche Menschen erleben sogar, dass alles Schwere der Vergangenheit auch eine neue Bedeutung in künftigen Lebensperioden bekommen kann.

Der Mensch lebt mit der Vergangenheit wie mit einer Narbe: sie ist zwar vorhanden, aber sie braucht nicht den Kontakt zum Leben zu behindern. Neue Interessen und Aufgaben haben das Verlorene ersetzt. —

3.2. Der Individuationsgedanke in der neueren Psychologie

Ein Teil der Veränderungen, die sich im mittleren und höheren Lebensalter vollziehen, sind Folgen abnehmender physischer Leistungs- und Funktionsfähigkeit. Hingegen vollzieht sich in der 2. Lebenshälfte wiederum ein echter Entwicklungsprozess. Auch wenn das biologische Wachstum seinen Höhepunkt überschritten hat, kann sich der Mensch psychisch und geistig weiterentwickeln.[1] Gerade die 2. Lebenshälfte ist diejenige Zeit, in der spezifisch menschliche Fähigkeiten am besten entfaltet und eingesetzt werden können.[2] "Gewisse Aspekte menschlicher Möglichkeiten scheinen sogar erst in der 2. Lebenshälfte zu einer maximalen Verwirklichung zu gelangen. Selbst wenn die körperlichen Kräfte und Funktionen abnehmen, können Urteilskraft und soziale Weisheit zunehmen. Folglich scheinen nicht alle, aber doch einige Aspekte des späteren Lebens entwicklungsbedingt im vollen Sinne des Wortes zu sein, einschliesslich des Begriffes des zunehmenden Wachstums geistiger und sozialer Kräfte" (Peck, 1968, S. 533).

Während das Leben vor der Lebensmitte weitgehend den biologischen Akzent der Familiengründung, der Erziehung der Kinder und der eigenen Existenzsicherung trägt, treten insbesondere bei den Menschen, die von philosophisch-ethischen Überlegungen her sich bemühen, ihr Leben bewusst zu gestalten, in der 2. Lebenshälfte andere Gesichtspunkte in den Vordergrund. Es handelt sich hierbei um die Suche und das Streben nach der "Lebensaufgabe", nach "Wertverwirklichung" und "Selbstverwirklichung", die mehr oder weniger bewusst neben die persönliche Wunscherfüllung treten und ihr gleichwertig oder überlegen werden.

"Ist der Aufbau und die Festigung der Einstellung der Persönlichkeit der Aussenwelt gegenüber vollzogen, so kann sich die Energie den bis dahin mehr oder minder unbeachteten innerpsychischen Realitäten zuwenden und damit erst das menschliche Leben einer wirklichen Vollendung zuführen" (Jacobi, 1959, S. 225). Um die Mitte des Lebens herum ist beim gesunden Individuum die grösstmögliche und günstigste Anpassung an die äussere objektive Realität erreicht worden. Ein Teil der psychischen Energie, welche bisher in den Aufbau des äusseren Lebens und in die Stabilisierung des Ichs geflossen ist, wird nun frei und kann sich nach innen wenden. Auf diese Weise zeigt sich das häufig spontan auftretende Phänomen der zunehmenden Verinnerlichung des Menschen im höheren Lebensalter. Das Problem vieler Menschen ist dann nicht mehr die bestmögliche Anpassung nach aussen, sondern die Anpassung an die spezifischen Faktoren und Probleme der Innenwelt.[3]

Jung meint, dass das menschliche Leben, dem Sonnenlauf gleich, in zwei wesensverschiedene Hälften zerfällt, so "dass man beinahe von einer Psychologie des Lebensvormittags und des Lebensnachmittags sprechen könnte" (Tenzler, 1967, S. 314). Die Verschiedenheit der beiden Lebenshälften — und hier wird ihre Beziehung zur Jungschen Typologie deutlich — zeigt sich nun daran, dass der 1. Abschnitt des Daseinsbogens notwendigerweise expansiv, extravertiert-diastolisch ist, der 2. dagegen steht im Zeichen der Kontraktion, dem Behaupten des Erreichten und dem Abbau der Ausdehnung.[4] Er erweist sich also als reflexiv, introvertiert-systolisch. Ohne solch eine Rückwendung auf sich selbst kann kein Individuum zur vollen persönlichen Ganzwerdung gelangen und deshalb gilt der Satz: "Die Herstellung der Ganzheit der Persönlichkeit ist eine Aufgabe der Lebensmitte. Sie scheint eine Vorbereitung auf den Tod im tiefsten Sinne dieses Wortes zu bedeuten" (Jacobi, 1959, S. 231).

Auch der Lebensmittag hat damit seinen eigenen Sinn und Zweck "und kann nicht bloss ein klägliches Anhängsel des Vormittags sein" (Jung, 1931, S. 238).

Es zeichnen sich nun auf dem Wege zur Individuation zwei Hauptabschnitte ab: "Der Verlauf der Individuation ist in grossen Zügen vorgezeichnet und weist formale Gesetzmässigkeiten auf. Er besteht aus zwei grossen Abschnitten, die gegensätzliche Vorzeichen tragen und sich gegenseitig bedingen und ergänzen: aus jenem der ersten und aus jenem der zweiten Lebenshälfte. Stellt der erste als Aufgabe die 'Initiation in die äussere Wirklichkeit' dar, die mit der festen Ausformung des Ichs, der Differenzierung der Hauptfunktion und der vorherrschenden Einstellungsweise sowie der Entwicklung einer entsprechenden Persona abschliesst, also eine Anpassung und Einordnung des Menschen in seine Umwelt zum Ziele hat, so führt der zweite zu einer 'Initiation in die innere Wirklichkeit', zu einer vertieften Selbsteinsicht und Menschenkenntnis, zu einer 'Rückbeugung' (reflectio) zu den bis dahin unbewusst gebliebenen oder gewordenen Wesenszügen, zu ihrer Bewusstmachung und dadurch zu einem bewussten inneren und äusseren Bezogensein des Menschen in das irdische und kosmische Weltgefüge. Jung hat sein Augenmerk und seine Bemühungen insbesondere dem letzteren geschenkt und damit dem Menschen an der Lebenswende die Möglichkeit zu einer Erweiterung seiner Persönlichkeit eröffnet, die auch als eine Vorbereitung auf den Tod gelten mag. Spricht er vom Individuationsprozess, so ist bei ihm in erster Linie eben diese Form gemeint" (Jacobi, 1959, S. 164). Für die Erfassung der Einzelentwicklung, so Neumann, ist die verschiedene Richtung und Wirkung der Zentroversion in den zwei Lebenshälften aufschlussreich. "Die erste Hälfte steht – als Differenzierungsprozess – unter dem menschheitsgeschichtlichen Vorbild der Ich-Bildung und -Entwicklung, in ihr erfolgt der Übergang der Zentroversion von der im Unbewussten wirksamen psychischen Ganzheit, dem Selbst, zum Ich. In der ersten Lebenshälfte, der Zeit der Ich-Zentrierung, die in der Pubertät endgültig wird, äussert sich die Zentroversion als kompensatorische Beziehung zwischen den Systemen Bewusstsein und Unbewusstsein, aber sie bleibt unbewusst, d.h. das Zentralorgan der Zentroversion, das Ich, weiss nichts von seiner Abhängigkeit von der Ganzheit. In der zweiten Lebenshälfte aber, die meist durch eine psychologische Persönlichkeitsumwandlung in der Lebensmitte eingeleitet wird, kommt es zu einem Bewusstwerden der Zentroversion im Ich, zum Individuationsprozess und zur Konstellation des Selbst als des psychischen Ganzheitszentrums, das nun nicht nur unbewusst wirksam ist, sondern auch bewusst erfahren wird" (Neumann, 1980, S. 317). In diesem Wandlungsprozess der zweiten Lebenshälfte, der nicht nur in seiner bewussten Form als Individuationsprozess auftritt, sondern der in der Selbstregulation der Psyche die Entwicklung jeder Persönlichkeitsreifung bestimmt, gelangt also das Ich zum Bewusstsein des Selbst.

Dabei ist der Übergang von dem einen Abschnitt zum anderen von besonderer Bedeutung. Der Konflikt der Lebenswende ist eine "Inkongruenz zwischen den Anfängen des biologischen Alterns, das sich auch in den psychischen Funktionen äussert, und dem Drang und der Möglichkeit weiterer seelisch-geistiger Entfaltung" (Jacobi, 1971, S. 31).

Jung hat seine Untersuchungen vornehmlich auf die psychologischen Probleme der zweiten Lebenshälfte ausgerichtet, die bis vor kurzem von der Psychologie noch stark vernachlässigt worden waren.

"Wenn er also in seinen Schriften vom Individuationsprozess als von einem schrittweisen, bewussten Wandlungsvorgang spricht, dann hat er zwar einerseits stets den ganzen menschlichen Lebenslauf mit seinen zwei grossen Abschnitten im Auge, andererseits aber hat er — wie in den meisten Fällen — eine Aufgabe für die Jahre nach der sogenannten Lebenswende zu umschreiben versucht. Sie sollte dem Menschen zu einer neuen Sinngebung seines Lebens verhelfen und zugleich eine seelische Vorbereitung auf sein Ende, den Tod in sich schliessen. Von diesem psychologischen Gesichtspunkt aus 'ist der Tod nicht ein Ende, sondern ein Ziel',[5] dem sich mit dem vollen Einsatz der eigenen immanenten seelischen Wachstumsmöglichkeit zu stellen der eigentliche Sinn der zweiten Lebenshälfte und die höchste Würde des Menschen ist" (Jacobi, 1971, S. 37).

Immer ist jedoch durch Jung impliziert, dass die Bewältigung der Aufgaben der Jugend die Voraussetzung für eine psychische Entfaltung in der zweiten Lebenshälfte sei. "Erst dann ist der Mensch imstande, sich dem tiefgreifenden Prozess zu unterwerfen, den die zweite Lebenshälfte von ihm verlangt" (Jacobi, 1971, S. 38). Und abschliessend meint Jacobi: "Es gehört sozusagen 'zum Normalschema des Lebens', dass in der Jugend (im ersten Abschnitt der Individuation) das Biologische und im Alter (im zweiten Abschnitt) das Geistige im Vordergrund steht" (Jacobi, 1959, S. 88).

In den folgenden Ausführungen werden Individuation und Selbstverwirklichung bedeutungsgleich gesetzt, obgleich feinnuancierte Unterschiede zwischen diesen beiden Begriffen bestehen mögen.[6]

Im Rahmen dieser Arbeit soll aufgezeigt werden, dass ausser Jung auch andere Autoren sich eingehend mit den Entwicklungsmöglichkeiten der zweiten Lebenshälfte, dem Phänomen der Individuation und Selbstverwirklichung des Menschen auseinandergesetzt haben. Das folgende Kapitel widmet sich also der Erarbeitung des Individuationsgedankens durch ausgewählte Vertreter der tiefenpsychologischen und humanistischen Richtung der Psychologie und vermittelt einen Überblick über die Komplexität der Individuationsauffassungen dieser Autoren.

In einer vergleichenden Betrachtung werden gemeinsame Faktoren dieses Individuations- und Selbstverwirklichungsprozesses ausgearbeitet und die verschiedenen Aspekte des Individuationsgeschehens einer Synthese zugeführt.

3.2.1. *Individuation aus tiefenpsychologischer und humanistischer Sicht*

S. Freud

Freud hat auf die Tatsache hingewiesen, dass Persönlichkeit das Ergebnis eines Entwicklungsprozesses ist, dass die Persönlichkeitsmerkmale also nicht von Anfang an im Neugeborenen vorhanden sind. Er legte besonderen Wert auf die Einflüsse während der ersten Lebensjahre. Freud war der Auffassung, dass die Persönlichkeit am Ende des 5. Lebensjahres schon ziemlich definitiv ausgeformt sei, und dass anschliessend diese Basisstruktur nur verfeinert würde. Er unterscheidet vier Spannungswurzeln, wenn er die Entwicklung der Persönlichkeit beschreibt: physiologische Wachstumsprozesse, Frustrationen, Konflikte und Bedrohungen.[1] Der Mensch lernt auf diese Prozesse und Gefahren zu reagieren. Das Ergebnis dieses Lernprozesses ist die Persönlichkeitsentwicklung.

Zwei wichtige Methoden innerhalb dieses Lernprozesses sind die Identifikation und die Verschiebung. Freud geht davon aus, dass die Persönlichkeit strukturiert ist und dass jegliches Verhalten strukturell bedingt ist; in seiner Schrift "Das Ich und das Es" (1923) entwickelt er das sogenannte Instanzenmodell, das von einer dreifachen strukturellen Gliederung der Person ausgeht.

Jedes dieser Systeme hat seine eigenen Funktionen und seine eigene Dynamik, aber es besteht doch eine so enge Wechselbeziehung zwischen ihnen, dass es praktisch unmöglich sein dürfte, den Einfluss des einen oder anderen Systems auf das Verhalten isoliert nachzuweisen.

Die drei Instanzen sind: das Es als eigentliches Kräftereservoir, d.h. als Reservoir von (ungerichteter) Energie und Quelle von (gerichteten) Trieben; das Ich, das durch eine Reihe von Funktionen, wie Wahrnehmen, Erinnern, Denken, willkürliches Bewegen, Fühlen, Abwehren, charakterisiert ist, und das Über-Ich, welches als Gewissensinstanz und Träger des persönlichen Leitbildes oder Ich-Ideals aufgefasst wird.[2]

Das Es besteht und funktioniert von Geburt an, muss jedoch im Laufe der psychischen Entwicklung Teile an das Ich abtreten; sein Einflussbereich ist zur Zeit der Geburt am grössten und verringert sich später. Die Inhalte und Prozesse im Es sind unbewusst. "Dennoch ist das Unbewusste nicht mit dem Es gleichzusetzen; denn auch Teile des Ich und des Über-Ich sind unbewusst ... Das Es funktioniert nach dem Lustprinzip; d.h. es drängt nach unmittelbarer, direkter und vollständiger Triebbefriedigung ohne einen Aufschub oder Umweg der Befriedigung zuzulassen ..." (Brandstätter, 1974, S. 85). Freud spricht später in diesem Zusammenhang von primärprozesshaften Vorgängen und meint, dass die Grenze zwischen Es und Ich bei einer "normal" funktionierenden Psyche nicht eindeutig zu ziehen ist: "Das Ich ist vom Es nicht scharf getrennt, es fliesst nach unten hin mit ihm zusammen" (G. W. XIII, S. 215).[3] Er hat das Verhältnis von Ich und Es durch das Gleichnis vom Reiter und Pferd veranschaulicht: Das Ich gleicht "im Verhältnis zum Es dem Reiter, der die überlegene Kraft des Pferdes zügeln soll, mit dem Unterschied, dass der Reiter dies mit eigenen Kräften versucht, das Ich mit geborgten" (Freud, G. W. XIII, S. 253).

Das Ich wird als eine zwischen dem Es, dem Über-Ich und der Aussenwelt vermittelnde Instanz beschrieben. Es hat die Aufgabe, die Triebimpulse des Es unter Beachtung der Gebote und Verbote des Über-Ichs und der Beschränkungen, die die Aussenwelt der Person auferlegt, optimal, d.h. zu einem möglichst günstigen Zeitpunkt und unter möglichst günstigen Umständen zu befriedigen. Im Ich tritt im Laufe der Entwicklung an die Stelle des zunächst wirksamen Lustprinzips das Realitätsprinzip, dessen Ziel ebenfalls — jedoch mit anderen Mitteln — die Maximierung von Lust und die Vermeidung von Unlust ist.

Das Über-Ich stellt die genetisch späteste Instanz dar; es bildet sich etwa ab dem dritten Lebensjahr durch die Verinnerlichung der moralischen Gebote und Verbote der Eltern sowie aus deren Vorbild für das Kind. Zusätzlich trägt das Über-Ich, als eine normgebende und leitbildhafte Instanz, die sich zwar im Laufe des Lebens durch Erfahrungen verändert, in seinen fundamentalen Inhalten jedoch meist ein Leben lang gleich bleibt, neben dem Es und den eingespielten Reaktionsformen des Ichs einen wichtigen Teil zur Erklärung der Konstanz und Kontinuität der für eine Person charakteristischen Erlebens- und Verhaltensweisen bei. "Das Über-Ich ist wie das Ich ein offenes System, d.h. es wird im Laufe des Lebens durch Erfahrung bereichert und verändert, es steht in fortschreitender Entwicklung" (Brandstätter, 1974, S. 88).

In diesen Überlegungen Freuds spielt das "Selbst" und die "Selbstverwirklichung" höchstens eine Nebenrolle. Für Freud ist die Persönlichkeitsentwicklung bereits in frühen Jahren abgeschlossen; das Phänomen des Selbst sucht man in seinem Instanzenmodell vergebens.

Auf der Basis der Annahme, dass der Ich-Begriff des Strukturmodells nicht alle psychischen Phänomene (insbesondere solche der allgemeinen psychoanalytischen Entwicklungspsychologie) erklären kann, führte Hartmann den Begriff des "Selbst" in die Psychoanalyse ein.[4]

Dieser Autor erörtert das Verhältnis von Ich und Selbst dergestalt, dass dieses durch vorstellungsmässige Repräsentanzen ausgezeichnet ist, während das Ich, als Organ des Selbst, allein durch seine Funktionen definiert wird.

Hartmann bezeichnet also das Selbst als Gesamtheit der leibseelischen Persönlichkeit. Das Ich dagegen definiert er als "ein Teilgebiet der Persönlichkeit, das durch seine Funktionen bestimmt wird" (Hartmann, 1950, S. 120). Die Einführung des Selbst durch Hartmann blieb nicht unwidersprochen, wurde doch dadurch der Rahmen des klassischen Instanzen- (oder Struktur)modells gesprengt. Fetscher sieht die Lokalisierung des Selbst zugleich in Es, Ich und Über-Ich, "da das Selbst die Gesamtheit der Person repräsentieren soll" (Fetscher, 1981, S. 620).

Bereits einige Schüler Freuds, so etwa Rank und Adler, legten grösseres Gewicht auf die Weiterentwicklung der Persönlichkeit und auf das Prinzip der Selbstverwirklichung.

Rank (1945) beschäftigt sich mit der Geburt des Selbst, der Individualität. Dieses Selbst wird im Verlaufe des Lebens durch die Lösung der Bindungen, die den betreffenden Menschen in Unfreiheit und Abhängigkeit halten, "geboren". Der Wille wird für Rank von zentraler Bedeutung für die Selbstwerdung, kann doch der Mensch nur durch den Willen den biologischen und anonymen Mächten der triebhaften, der rassischen oder familienhaften Gebundenheit gegenüber sich behaupten. Der Wille steht im Dienst der Individuierung; das Individuum vermag sich willentlich über den Zwang zu erheben, um so zum "Schöpfer seiner eigenen Persönlichkeit" und zum Bildner seiner eigenen "Wahrheit" zu werden.[5]

Der Individualpsychologe Adler lehnt es ab, den Reaktionen der menschlichen Seele Endgültigkeit zuzusprechen, d.h. er glaubt an die Wandlung und Umerziehbarkeit der Seele. Der Mensch besitzt eine selbstgestaltende, schöpferische und zielstrebige Seele.[6]

Das Lebensziel ist die Kraft, die den Menschen zu einer Persönlichkeit macht. "Dieses Ziel", erklärt Adler, "ist die leitende, gestaltende Kraft, die es ausmacht, dass jeder Einzelne eine besondere Einheit, eine besondere, von allen anderen verschiedene Persönlichkeit darstellt" (Adler, 1972, S. 129). Die Individualpsychologie macht es sich zu einer ihrer wichtigsten Aufgaben, jeden Einzelnen als Gemeinschaftswesen zugleich auch zur Verwirklichung seiner besonderen Persönlichkeit zu ermutigen. Jeder Mensch hat seine Lebensleitlinie, es gibt keine zwei Menschen mit derselben Leitlinie; sie ist das Individuelle, das Einmalige in der Persönlichkeit. Der Einzelne soll zur Erkenntnis, zum besseren Verständnis der eigenen Lebenslinie und des eigenen Lebensstils geführt werden; nicht im Sinne einer Idealgestaltung, wohl aber einer Verbesserung der seelischen Entwicklung.

Adler sucht nach einer treffenden Erklärung für den Lebensstil und die Lebensleitlinie und entdeckte dabei das kreative Selbst. Er nimmt ein aktives Zentrum im Menschen an, das die eigene Persönlichkeit schafft und gestaltet. Als er die kreative Macht dieses Selbst entdeckte, ordnete er ihm all seine anderen Begriffe unter. "Das schöpferische Selbst gibt dem Leben einen Sinn; es erzeugt die Ziele wie auch die Mittel zu deren Erreichung ..." (Hall, 1978, S. 149). Adlers Individualpsychologie denkt also grundsätzlich psychodynamisch: alles Leben ist in Bewegung, strebt von einer Minussituation zu einer Plussituation. Der Mensch drängt nach Überwindung der Minderwertigkeit, nach Weiterentfaltung und Vollendung. Mit diesem "Streben nach Vollendung" meint Adler vermutlich etwas Ähnliches wie Goldstein und im Anschluss an ihn Maslow mit dem Bedürfnis nach Selbstverwirklichung.[7]

C.G. Jung

Der Begriff "Individuation" ist eng mit der Psychologie von Jung verknüpft, ist doch der moderne Begriff des Individuationsprozesses überhaupt erst von Jung geschaffen worden, und zwar in Hinblick auf eine mögliche Entwicklung des Menschen. Nach seiner Auffassung bedeutet die Individuation einen Reifungsprozess der Seele und zielt auf die Vervollständigung der Persönlichkeit durch grösstmögliche Erweiterung ihres Bewusstseinsfeldes hin; Voraussetzung dazu ist die schrittweise Integration ihrer unbewussten, aber bewusstseinsfähigen Inhalte.[8]
"Individuation bedeutet: zum Einzelwesen werden, und, insofern wir unter Individualität unsere innerste, letzte und unvergleichbare Einzigartigkeit verstehen, zum eigenen Selbst werden. Man könnte 'Individuation' darum als 'Verselbstung' oder als 'Selbstverwirklichung' übersetzen" (Jung, 1972, S. 65). Unter Individuation versteht Jung also einen natürlichen, z.T. unbewusst verlaufenden Wachstums-, Reifungs- und Entwicklungsprozess, der sich in jedem Lebewesen abspielt, von der Jugend zur Lebensmitte bis zum Alter.[9] Individuation kann nur erfolgen, wenn eine Veränderung der allgemeinen Einstellung stattfindet. Sie hat das Erreichen des Mittelpunktes der Persönlichkeit zum Ziel, eine neue Zentrierung der Gesamtpersönlichkeit. Meier benutzt zur Beschreibung dieses Vorgangs einen Kompass: das Schema der psychologischen Typen von Jung.

Er meint, "dass es sich bei der Entwicklung der Persönlichkeit, also bei der Individuation, um eine Bemühung handeln muss, alle vier Funktionen im Laufe der Zeit in den Griff des Bewusstseins zu bekommen, d.h. möglichst weitgehend zu differenzieren" (Meier, 1977, S. 84). Durch das Bewusstmachen und Erleben der Phantasien werden die unbewussten und minderwertigen Funktionen dem Bewusstsein assimiliert; ein Vorgang, der natürlich nicht ohne tiefgehende Wirkung auf die Einstellung des Bewusstseins verläuft.[10] Sobald nun im Entwicklungsgang eine Störung eintritt, indem ein projektiertes Ziel nicht erreicht werden kann, entsteht eine Frustration, auf die der Mensch mit einer Regression reagiert. Aus der bisherigen Extraversion und teleologischen Ausrichtung wird nun eine Introversion und eine mehr kausale Einstellung. Während der regressiven Phase wendet man sich dem Unbewussten zu und lässt mindestens vorübergehend die Betrachtung der objektiven Realität ausser acht. Dies muss aber nach Jung nicht unbedingt schädlich für die Persönlichkeit sein, denn gerade durch solche Phasen der Introversion kann der Mensch den Kontakt mit seinem kollektiven Unbewussten wieder aufnehmen und die dort gespeicherte Weisheit nutzen, um die Frustration zu bewältigen. Das Ziel der Selbstverwirklichung, dem die Persönlichkeit entgegenstrebt, umfasst also Progression und Regression.[11]

Der Individuationsprozess beginnt damit, dass der weitaus grössere Teil der psychischen Energie, der bisher an die äusseren Objekte verhaftet war und in den Beziehungen und Anpassungsvorgängen der Umwelt investiert wurde, zurückgezogen wird und sich der Innenwelt, dem dunklen Hintergrund der eigenen Seele zuwendet. Hierbei werden infantil gebliebene oder bisher völlig unentwickelte Tiefenschichten mobilisiert und durch die Regression der Libido verlebendigt. Es folgt dann eine breit ausgelegte, tiefe Auseinandersetzung mit allen Gegebenheiten und Möglichkeiten, die in diesem Menschen selbst liegen und ihm vorher noch unbewusst waren.[12]

Wenn wir nun im folgenden versuchen, die Phänomenologie des Entwicklungsprozesses der Persönlichkeit zu skizzieren, so darf keinesfalls der Eindruck entstehen, es handle sich um eine Vorschrift oder ein Rezept, nach welchem verfahren werden müsse. Natürlich kann für die Auseinandersetzung zwischen Bewusstsein und Unbewusstem kein Programm aufgestellt werden.

Wenn wir eine gewisse Reihenfolge des Ablaufes annehmen, so kann dieselbe nur als Skizze eines durchschnittlichen Verlaufes des Individuationsprozesses gemeint sein.

Der Individuationsprozess pflegt sich in Symbolen anzukündigen, die Bilder archetypischer Gestaltkraft sind, wobei ihre spezifische Form je nach Individuum variiert. Die Stationen der Individuation in der ganzen Vielfalt ihrer Erscheinungsweise anzuführen übersteigt den Rahmen dieser Ausführungen. Es muss daher im nachfolgenden eine kurze Skizzierung genügen, welche nur jene symbolischen Gestalten anführt, die für die Hauptetappen des Prozesses charakteristisch sind. Selbstverständlich treten aber daneben auch zahlreiche andere archetypischen Bilder auf.

Es ist ein Erfordernis auf dem Wege zur Persönlichkeit, sich von der Persona zu scheiden, wobei die Persona als Vermittlungsfunktion zwischen Ich und Aussenwelt, als Ausschnitt aus der Kollektivpsyche betrachtet wird. "Der Zweck der Individuation ist nun kein anderer, als das Selbst aus den falschen Hüllen der Persona einerseits und der Suggestivkraft unbewusster Bilder andererseits zu befreien" (Jung, 1972, S. 66).[13]

Die erste Etappe führt zur Erfahrung des Schattens, der die "andere Seite" des Menschen versinnbildlicht, den "dunklen Bruder",[14] der zwar unsichtbar, doch unzertrennlich zur menschlichen Ganzheit gehört.

Die Begegnung mit dem Schatten fällt vielfach mit der Bewusstmachung des Funktions- und Einstellungstypus, zu dem man gehört, zusammen. Die Konfrontation mit dem Schatten heisst, sich seines eigenen Wesens schonungslos kritisch bewusst zu werden.[15]

"Die zweite Etappe des Individuationsprozesses ist gekennzeichnet durch die Begegnung mit der Gestalt des 'Seelenbildes'; von Jung beim Mann die Anima, bei der Frau der Animus genannt. Die archetypische Figur des Seelenbildes steht jeweils für den komplementärgeschlechtlichen Anteil der Psyche ..." (Jacobi, 1959, S. 173). Gelingt es, das gegengeschlechtliche in der eigenen Seele zu durchschauen und bewusst zu machen, dann stehen die Affekte und Emotionen weitgehend unter Kontrolle, sie hören auf, vom Unbewussten her zu wirken. Hat das Individuum den gegengeschlechtlichen Teil seiner Psyche differenziert, so hat sein Bewusstsein eine Bereicherung erfahren. Die Innenerfahrung der Anima und des Animus gehören zu den schwersten, aber auch fruchtbarsten Aufgaben der Reife. Sie ist dem Menschen selten vor der Lebensmitte möglich.

Nach der Integration der Anima und des Animus kann als nächstfolgender Markstein der inneren Entwicklung "das Erscheinen des Archetypus des alten Weisen, der Personifikation des geistigen Prinzips", beobachtet werden. Sein Gegenbild im Individuationsprozess der Frau ist "die Magna Mater", die grosse Erdmutter, die die kalte und sachliche Wahrheit der Natur repräsentiert (Jacobi, 1959, S. 188). Beide Figuren, der "Alte Weise" ebenso wie die "Grosse Mutter", haben eine unendliche Fülle von Erscheinungsweisen.[16] Von beiden Figuren geht eine mächtige Faszination aus; Jung nennt diese archetypischen Figuren des Unbewussten "Mana-Persönlichkeiten".[17] Mana zu besitzen, heisst wirkende Kraft zu haben auf andere, aber auch die Gefahr, dadurch überheblich und selbstherrlich zu werden. "Die Bewusstmachung der Inhalte, die den Archetypus der Mana-Persönlichkeit aufbauen, bedeutet darum für den Mann die zweite und wahrhafte Befreiung vom Vater, für die Frau die von der Mutter und damit die erstmalige Empfindung der eigenen Individualität" (Jacobi, 1959, S. 190).[18]

Wenn der Mensch bis zu seinem Selbst vordringt, treten Symbole der Mitte, so z.B. Mandalas auf.[19] Bestimmte, spontan auftauchende innere Bilder, die eine Zentrierung oder eine Gegensatzvereinigung ausdrücken, werden als Symbole des Selbst verstanden, d.h. da sie auch als Bilder der psychischen Totalität aufgefasst werden, schliesst Jung von ihnen zurück auf "das Vorhandensein eines entsprechend beschaffenen Archetypus".[20]

Der Mensch erreicht durch eine gelungene Individuation also seine Mitte, sein Selbst, das Zentrum seiner Persönlichkeit. "Erst wenn dieser Mittelpunkt gefunden und integriert ist, kann von einem 'runden' Menschen gesprochen werden" (Jacobi, 1959, S. 192). Das innerliche Gewahrwerden des Selbst bedeutet für die bewusste Persönlichkeit nicht nur eine Verschiebung ihres bisherigen psychischen Zentrums, sondern als Folge davon eine vollständig veränderte Lebenseinstellung und Lebensauffassung, also eine "Wandlung" im wahrsten Sinne des Wortes. Das Selbst bezeichnet die letzte Station auf dem Wege der Individuation, den Jung auch Selbstwerdung nennt und wird wirksam durch die Konzentration auf die innere Mitte, d.h. auf den Ort der schöpferischen Wandlung im Menschen drin.[21] "Das Selbst ist nicht nur der Mittelpunkt, sondern auch der Umfang, der Bewusstsein und Unbewusstes einschliesst; es ist das Zentrum der psychischen Totalität, wie das Ich das Bewusstseinszentrum ist" (Jung, 1952, S. 69).

Der Individuationsprozess vollzieht eine "conjunctio oppositorum", führt also zu einer Ganzheit und diese Ganzheit bringt sich in Mandalasymbolen zum Ausdruck.[22] Das Selbst als Ziel ist Mitte der Psyche im Sinne einer Synthese, einer complexio oppositorum. Die in diesem Individuationsprozess differenziert entwickelten Systeme müssen durch die transzendente Funktion zu einer harmonischen Ganzheit gebracht werden. Erst in der Ganzheit aller Systeme und Funktionen erreicht die Persönlichkeit ihr letztes Ziel. Das Streben nach Ganzheit symbolisiert sich nach Jung in den unbewussten Wünschen des Menschen, wie sie in Träumen, Mythen und in symbolischen Darstellungen in der Kunst zum Ausdruck kommen.

Jung unterscheidet in seinen Darstellungen zwischen "Vollständigkeit" und "Vollkommenheit". Er lehrt, "dass der 'vollendete' Mensch ganz ist: nicht nur in der Weise, dass er vollständig ist, sondern auch in dem Sinne, dass er in einem mysterium conjunctionis einen transzendenten Überstieg vollzieht und eben darin ganz wird" (Sborowitz, 1975, S. 76). Die Ganzheit der Persönlichkeit ist erreicht, wenn die Hauptgegensatzpaare relativ differenziert sind, wenn also die beiden Anteile der Gesamtpsyche, Bewusstsein und Unbewusstes miteinander verknüpft sind und zueinander in lebendigem Bezug stehen.

"Die Persönlichkeit als eine völlige Verwirklichung der Ganzheit unseres Wesens ist ein unerreichbares Ideal. Die Unerreichbarkeit ist aber nie ein Gegengrund gegen ein Ideal, denn Ideale sind nichts als Wegweiser und niemals Ziele" (Jung, 1969, S. 188). Die Ganzheit bleibt immer relativ und an ihr weiterzuarbeiten unsere lebenslängliche Aufgabe.[23]

Der Individuationsprozess, wie er von Jung als Methode und Weg zur Erweiterung der Persönlichkeit herausgearbeitet wurde, konnte hier nur in wenigen Zügen nachgezeichnet werden. Er besteht, wie wir sahen, "in einer schrittweisen Annäherung an die Inhalte und Funktionen der psychischen Gesamtheit und in der Anerkennung ihrer Wirkung auf das Ich und führt unweigerlich dazu, sich selbst als das zu erkennen, was man von Natur aus ist, im Gegensatz zu dem, was man sein möchte" (Jacobi, 1959, S. 199).

Neumann, ein Schüler Jungs, schildert die schöpferische Entwicklung des menschlichen Bewusstseins und seine Selbstbefreiung aus der Umklammerung des Unbewussten. Er versucht, archetypische Stadien der Bewusstseinsentwicklung nachzuweisen. Anschliessend untersucht er die psychologischen Stadien der Persönlichkeitsentwicklung. "In der ontogenetischen Entwicklung hat das Ichbewusstsein des Einzelnen die gleichen archetypischen Stadien zu durchschreiten, welche innerhalb der Menschheit die Entwicklung des Bewusstseins bestimmt haben" (Neumann, 1980, S. 7).

Neumann weist auf den Individuationsprozess als auf einen sich nach innen wendenden Gang hin, den er "Zentroversion" nennt.

"Die Entwicklung der Persönlichkeit geht grundsätzlich in drei Dimensionen vor sich. Die eine ist die Anpassung und Entwicklung nach aussen, der Welt und den Dingen gegenüber, die Extraversion; die zweite ist die Anpassung und Entwicklung nach innen, dem objektiv Psychischen und den Archetypen gegenüber, die Introversion. Die dritte aber ist die Zentroversion, die Selbstgestaltungs- oder Individuationstendenz innerhalb des Psychischen, die unabhängig ist von den beiden Einstellungsrichtungen und ihrer Entwicklung" (Neumann, 1980, S. 175). Die Bildung der Persönlichkeit folgt weiterhin der Zentroversionstendenz, welche zusammenschliessend, systematisierend und organisierend die Ichbildung akzentuiert und damit auch eine Systematisierung der anfänglich diffusen Inhalte des Bewusstseins zustande bringt.

Der Individuationsweg gehört zu einem der entscheidenden Grundphänomene, durch die der moderne Mensch zur Erfahrung und Bewusstwerdung der allgemeinmenschlichen archetypischen

Grundstruktur gelangt, die in jedem Menschen, wenn auch unbewusst, das Leben bestimmt.[24]

Der seiner Natur nach auf Bewusstwerdung, Individuation und Integration angelegte Mensch ist immer eine Einheit personaler und transpersonaler Funktionen. "Nicht nur der Aufbau der Psyche und die Entwicklung des Ich-Bewusstseins verraten diese Einheit von personalen und transpersonalen Faktoren, sondern ebenso auch das Schicksal des Einzelnen als die Geschichte seines Lebens" (Neumann, 1961, S. 63). Das Individuum kommt, nachdem es alle Phasen der Welt- und Eigenerfahrung durchschritten hat, zum Selbstbewusstsein seiner eigentlichen Bedeutung. "Es erkennt sich als Anfang, Mitte und Ende in der Selbstentwicklung der Psyche, welche als Ich sich herausstellt, um als Selbst von diesem Ich erfahren zu werden ... Die werdende Ganzheit als Ergebnis des Individuationsprozesses entspricht einer verstärkten Strukturierung, einer Gestaltwerdung der Persönlichkeit" (Neumann, 1980, S. 330).

Nach Lersch hat das Leben die Tendenz der Selbstentfaltung, Selbstgestaltung und Selbsterhaltung und bedarf dazu der Umwelt. Seelenleben ist — wie alles Leben — auf die Verwirklichung von Möglichkeiten des Seins gerichtet. Lerschs Schichtentheorie handelt davon, dass die menschliche Natur vor allem durch das Gewicht von Strebungen bestimmt ist, die auf ein "Über-sich-hinaus-Sein" zielen, auf Teilhabe an einem Seins- und Wertbereich, der jenseits der Dynamik der eigentlichen Zuständlichkeiten liegt. Aus den Spannungen zwischen Ober- und Unterbau ergeben sich Strebungen der Individuation, des Über-sich-hinaus-Seins. In diesen Strebungen sucht der Mensch sein Dasein einzubinden in einen übergreifenden Sinnzusammenhang. Der Mensch wird in den Strebungen des Über-sich-hinaus-Seins recht eigentlich gerufen und zwar von etwas, das jenseits des individuellen Selbstes liegt. Ob sich Strebungen verwirklichen können, hängt wesentlich auch davon ab, ob die dazu nötigen oder förderlichen Fähigkeiten zur Verfügung stehen. Erst in der Verwirklichung der Strebungen des Über-sich-hinaus-Seins wird dem individuellen Selbst sein Sein als personales Selbst gegeben. "Wie dem Menschen sein Dasein überhaupt — im Unterschied vom Tier — nicht einfach gegeben, sondern aufgegeben ist, so ist ihm auch das integrative Gleichgewicht zwischen endothymem Grund und personellem Oberbau recht eigentlich aufgegeben, und zwar als Anliegen der Realisierung seines personalen Selbstes, als Aufgabe der Selbstfindung und Selbstverwirklichung. Die Erfüllung dieser Aufgabe ist offensichtlich schwierig" (Lersch, 1970, S. 533).

Einen Schritt in die Denkrichtung der humanistischen Psychologie tat der Neurologe Goldstein (1934), der ein neues dynamisches Prinzip entwickelte und darstellte: das wachsende Bedürfnis des gesunden Individuums nach Selbstaktualisierung, das er als ein grundlegendes Motiv wie auch als Ziel des Lebens betrachtete.[25] Das Konzept der Selbstaktualisierung oder Selbstverwirklichung ist seiner Meinung nach das einzige Motiv, das der Organismus besitzt. "Selbstverwirklichung ist die schöpferische Tendenz der menschlichen Natur. Sie ist das organische Prinzip, durch welches der Organismus mehr und vollständiger entwickelt wird" (Hall, 1978, S. 343). Nach Goldsteins Organismuslehre ist also die Grundthematik der gesunden Persönlichkeit durch ein Streben nach Selbstaktualisierung gekennzeichnet. Einzelmotive und -bedürfnisse sind nur Teilmanifestationen des Grundbedürfnisses, sich selbst in dieser Tätigkeit oder jenem Genuss zu verwirklichen. Er meint, dass ein normaler Organismus ein solcher ist, "bei dem die Tendenz zur Verwirklichung von innen heraus schafft, und der die Störungen, die durch den Zusammenstoss mit der Welt entstehen, überwindet, nicht aus Angst, sondern aus Freude an der Überwindung" (Goldstein, 1934, S. 197).

A.H. Maslow

Gegenüber der Tendenz zur Reduktion aller Verhaltensweisen auf einen Grundtrieb, wie sie sich bei Goldstein angedeutet fand, gründet sein Schüler Maslow die Selbstverwirklichung auf die schrittweise Erfüllung einer Hierarchie von Bedürfnissen. "Was ein Mensch sein kann, muss er sein. Er muss seiner eigenen Natur treu bleiben. Dieses Bedürfnis bezeichnen wir als Selbstverwirklichung" (Maslow, 1954, S. 89). Nach Maslow besitzt der Mensch eine "höhere Natur", die sein ganzheitliches Wesen bestimmt. Seine Motivationstheorie spiegelt eine umfassende Sicht des Menschseins. Er spricht von einer Bedürfnishierarchie; Bedürfnisse motivieren je nach Charakter, sozialer und kultureller Situation des einzelnen die Handlungen und das Verhalten des Menschen. Der Mensch werde nie aufhören, immer neue Bedürfnisse befriedigen zu wollen und damit zugleich in den Bereich transpersonaler Werte vorzustossen.[26]

Hunger und andere Bedürfnisse, Sicherheitsstreben, das Bedürfnis nach menschlichem Kontakt, nach Liebe, nach Selbstachtung müssen erfüllt sein, bevor das genuine Bedürfnis nach Selbstverwirklichung in Erscheinung treten kann.

Je tiefer das Niveau der bestimmenden Bedürfnisse, desto eindeutiger wird das Verhalten eines Menschen durch eine sogenannte "Defizit-Motivation" bestimmt. Je höher aber dieses Niveau, desto mehr strukturiert sich das gesamte Verhalten nach den Prinzipien einer "Wachstums-Motivation". Die Selbstverwirklichung ist dabei wachstums- und nicht mangelmotiviert. Der gesunde Mensch wird "primär von seinem Bedürfnis motiviert, alle seine Potentialitäten und Fähigkeiten zu entwickeln und zu verwirklichen" (Goble, 1979, S. 50). Maslows Ideen über das menschliche Potential stehen in enger Beziehung zu seinem Begriff des Wachstums. Seine Forschung führte ihn zu der Schlussfolgerung, dass Wachstum in Richtung auf Selbstverwirklichung sowohl natürlich wie auch notwendig ist. Mit Wachstum meint er die ständige Entwicklung von Begabung, Fähigkeit, Kreativität, Weisheit und Charakter. Wachstum ist die fortschreitende Befriedigung höherer und höherer Niveaus der psychologischen Bedürfnisse.[27] Maslow untersuchte selbstverwirklichende, sich aktualisierende Menschen. Dabei ergaben sich die folgenden charakteristischen Merkmale: diese Menschen sind realistisch eingestellt, akzeptieren sich selbst, andere und die Welt als das, was sie sind. Sie sind spontan, eher problemorientiert als selbstzentriert, haben eine ungebundene Wesensart, sind selbständig und unabhängig. Die meisten von ihnen hatten tiefgehende mystische oder spirituelle Erfahrungen, wenn auch nicht notwendigerweise religiöser Art.[28] "Unsere Versuchspersonen ringen nicht mehr im gewöhnlichen Sinn, sondern entfalten sich. Sie versuchen, zur Vollkommenheit zu wachsen und sich in ihrem eigenen Stil mehr und mehr vollständig zu entwickeln ..." (Maslow, 1954, S. 229). Gesunde Menschen haben ihre Grundbedürfnisse nach Sicherheit, Geborgenheit, Liebe, Achtung und Selbstbewusstsein ausreichend befriedigt, "so dass sie primär von Tendenzen zur Selbstverwirklichung motiviert werden" (Maslow, 1973, S. 41). Die Dynamik der Entwicklung, und d.h. für Maslow, das Fortschreiten von niederen zu höheren Bedürfnissen, hat ihren Ursprung in der Tatsache, dass die Befriedigung eines Bedürfnisses von der Suche nach einem neuen Glückszustand abgelöst wird. "Man wird das menschliche Leben nie verstehen können, ohne seine höchsten Ambitionen in Rechnung zu stellen, Wachstum, Selbstverwirklichung, das Streben nach Gesundheit, nach Identität und Autonomie, das Verlangen nach Vortrefflichkeit müssen jetzt ohne Frage als eine verbreitete und vielleicht universelle menschliche Tendenz akzeptiert werden ..." (Maslow, 1954, S. 111). Maslow spricht vom Gegensatz eines angeborenen Triebs zum Wachstum und einer angeborenen Tendenz zum Rückzug auf sichere Positionen.[29]

Was verhindert Wachstum? Was hält es zurück? Was ist die Alternative zum Wachstum nach vorn? Warum ist es für manche so hart und schmerzhaft, sich weiterzuentwickeln? Hier muss man sich mehr der fixierenden und regressiven Macht der unbefriedigten Defizit-Bedürfnisse bewusst werden, der Attraktionen der Sicherheit, der Funktionen der Abwehr und des Schutzes gegen Schmerz, Furcht, Verlust und Bedrohung, der Notwendigkeit des Mutes, um sich vorwärtszuentwickeln.[30] "... Wir können den Prozess des gesunden Wachstums als eine nie endende Serie von Situationen der freien Wahl betrachten, mit denen jedes Individuum an jedem Punkt seines Lebens konfrontiert wird und in denen es zwischen den Freuden der Sicherheit und des Wachstums, der Abhängigkeit und Unabhängigkeit, der Regression und des Fortschrittes, der Unreife und Reife wählen muss. Sicherheit bringt sowohl Ängste als auch Freuden mit sich, genau wie das Wachstum. Wir entwickeln uns voran, wenn die Freude am Wachstum und die Angst vor der Sicherheit grösser sind als die Angst vor dem Wachstum und die Freude an der Sicherheit" (Maslow, 1973, S. 61). Zusätzlich zum Drang in Richtung auf die Gesundheit gibt es also auch den ängstlich-regressiven Drang zurück zur Krankheit und Schwäche. Die Vorwärtsentwicklung findet in kleinen Schritten statt und jeder Schritt vorwärts wird durch das Gefühl der Sicherheit ermöglicht, des Vordringens ins Unbekannte, weil der Rückzug noch immer möglich ist. Die Sicherheitsbedürfnisse sind letztlich mächtiger als die Wachstumsbedürfnisse.

Psychopathologisch ist für Maslow alles, was den Gang der Selbstverwirklichung stört oder unterdrückt oder verfehlt. Therapie hilft, die Person auf den Pfad der Selbstverwirklichung und der Entwicklung entlang der von ihrer inneren Natur vorgeschriebenen Leitlinien zurückzubringen. "Erfolgreiche Therapie, ungeachtet der im konkreten Fall verwendeten Methode, scheint dem Patienten zu helfen, indem sie besseres Verstehen, Einsicht, Selbst-Erkennen und Wirklichkeitswahrnehmung fördert" (Goble, 1979, S. 117).

Die erfolgreiche Therapie muss dem einzelnen zu einer grösseren Fähigkeit verhelfen, die Grundbedürfnisse zu befriedigen, und ihn solcherart auf dem Weg zur Selbstverwirklichung vorwärts drängen. Dies ist für Maslow das höchste Ziel aller Therapie.

Maslows Gedanke der Selbstverwirklichung wurde von verschiedenen Autoren in unterschiedlicher Form rezipiert und modifiziert.

So widmet Horney ihr letztes Werk "Neurosis and Human Growth" dem Problem der Selbstverwirklichung. Sie nimmt an, dass in jedem Menschen ein ursprünglicher, nicht weiter abzuleitender Drang wurzelt, sich selbst zu verwirklichen.

Sie ist davon überzeugt, "dass in jedem Menschen konstruktive evolutionäre Kräfte vorhanden sind, die ihn zur Verwirklichung der ihm gegebenen Möglichkeiten drängen" (Horney, 1975, S. 13).

Unter günstigen Bedingungen werden die Kräfte des Menschen zur Verwirklichung der ihm gegebenen Möglichkeiten eingesetzt. Es scheint, als könne der Mensch sein gesamtes Potential nur dann entwickeln, wenn er sich selbst gegenüber ehrlich ist, wenn er aktiv und produktiv ist und wenn er zu seinen Mitmenschen in einer Beziehung echter Gegenseitigkeit steht. Wachsen im eigentlichen Sinn kann er nur dann, wenn er die Verantwortung für sich selbst übernimmt. Wird der Mensch im wesentlichen nicht abgelenkt, entwickelt er sich zur Selbstverwirklichung hin. "... Aus diesem Grund spreche ich an dieser Stelle und das ganze Buch hindurch vom wahren Selbst als der zentralen Kraft, die – allen menschlichen Wesen gemeinsam und dennoch einzigartig in jedem – die tiefe Quelle des Wachstums ist" (Horney, 1975, S. 15).

Fromm sieht das Problem der Selbstverwirklichung in den im Menschen widersätzlichen Strebungen nach Individualität einerseits, nach Zugehörigkeit und Identität andererseits. Das Streben nach grenzenloser Konformität, die ein Gefühl der Sicherheit und Geborgenheit bringt, widerspricht der Selbstverwirklichung. Da die Verwirklichung des Selbst eine Frucht der positiven Freiheit ist, kommen ihr dieselben Auflagen zu wie der Freiheit, nämlich dass sie verbunden ist mit Ungewissheit und Unsicherheit, und Verantwortung fordert. Fromm macht die Individuation, die zunehmende individuelle Reifung, das Zu-sich-selber-Kommen der Persönlichkeit vom Mut zur — meist krisenhaft verlaufenden — Lösung aller Bindungen abhängig. "Der Vorgang der Individuation ist ein Prozess wachsender Kraft und Vervollkommnung seiner ureigenen Persönlichkeit; zugleich aber ist er auch ein Vorgang, bei welchem das ursprüngliche Einssein mit anderen verloren geht ..." (Fromm, 1973, S. 38). Nach Fromm hat jedes normale Individuum von sich aus die Neigung, sich zu entwickeln, zu wachsen und produktiv zu werden. "Die wichtigste Lebensaufgabe des Menschen besteht darin, seinem eigenen Wesen zum Durchbruch zu verhelfen und das zu werden, was er potentiell ist. Das wichtigste Ergebnis seines Bemühens ist die eigene Persönlichkeit" (Fromm, 1954 S. 256).

In jedem Menschen steckt ein Potential archaischer Kräfte. Fast jeder kann zur archaischen Orientierung regredieren oder zur vollen progressiven Entfaltung seiner Persönlichkeit voranschreiten. Der Drang zum Fortschritt ist normalerweise grösser als der Drang zur Regression. Der Mensch hofft, im Neuen sein Glück zu finden, obschon er sich bewusst sein muss, dass er den Zustand der totalen Harmonie mit der Natur nicht mehr finden kann. Die einzige Möglichkeit ist, sich über sie zu erheben. Das ganze Streben des Menschen ist darauf ausgerichtet, eine Antwort auf seine Existenz zu finden und damit seelischer Erkrankung zu entgehen. Die Neurose ist für Fromm Ausdruck des Scheiterns auf dem Weg zur Individuation. Er spricht von einem Grundkonflikt des erwachenden Selbst und der unerträglichen Situation der "Selbstheit". Neurosen sind in der Konzeption Fromms die gescheiterten Versuche des Individuums, aus der "Freiheit von" in die "Freiheit zu" zu gelangen. "Freiheit von" impliziert Freiheit von Triebbestimmtheit oder Freiheit von atavistischen Bindungen an Gruppenkollektive. "Freiheit zu" heisst sich selbst als schöpferisch-produktives Individuum zu verwirklichen. Die progressive Lösung der Existenz besteht für Fromm darin, dass man nicht durch Regression, sondern durch die volle Entwicklung aller menschlichen Kräfte, der Menschlichkeit in uns selbst zu einer neuen Harmonie gelangt.[31]

G.W. Allport

Allport gibt seiner Theorie der Persönlichkeitsentfaltung den Titel "Becoming".[32]

Dieser Titel deutet bereits an, dass eine Persönlichkeit nie statisch, sondern immer "im Werden" begriffen ist. "Persönlichkeit ist die dynamische Ordnung derjenigen psychophysischen Systeme im Individuum, die seine einzigartigen Anpassungen an seine Umwelt bestimmen" (Allport, 1959, S. 49).

Die Persönlichkeitsentwicklung setzt in den ersten Lebensjahren ein und führt zu immer höheren Stufen des Erwachsenseins und der Weisheit.[33]

"Indem wir über die Faktoren nachdenken, die uns im Erleben unseres eigenen Werdens bedeutungsvoll erscheinen, erfassen wir Punkte, die wichtig sind. Wenn wir uns fragen, wie wir denn eigentlich aufgewachsen sind, kommen Probleme wie die folgenden zum Bewusstsein: die Beschaffenheit unserer angeborenen Dispositionen, die Wirkung von Kultur und Umgebung auf uns, das Entstehen des Bewusstseins von uns selbst, unser Gewissen, die allmähliche Entwicklung unseres Ausdrucksstils, unsere Erlebnisse der Wahl und der Freiheit, unsere Stellungnahme zu Konflikten und Ängsten und schliesslich die Bildung unserer reiferen Werte, unserer Interessen und Ziele" (Allport, 1974, S. 31).

Sein ganzes Leben lang muss der Mensch versuchen, zwei Arten des Werdens zu vereinigen, die der Gemeinschaft und die persönliche: "die eine, die es zu einem Spiegel macht, und die andere, die als Licht der Individualität in ihm leuchtet" (Allport, 1974, S. 40).

Die Eigenart des menschlichen Werdens kennzeichnet die menschliche Existenz als stets sich ereignende Auseinandersetzung der

Schicht des archaischen Lebens der Kindheit und den Schichten der erwachsenen und gereiften Person.

"In diesem verwickelten Wachstumsverlauf treffen wir auf die schwierige Frage: worin besteht die relative Bedeutung der früheren und der späteren Abschnitte der Entwicklung? Wir wissen, dass es Schichten in jeder Person gibt, die archaisch sind und die aus relativ isolierten Systemen früherer Jahre bestehen. Doch es gibt auch Schichten, in denen der Mensch ganz erwachsen ist und in denen seine psychologische Reife seinem Alter entspricht. Das Drama des menschlichen Lebens besteht zum grössten Teil in Auseinandersetzungen, die sich zwischen früheren und späteren Entwicklungsstadien abspielen. Das Werden vollzieht sich im Grunde so, dass frühere Stadien in spätere Stadien aufgenommen werden; erweist sich das aber einmal als unmöglich, muss man mit dem Konflikt zwischen früheren und späteren Stadien so gut fertig werden, wie es eben geht" (Allport, 1974, S. 34).

Komplizierte Strukturebenen − so Allport − beeinflussen und modifizieren das Werden. "Genauer formuliert, ist es die unvollendete Struktur, welche diese dynamische Kraft hat. Eine vollendete Struktur ist statisch; aber eine wachsende Struktur, die zu einer bestimmten Richtung der Geschlossenheit tendiert, hat die Fähigkeit, das Verhalten zu unterstützen und zu lenken in Übereinstimmung mit ihrer Bewegung" (Allport, 1974, S. 82). Die Persönlichkeit ist beständig und dynamisch zugleich und immer im Wandel begriffen. Sie wird von Allport als ein System betrachtet − unvollständig, aber darauf gerichtet, zu wachsen und mehr zu werden, als es ist.[34] Die Entwicklung der Persönlichkeit ist ein Geschehen, das alterniert zwischen Differenzierung und Spezialisierung einerseits und der Integration dessen, was differenziert worden ist, in einen auf komplexere Weise organisierten Prozess andererseits. Die Entwicklung vollzieht sich in Form von glatten, fliessenden Übergängen; es gibt keine plötzlichen Wechsel von einer Ebene auf eine andere.[35]

Das Werden ist der Prozess, durch den ein schöpferischer Drang all diese Kräfte benutzt, um einen eigenen Lebensstil zu gestalten. Es ist der Wunsch nach "Autonomie, nach Individuation, nach Selbstheit, nach existentieller Einzigartigkeit, der in die Formung des Produkts eintritt. Das Wachstum in Richtung dieses Zieles ist ein

Gesetz, dem die meisten Persönlichkeiten zu entsprechen scheinen"
(Allport, 1959, S. 555).

Persönlichkeit ist nicht das, was jemand hat, sondern das geplante
Ergebnis seines Wachstums. "Wie die Persönlichkeit wird, beruht auf
einer Disposition, die Möglichkeiten der Persönlichkeit zu verwirklichen, d.h. in allen Entwicklungsstadien charakteristisch menschlich
zu werden. Im Rahmen dieser allgemeinen Disposition gibt es etwas,
was besonders wichtig ist: die Individuation, die Bildung eines individuellen Lebensstils, der selbst-bewusst, selbst-kritisch und selbst-
erhöhend ist" (Allport, 1974, S. 34).

Dispositionen dienen letztlich der Verwirklichung und der Steigerung des Selbst. Der gesunde Erwachsene entwickelt sich unter
dem Einfluss von Wertschemata, deren Beachtung er als wünschenswert empfindet, auch wenn er nie Vollkommenheit darin erreicht.
Auch die bestintegrierten Persönlichkeiten handeln nicht immer in
voller Übereinstimmung mit ihren Wertschemata. Funktionell autonome Werte, die zu Ausdehnungen des Selbst werden, sind nötig zur
Reife.

In diesen funktionell autonomen Motiven der Reife sind die
Haupttriebfedern der erwachsenen Persönlichkeit zu finden. Die
Reife der Persönlichkeit wird an dem Grad der funktionellen Autonomie, den ihre Motive erreicht haben, gemessen; selbst wenn es in
jeder Persönlichkeit Archaismen, Infantilismen, Regressionen, Re-
flexreaktionen gibt, so zeigt doch das kultivierte und sozialisierte
Individuum seine Reife in dem Masse, in dem es die frühen Formen
der Motivation überwunden hat. Der Umfang, in dem die individuellen Motivationen autonom werden, stellt also einen Massstab der
Reife des Menschen dar.[36]

Der Reichtum und die Kongruenz einer reifen Persönlichkeit sind
nicht leicht zu beschreiben. Es gibt so viele Weisen aufzuwachsen
wie es Individuen gibt, die wachsen, und in jedem Fall ist das gesunde
Endprodukt einzigartig. Es gibt einen weiten Spielraum für die Gestalt der Individualität. Allport führt aus: "Die Reife der Persönlichkeit hat nicht irgendeine notwendige Beziehung zum chronologischen Alter ..." (Allport, 1959, S. 271). Allport nennt dann in
eigener Weise sechs Kriterien der Reife und meint:

"Insbesondere finden wir sechs Kriterien, die den Bereich der Übereinstimmung zusammenfassen. Die reife Persönlichkeit wird (1) einen weit ausgedehnten Sinn des Selbst haben; (2) in der Lage sein, sich mit Wärme in Beziehung zu anderen zu setzen, sowohl in intimen als auch in nicht-intimen Kontakten; (3) eine fundamentale emotionale Sicherheit besitzen und sich selbst bejahen; (4) wahrnehmen, denken und handeln mit Lust und Liebe und in Übereinstimmung mit der äusseren Realität; (5) fähig zu Selbst-Objektivierung, Einsicht und Humor sein; (6) in Harmonie mit einer vereinheitlichenden Weltanschauung leben" (Allport, 1959, S. 299). Die Aktualisierung des Selbst ist jedoch ein Projekt, das ein ganzes Leben in Anspruch nimmt. "Reife bedeutet, dünkt uns, dass wir uns aller Schwierigkeiten unserer Existenz bewusst werden und sie irgendwie bejahen" (Allport, 1974, S. 73).

C.R. Rogers

Die Idee der menschlichen Selbstentfaltung wurde auch von der humanistischen Psychotherapie aufgegriffen. Aus praktischen Erfahrungen heraus entwickelte Rogers seine Theorie der Persönlichkeit und Persönlichkeitsentwicklung — eine Theorie, die immer noch offen ist, sich entwickeln kann und Fragen stellt. Rogers nimmt an, dass die in den Menschen liegenden Tendenzen positiv sind. Die menschliche Persönlichkeit kann seiner Meinung nach nur als ein ständiges Werden, als eine permanente Tendenz des Sich-Änderns aufgefasst werden. Die Einheit der Persönlichkeit ist nicht Struktur, sondern ein dauernder Prozess, der selber Strukturen schafft.

"... der innerste Kern der menschlichen Natur, die am tiefsten liegenden Schichten seiner Persönlichkeit, die Grundlage seiner tierischen Natur ist von Natur aus positiv — von Grund auf sozial, vorwärtsgerichtet, rational und realistisch" (Rogers, 1976, S. 100). Rogers ergänzt jedoch: "Ich möchte in diesem Punkt nicht missverstanden werden. Ich habe kein euphorisches Bild von der menschlichen Natur. Ich weiss, dass Individuen aus Abwehr und innerer Angst sich unglaublich grausam, destruktiv, unreif, regressiv, asozial und schädlich verhalten können" (Rogers, 1976, S. 42). Wesentlich zum Verständnis der Theorie und Therapie von Rogers ist also sein Menschenbild.

"Der Organismus hat eine grundlegende Tendenz, den Erfahrungen machenden Organismus zu aktualisieren, zu erhalten und zu erhöhen" (Hall, 1978, S. 422). Die Selbstaktualisierungstendenz wird von Rogers als Basismotiv angesehen. Sie ist eine dem Organismus inhärente Tendenz, seine Fähigkeiten in Richtung auf zunehmende Selbstverwirklichung zu entwickeln, die grosse Unabhängigkeit und Selbstverantwortlichkeit, wachsende Selbstregulierung und Autonomie beinhaltet. Rogers integriert die Vorstellungen der Selbstaktualisierung in seine Psychotherapie. Diese beruht auf der nicht-direktiven Technik, d.h. der Klient wird weder durch den Therapeuten gelenkt, noch werden ihm Ratschläge oder Verhaltensregeln gegeben. Die Psychotherapie Rogers ist eine Begegnung zweier Menschen, des Klienten und des Therapeuten. Die wichtigste Bedingung dabei ist, dass der Therapeut über drei Variablen verfügt: Echtheit, positive Beachtung und Emphatie. Wichtiger als jede Variable für sich ist jedoch deren harmonisches Zusammenspiel.[37] Sind diese drei Bedingungen beim Therapeuten erfüllt und werden sie zu einem gewissen Grad vom Klienten wahrgenommen, dann erfolgen während der Therapie Veränderungen. Der Klient entdeckt, dass er dabei ist, schmerzlich, aber bestimmt zu lernen und sich zu entfalten.[38]

"Je mehr der Klient den Therapeuten als jemanden wahrnimmt, der wirklich, ehrlich, empathisch und bedingungslos ihm zugewandt ist, desto mehr wird er sich von einer statischen, fixierten, gefühlsarmen, unpersönlichen Art des Sich-Verhaltens wegentwickeln, desto mehr wird er zu einer Art des Verhaltens kommen, die durch ein fliessendes, sich veränderndes, akzeptierendes Erleben sich unterscheidender persönlicher Gefühle gekennzeichnet ist. Die Folge dieser Entwicklung ist eine Änderung der Persönlichkeit und des Verhaltens in Richtung auf psychische Gesundheit und Reife, realistische Beziehungen zum Selbst, zu anderen und zur Umwelt" (Rogers, 1976, S. 79).

Das Ziel der Therapie ist somit, den Patienten dazu zu bringen, sein wahres Selbst zu akzeptieren und zu entwickeln, und da nur er dieses Selbst zu erkennen vermag, ist sie "nicht-direktiv" und um den Klienten zentriert.

Die Aufgabe der Therapeuten besteht also darin, den Klienten dabei zu unterstützen, sich seiner eigenen Verwirklichungsprozesse bewusst zu werden und auf sie zu vertrauen.[39]

Rogers schrieb ausführlich über den Prozess der Psychotherapie; zur Erfassung und Beschreibung des jeweiligen Standortes der Veränderung des Klienten konzipierte er ein Phasenmodell mit verschiedenen Prozessphasen.[40] Rogers äussert sich hierzu: "So wie sich viele Psychologen für die invarianten Persönlichkeitsaspekte — die gleichbleibenden Aspekte der Intelligenz, des Temperaments, der Persönlichkeitsstruktur — interessieren, so habe ich mich seit langem für die invarianten Aspekte der Persönlichkeitsveränderung. interessiert ... Es ging mir auf, dass sich Individuen durch die Veränderung nicht von einer Beständigkeit zu einer anderen hin bewegen, wenn ein solcher Prozess auch möglich ist. Viel bedeutsamer ist das Kontinuum zwischen Festgefügtem und Änderung: von starrer Struktur zum Fluss, von Bewegungslosigkeit zum Prozess" (Rogers, 1976, S. 135).

Hat das Individuum im Laufe seines Veränderungsprozesses die letzte Phase erreicht, befindet es sich in einer neuen Dimension. "Der Klient hat jetzt die Fähigkeit der Beweglichkeit, des Fliessens, des Veränderns in jeden Aspekt seines psychischen Lebens integriert, und das wird zum hervorstechenden Merkmal ... Sein Erfahren ist wesentlich Prozess; er empfindet das Neue in jeder Situation und interpretiert es erneut, interpretiert es in bezug auf die Vergangenheit nur, insofern das Jetzt Teil der Vergangenheit ist" (Rogers, 1976, S. 158). "Die innere Kommunikation zwischen verschiedenen Aspekten seines Selbst ist frei ... er lebt voll und ganz in sich als einem ständig sich ändernden, prozessualen Fluss ..." (Ostertag, 1979, S. 14). Sein Zustand ist somit ein fliessender, ein Ruhen im freien (freigelegten) Fliessen seines Selbst.[41]

3.2.2. *Ein synthetischer Ansatz zur Individuation*

Wir haben jetzt das Ende unseres Rundganges durch verschiedene Individuations- und Selbstverwirklichungsauffassungen erreicht; beeindruckend ist die Vielfalt der vorgelegten Perspektiven.

Ungeachtet der Unterschiede glauben wir, einige Gemeinsamkeiten und Übereinstimmungen im Individuationsverständnis der Autoren tiefenpsychologischer und humanistischer Richtung feststellen zu können. Viele Aspekte des zugrundeliegenden Menschenbildes und des Individuationsweges überschneiden sich bei diesen Vertretern unterschiedlicher Schulen.

Zuerst möchten wir kurz das ähnliche, in den vorangehenden Ausführungen enthaltene Menschenbild skizzieren.[1]

Mehr oder weniger kennzeichnend für alle diese Richtungen ist ein positives Menschenbild und die Akzentuierung menschlicher Freiheit, des Strebens nach Selbstverwirklichung, Kreativität, Erweiterung, Wachstum, Ganzheit und Sinn.[2] "Der Mensch ist in seinem innersten Kern gut, grundlegende Bedürfnisse sind die nach Leben, Sicherheit und Geborgenheit, Liebe und Selbstverwirklichung. Werden sie unterdrückt, wird der Mensch krank, d.h. starr, unbeweglich, rigide. Dann ist er auch determiniert, unfrei. Nähert er sich dem gesünderen Pol, wird er zunehmend offener, flexibler, freier" (Assagioli, 1978, S. 18).

Der Mensch wird in seiner Ganzheit, d.h. in wechselseitiger Bezogenheit aller psychischen Prozesse betrachtet; die Einheit kognitiver, emotionaler und somatischer Aspekte wird betont. "Einmaligkeit oder Einzigartigkeit des individuellen Lebens werden akzentuiert" (Hall, 1978, S. 298).

Der Mensch ist ein Lernwesen, d.h. er kann sich im Laufe seines Lebens immer neue Kenntnisse aneignen und ihm eigene Potentiale verwirklichen. Das Interesse an den Produkten des Lernens oder den erworbenen Strukturen der Persönlichkeit ist gross. Die Persönlichkeit ist nicht statisch und starr, sondern dynamisch und veränderlich. Es ist also nicht von einem "fixen" Menschenbild zu sprechen, wohl aber von einer ständig werdenden Menschwerdung des Menschen. Ostertag meint dazu: "Das ist kein Bild, das ist Dynamik ... Das

Fliessen und die Offenheit sind die Merkmale des dynamischen 'Menschenbildes'. Sie bewirken ein Drittes, durch das der Mensch erst eigentlich zu dem wird, was Menschsein heisst, nicht als ein Aufgegebenes, sondern als ein sich aus dem Menschen folgerichtig Entwickelndes: den Prozess, durch welchen sich 'das Individuum sich einer immer neuen und sich verändernden' sowohl inneren wie äusseren 'Welt schöpferisch anpasst', mit anderen Worten die Kreativität im umfassendsten Sinn dieses Begriffs" (Ostertag, 1979, S. 19). Der Mensch ist in seinem Leben also ein Fliessendes, ein Prozess, ein von Augenblick zu Augenblick Werdendes. Dabei umfasst der Begriff des "Selbst" sowohl Statik wie auch Dynamik. "Das Selbst aber ist ein Beides, Grundlage, Quelle und Voraussetzung des Statischen und Dynamischen und zugleich ein nicht innerhalb seiner Bleibendes, sondern sich stetig neu von aussen, vom Offenen her auszudrückend Veranlassendes" (Ostertag, 1979, S. 37). Dieses "Selbst" erscheint unseren Autoren wichtiger als das "Ich"; es ist die Vorbedingung einer "Selbstverwirklichung" überhaupt. Die meisten der erwähnten Forscher verwenden das schöpferische Selbst als ein übergreifendes Prinzip der Persönlichkeit, wobei sich die verschiedenen Selbstauffassungen unterscheiden.[3]

Es interessieren besonders Veränderungspotentiale, die "Freiräume menschlichen Handelns". Jede Ebene der Mensch-Welt-Auseinandersetzung wird daraufhin untersucht, wie der Mensch sich jeweils als Handelnder bewegt, überall wird danach gestrebt, die selbstverantwortlichen Teile aufzufinden. Erst auf diese Weise ergeben sich den Individuen Perspektiven − indem erfahrbar wird: Ich kann verändern.[4]

Als ein zentrales Theorem kann die Idee vom Menschen als einem aktiven Gestalter seiner eigenen Existenz angesehen werden. Nach Bühler "ist der Mensch aktiv und positiv, er erlebt bewusst seine Existenz" (Bühler & Allen, 1974, S. 28). Der Mensch muss sich mit den Bedingungen der Existenz auseinandersetzen, mit ihnen ringen. Der Mensch kann nicht nur, er will auch die vollen Möglichkeiten seines Seins verwirklichen. Denn nur durch diese Verwirklichung des ihm Möglichen gelangt er dazu, ein eigentliches Leben zu führen. Wenn er die Möglichkeiten seiner Existenz teilweise oder ganz verleugnet, einengt oder wenn er sich von anderen Menschen oder

180

Dingen seiner Umwelt beherrschen lässt, dann lebt er eine uneigentliche Existenz. Es gehört zur Freiheit des einzelnen, eine von beiden Lebensarten für sich zu wählen.[5] Existenz selbst ist niemals statisch; sie ist immer dabei, etwas Neues zu werden, sich selbst zu transzendieren. Ihr Ziel lautet, vollkommen menschlich zu werden, d.h. alle Möglichkeiten des Daseins zu erfüllen. Natürlich ist dies ein endloses und auch hoffnungsloses Unterfangen, weil die Entscheidung zugunsten einer Möglichkeit immer zugleich die Zurückweisung aller anderen Möglichkeiten bedingt. Angesichts dieser schwierigen Lage kann die Verantwortung jedes Menschen als einer freien Person nur darin liegen, möglichst viel von den Möglichkeiten des In-der-Welt-Seins zu verwirklichen. Die meisten Menschen machen in der Verwirklichung ihrer Möglichkeiten Fortschritte, was besagen soll, dass ein Erwachsener normalerweise mehr verwirklicht ist (hat) als das Kind. "Werden" impliziert sowohl eine Richtung als auch Kontinuität, wobei jene einem Wechsel unterliegen und diese eine Unterbrechung erleiden kann.[6] Immer wieder dringt die Auffassung durch, dass ein "gesunder Mensch" ein letztes Ziel im Leben hat.[7] Der Mensch strebt nicht nur nach Selbsterhaltung und Bedürfnisbefriedigung, sondern nach einem sinnvollen und erfüllten Dasein. Eine selbsttranszendierende Zielsetzung — durch die Suche nach Erfüllung und Sinn über die eigene Existenz hinaus — wird daher als zentrales Merkmal menschlicher Motivation gesehen.[8] Die meisten Autoren stimmen darin überein, dass das Ziel des Menschen darin besteht, sein Leben mit einem persönlichen Sinn zu erfüllen, dass Werte zur Verwirklichung gebracht werden, etwas zu tun, woran man glaubt.[9] Es scheint, als gäbe es einen einzigen elementaren Wert für die Menschheit, ein fernes Ziel, nach dem alle Menschen streben. Er wird von den diversen Autoren Selbstverwirklichung (Fromm, Horney), Integration, Selbstaktualisierung (Goldstein, Maslow, Rogers), Individuation (Jung), Vereinzelung, Autonomie, Selbst- und Werterfüllung (Bühler), Produktivität genannt; doch alle stimmen darin überein, dass dies mit der Verwirklichung der Potentialitäten des Menschen identisch ist, d.h. "voll menschlich werden, alles, was ein Mensch werden kann" (Goble, 1979, S. 126).

Einige Autoren sehen das menschliche Leben als zielgerichtete Verwirklichung selbst zu wählender Aufgaben. "Der Mensch strebt also nicht nur nach Selbsterhaltung und Bedürfnisbefriedigung – wie es das behavioristische und psychoanalytische Paradigma nahelegt – sondern nach einem sinnvollen und erfüllten Dasein. Dies setzt allerdings voraus, dass elementare Bedürfnisse nach Sicherheit und Liebe befriedigt sind" (Völker, 1980, S. 19). Zentrale Werte sind Freiheit, Gerechtigkeit und Menschenwürde. Diese Wertvorstellungen geben dem Menschen eine Zukunftsperspektive und prägen sein Leben und Handeln ebenso stark wie die materiellen Grundlagen seiner Existenz.

Spannungsreduktion ist somit nicht das einzige, was der Organismus anstrebt. Selbst wenn alle primären Bedürfnisse befriedigt sind, ist der menschliche Organismus lebendig, aktiv und unternehmungslustig: er zeigt die Tendenz, sich selbst und seine Umwelt zu erforschen, nach Wissen zu streben und schöpferische Fähigkeiten zu entfalten.[10] Obwohl die Formulierungen der verschiedenen Persönlichkeitstheorien Unterschiede aufweisen, finden sie fast alle das Bewegungsprinzip der Persönlichkeit in einem dynamischen Streben, das erheblich über die blasse Funktion eines homöostatischen Gleichgewichts hinausgeht. Sie anerkennen, dass die Ordnung der Zeit wächst, und betrachten den Wandel in der Persönlichkeit als eine Umzentrierung, nicht aber als eine Verminderung der Spannung.[11] Bertalanffy (1968) konzipierte das sogenannte "Fliessgleichgewicht" im Unterschied zum reinen Gleichgewicht und zur Homöostase, welche mehr statische Konzepte darstellen. Einige der erwähnten Forscher sprechen ausser von Mangelmotivationen auch von Wachstumsmotivationen oder von Selbstaktualisierungstendenzen. Sie sehen das Selbstverwirklichungsstreben "als grundlegende Antriebskraft, als zielgerichtete Tendenz des Organismus, sich selbst zu erhalten, zu entfalten und nach Unabhängigkeit von äusserer Kontrolle zu streben" (Völker, 1980, S. 18). Auf biologischer Ebene ist damit die Tendenz des Organismus zur Entwicklung und Differenzierung vorhandener Anlagen gemeint. Auf der psychischen und sozialen Ebene sind Selbstverwirklichungs- und Individuationstendenzen durch die Entfaltung von Fähigkeiten, durch das Streben nach Wissen und Freisetzung des menschlichen Potentials an konstruktiven Kräften gekennzeichnet. Assagioli führt hierzu aus: "Die Bedeutung, die der Selbstverwirklichung am häufigsten beigelegt wird, ist die von seelischem Wachsen und Reifen, des Erwachens und sich Manifestierens latenter Fähigkeiten des Menschen – zum Beispiel ethischer, ästhetischer und religiöser Erfahrungen und Aktivitäten. Diese entsprechen den Merkmalen, die Maslow der Selbstaktualisierung zuschreibt" (Assagioli, 1978, S. 76). Maslow habe jedoch erkannt, dass Selbstaktualisierung nicht als ein Zustand betrachtet werden sollte, bei dem alle Konflikte beseitigt und für immer völlige Stimmigkeit erreicht werde. Selbstaktualisierung sei nicht die Abwesenheit von Problemen, sondern ein Sich-Wegbewegen von Übergangs- und unwirklichen Problemen hin zu wirklichen Problemen.[12]

Bei den meisten Autoren nehmen die Sinnfrage und das Phänomen menschlicher Kreativität eine Schlüsselstellung ein. Frankl (1959) sieht in dem Verlust einer Ziel- und Sinnorientierung eine der Hauptquellen für die Entstehung psychischer Störungen. Ihm gebührt das Verdienst, "das Interesse an der Idee von der Sinnhaftigkeit des Lebens" neu entdeckt zu haben (Bühler & Allen, 1974, S. 74). Ein Leben ohne Sinn wird als wertlos und leer empfunden. Frankl spricht von diesem Gefühl als dem existentiellen Vakuum; Sinnhaftigkeit scheint ein wesentlicher Faktor der menschlichen Existenz zu sein.[13] Da von dieser Suche nach Sinn des eigenen Lebens und der eigenen Probleme die Gesundheit der Menschen abhängt, ist die Suche eine lebensdauernde Aufgabe. Ihr Zweck ist nicht die Erreichung des Sinnes, sondern die ständige Weiterentwicklung der Persönlichkeit.

Maslow sieht die Kreativität als "ein fundamentales Merkmal der menschlichen Natur an – eine Fähigkeit, die allen menschlichen Wesen von Geburt an mitgegeben ist" (Maslow, 1954, S. 223). Diese Kreativität bringt das Individuum dazu, sich selbst auf verschiedene Weise zu entfalten. "Mehr als irgendein anderes Verhalten, legt die Kreativität ein klares Zeugnis ab von der jetzt allgemein akzeptierten Theorie, dass jedes Lebewesen (und insbesondere das menschliche Gehirn) ein offenes System darstellt, mit einer gewissen Freiheit zu handeln und einer Fähigkeit, sich zu verändern" (Bühler & Allen, 1974, S. 57).

Viele Aspekte des hier geschilderten Menschenbildes sind zugleich Prämissen der humanistischen und transpersonalen Psychologie.

Die humanistische Psychologie, die sich neben dem Behaviorismus und der Psychoanalyse als sogenannte "dritte Kraft" bezeichnet, verspricht sich von ihren Gedanken und Methoden eine echte Veränderung und Verbesserung der Situation des einzelnen in unserer Gesellschaft.[14]

Besonders intensiv beschäftigt sie sich eben mit dem gesunden Menschen, der sich selbst verwirklicht. Dem Menschen werden bestimmte, einzigartige höhere Bedürfnisse zugestanden, deren Erfüllung ihn zu einem ganzheitlichen, selbstverwirklichten Menschen macht. "Obwohl die humanistische Psychologie eine Wissenschaft ist, unterscheidet sie sich doch insofern deutlich von anderen psychologischen Systemen, als sie bestimmte philosophische Theorien über den Menschen für bedeutsam hält ... Die humanistische Psychologie ist zu einer bedeutenden Kraft geworden, denn ihr metaphilosophischer Standort, ihr Glaube an die Fähigkeiten des Menschen, aus eigener Kraft sein Leben positiv zu gestalten, hat für viele das Bedürfnis nach einem von aussen wirkenden religiösen System ersetzt. Der Mensch lernt, an sich selbst zu glauben" (Bühler & Allen, 1974, S. 19). In der humanistischen Psychologie kamen viele Psychologien verschiedenster Herkunft zusammen, um zu zeigen, dass menschliches Leben und Verhalten ein umfassendes System ist, in dem Werte, Ziele und Sinn eine wesentliche Rolle spielen.[15] Die Gesellschaft für humanistische Psychologie vertritt folgende 4 Thesen, gesteht aber ein, dass sich ihre Mitglieder nicht völlig einig sind:

1. Im Zentrum der Aufmerksamkeit steht die erlebende Person. 2. Der Akzent liegt auf spezifisch menschlichen Eigenschaften wie der Fähigkeit zu wählen, der Kreativität, Wertsetzung und Selbstverwirklichung. 3. Die Auswahl der Fragestellungen und der Forschungsmethode erfolgt nach Massgabe der Sinnhaftigkeit. 4. Ein zentrales Anliegen ist die Aufrechterhaltung von Wert und Würde des Menschen.[16]

Aus der humanistischen Psychologie entwickelte sich später eine neue Richtung, die sogenannte transpersonale Psychologie, die sich als vierte Kraft bezeichnet und den Akzent eher auf personale Werte und auf Spirituelles legt.

"Tatsächlich zeigt sich, dass Menschen, deren Persönlichkeit 'vollständig' und 'reif' wird, sehr bald die Grenzen des 'Humanisti-

schen' in ihrem Erleben überschreiten" (Assagioli, 1978, S. 19).
Fittkau sieht das Verhältnis der humanistischen zur transpersonalen
Psychologie folgendermassen: "Die humanistische Psychologie muss
ihr Menschenbild um die Aspekte der transpersonalen Psychologie
erweitern, die sie bisher nicht oder zu schwach berücksichtigt hat,
sonst würde sie ... nicht dem ganzen Menschen in seiner Entwicklung
helfen, sondern sich auch an seinem Verzerrungsprozess beteiligen"
(Fittkau, 1980, zit. in Völker, S. 79).

Die Entwicklung der Person ist nicht das Zurücklegen eines vorgeschriebenen Weges, sondern "eine zu realisierende Möglichkeit"
(Strasser, 1963). Keller meint: "Die Selbstverwirklichung ist das
tiefste Anliegen des Seins" (Keller, 1963, S. 103) und spricht an
anderer Stelle von einem dem Menschen angeborenen "Selbstwertstreben", das seine eigentliche Würde ausmacht und eine dem Menschen allein gegebene Möglichkeit ist.

Indem sich das Sein des Menschen selbst zu gestalten hat, hat es
sich auch in sich selbst, vor sich selbst zu verantworten.[17] So enthält
Individuation und Selbstverwirklichung in den Augen der meisten
Autoren zugleich auch einen ethischen Aspekt: nämlich der Mensch
soll zu dem werden, was er eigentlich ist. Die tiefenpsychologische
"Ethik" ist eine "Individuationsethik". "Sie enthält die für jedes
Individuum einmalige, aus der Einzigartigkeit seiner Konstellation
sich ergebende Aufgabe, mit seinen spezifischen moralischen Problemen fertig zu werden" (Kaune, 1967, S. 125). Der Mensch muss
in seinem Individuationsprozess alle Risiken und Konsequenzen
eines ethischen Konfliktes auf sich nehmen. Er hat keine Wahl, weil
es einfach seine Bestimmung ist, sich diesem Prozess zu stellen.

"Der Drang und Zwang zur Selbstverwirklichung, d.h. Individuation ist Naturgesetzlichkeit und daher von unüberwindlicher
Kraft, auch wenn der Beginn ihrer Wirkung zunächst unanschaulich
und unwahrscheinlich ist" sagt Jung (Jung, 1951, S. 131). Selbstverwirklichung, so wie sie Jung und andere Autoren darstellen, erscheint
als eine naturale Bestimmung des Menschen: der Mensch soll zu dem
werden, der er im Grunde immer schon ist.[18] Allgemein kann man
folgendes unter dieser Individuation und Selbstverwirklichung verstehen:

"Der Individuationsprozess ist in seiner Gesamtheit eigentlich ein spontaner, natürlicher und autonomer, jedem Menschen potentiell mitgegebener Ablauf innerhalb der Psyche, wenn er sich dessen auch zumeist unbewusst ist. Er bildet, insofern er nicht durch besondere Störungen gehindert, gehemmt oder verbogen wird, als 'Reifungs- bzw. Entfaltungsprozess' die psychische Parallele zum Wachstums- und Alterungsprozess des Körpers. Unter bestimmten Umständen, so in der praktisch-psychotherapeutischen Arbeit, kann er durch verschiedene Methoden angeregt, intensiviert, bewusst gemacht, bewusst erlebt und verarbeitet werden, und dem Menschen dadurch zu einer grösseren 'Vollständigkeit', zu einer Abrundung 'seines Wesens verhelfen' " (Jacobi, 1959, S. 162). Selbstverwirklichung umfasst das triadische Synonym der Selbstbegegnung, Selbstwerdung und Selbstfindung.[19] Der seelische Individuationsprozess erscheint als Ziel des menschlichen Lebenslaufes und ist als solches seit langem erkannt, nur stand er nicht immer im Blickpunkt einer besonderen Betrachtung.[20]

Nicht nur die Mandalas der verschiedenen Kulturkreise weisen als Ausdruck einer gemeinsamen psychischen Struktur überraschende phänomenologische und inhaltliche Ähnlichkeiten auf. Der ganze Individuationsprozess selbst stellt einen inneren Entwicklungsvorgang dar, der mehrfache Parallelen in der Menschheitsgeschichte hat. Neben den hier beschriebenen Wegen zur Selbstverwirklichung gibt es zahlreiche andere Möglichkeiten zur seelischen Wandlung und Verwirklichung, beispielsweise auch religiöser, meditativer oder künstlerischer Art.[21] So verschieden die Wege aber sein mögen, alle stellen sie Versuche dar, den Menschen zur Selbstwerdung zu führen. Individuation zielt auf die Herstellung einer Ganzheit und auf die gleichmässige Entwicklung aller Möglichkeiten, die sich in einem Individuum befinden.

Unternimmt man den Versuch, die verschiedenen Aspekte aufzuzeigen, von denen her man den Individuationsprozess betrachten kann, so lassen sie sich folgendermassen zusammenfassen, wobei die einzelnen Gruppen sich immer wieder überschneiden:

1 a)   Der "natürliche" Prozess, der allgemein menschliche Lebenslauf;

186

1b) der "methodisch geförderte" Prozess;

2a) der im Einzelgang erlebte und erarbeitete Prozess;

2b) die durch Teilhaben an einem Kollektivgeschehen erfolgte Initiation;

3a) der Prozess als ein in vielen einzelnen Wandlungsvorgängen erfolgender allmählicher Verlauf;

3b) der Prozess, ausgelöst durch eine plötzliche "Wandlung", die durch ein erschütterndes Erlebnis eintritt;

4a) der Prozess als ein einmaliger, sich auf das ganze Leben erstreckender Verlauf, als ständige Entwicklung;

4b) der Prozess als zyklischer Verlauf, der unverändert immer wieder in sich zurückkehrt;

5a) der Prozess, bei dem allein der erste Abschnitt vollzogen wird;

5b) der Prozess, der beide Abschnitte der Entwicklung in einer Folge aufweist;

6a) der durch äussere oder innere Umstände frühzeitig abgebrochene Prozess;

6b) der unentwickelte, eine Kümmerform bleibende Prozess;

6c) der "kranke", "defekte" Prozess.[22]

Obwohl Selbstverwirklichung ein universelles Phänomen der Natur ist, variieren die spezifischen Ziele des menschlichen Strebens von Person zu Person.

"Es lässt sich sagen, dass es ebensoviele verschiedene Individuationsprozesse gibt, wie verschiedene Individuen auf der Welt existieren" meint Sborowitz (Sborowitz, 1975, S. 104). Die einzelnen Individuationswege sind so spezifisch wie die einzelnen Individuen, deren Entwicklung sie bestimmen. Grundriss und Struktur, Abschnitte und Phasen des Individuationsgeschehens mögen ähnliche Züge aufweisen, ihre Ausprägung jedoch, die Art und Weise, wie der Einzelne sie erlebt und an ihnen reift, ist unwiederholbar und einmalig.[23]

Es lassen sich mehrere Gemeinsamkeiten im Individuations- und Selbstverwirklichungsverständnis unserer Autoren feststellen.

Der Individuationsprozess weist wie die allgemeine Entwicklung Phasen des Fortschrittes und Rückschrittes, der Stagnation und Krisen auf.

Selbstverwirklichung ist ein lebenslanger Prozess und fordert die Auseinandersetzung mit intrapersonalen Mächten, mit dem Gegensatz von Statik und Dynamik, Bewusstsein und Unbewusstes, Extraversion und Introversion, von persönlichem Unbewussten und kollektivem Unbewussten, von Anima und Animus, von Regression und Progression.[24]

Im Individuationsprozess geht es um das individuelle Erleben von "Tod und Wiedergeburt", durch Kampf und Leid, durch ein bewusstes Sich-Bemühen während des ganzen Lebens, also eigentlich um einen mühsamen Einzelgang zur Erringung eines umfangreicheren Bewusstseins und damit einer grösseren inneren "Freiheit". Die Persönlichkeitsentwicklung geschieht in der Wechselwirkung zwischen den innneren und äusseren Bedingungen — "den genetischen, biologischen, physiologischen und psychischen sowie den sozialen, gesellschaftlichen und kulturellen Gegebenheiten" (Völker, 1980, S. 143). Die Entwicklung und Verwirklichung muss in der dialektischen Interaktion zwischen dem Menschen und seiner konkreten sozialen Umgebung gesucht werden. Die Person muss sich also mit der Umwelt auseinandersetzen, weil diese die Mittel bereitstellt, durch welche die Verwirklichung ihres Wesens erreicht werden kann.[25]

Oft begegnet man dem Missverständnis, Individuation führe in die Vereinzelung und Isolation. Es gibt jedoch keine Individuation, keine Selbstverwirklichung im leeren Raum. "Die Individuation schliesst die Welt nicht aus, sondern ein" meint Jung einmal (Jacobi, 1971, S. 106). Auf dem Weg zu sich selbst jedoch ist jeder Mensch zeitweise allein. Er muss eine gewisse Einsamkeit ertragen, auch wenn ihm ein Analytiker als Dialogpartner zur Seite steht. Einsamkeit steht aber nicht im Gegensatz zur Gemeinschaft. Diese ist sogar erst möglich, wenn der Mensch in der Einsamkeit sich selbst geworden ist, oder wie Jung es ausdrückt: "Gemeinschaft blüht nur dort, wo jeder Einzelne sich seiner Eigenart erinnert und sich nicht mit dem anderen identifiziert" (Jung, 1962, S. 358).

Zur Erreichung des Individuations- und Selbstverwirklichungszieles werden verschiedene Stadien durchlaufen und individuell unterschiedliche Wege eingeschlagen. Keine Phase dieses Prozesses kann ausgewechselt oder übersprungen werden. "Sind die Erfordernisse des ersten Abschnittes in der Jugend zu wenig berücksichtigt worden, so müssen sie, bevor der Prozess richtig weitergehen kann, später nachgeholt werden, was mit zusätzlichen Wachstumsschmerzen verbunden ist. Jeder bewusst oder unbewusst vorgenommene Versuch, mit den vorgezeichneten Phasen nicht Schritt zu halten, ist von vornherein zum Scheitern verurteilt und bedeutet Abweg, Irrtum und Krankheit" (Jacobi, 1971, S. 114). Die meisten Autoren sehen denn in der Neurose einen Ausdruck behinderter Selbstfindung, eines schon im Ansatz behinderten Vertrauens zum Mitmenschen, die Unmöglichkeit einer sinn- und liebevollen Weltbezogenheit.[26] Für viele der erwähnten Psychologen ist die Neurose letztlich durch mangelnde Selbstverwirklichung gekennzeichnet; in der Psychotherapie wird dem betreffenden Menschen zu einer Weiterentwicklung verholfen.

Die einzelnen Phasen oder Stufen des Individuationsweges werden je nach Autor verschieden beschrieben. Jung nennt, wie wir gesehen haben, archetypische Stadien, die der Mensch schrittweise zu durchlaufen und durchleben hat. Oettli (1975) erarbeitete eine Stufenfolge der Besinnung, die in der Selbstverwirklichung gipfelt. Sie führt vom Sinnlosigkeitsgefühl zur positiven Sinnfindung, von der "Freiheit von" zur "Freiheit zu", anschliessend über das Selbst und gipfelt zuletzt in der Selbstverwirklichung. Assagioli (1978) beschreibt in seiner Psychosynthesis diese Entwicklungsstadien folgendermassen: 1. gründliche Kenntnis der eigenen Persönlichkeit, 2. Kontrolle ihrer verschiedenen Elemente, 3. Realisierung des wahren Selbst — die Entdeckung eines vereinigenden Zentrums, 4. Psychosynthesis: die Bildung oder Wiederherstellung der Persönlichkeit um das neue Zentrum. Was erreicht werden muss, ist eine Erweiterung des persönlichen Bewusstseins in das des Selbst hinein.[27]

Der Weg, der eingeschlagen wird, führt über viele Schwierigkeiten, Stockungen, Fehler und Irrtümer allmählich zu einer vertieften Einsicht in das eigene Wesen. Nur wenn man auf eine längere Strecke zurückschaut, kann man die Entwicklung feststellen. Will man den

189

"Weg" etwa abstecken, so kann er ebensogut als "spiralförmig" angesehen werden, indem dieselben Motive und Probleme immer wieder auftreten, einmal auf dieser, ein andermal auf jener Ebene. Jung sprach von einem "labyrinthischen" Weg und erklärte, dass sich von ihm auch sagen liesse, der längste Weg sei zugleich der kürzeste.[28] Die Eigenart des hier beschriebenen Weges der Individuation rührt davon her,"dass alles, was die Seele enthält, mit einbezogen wird ..." (Goldbrunner, 1949, S. 141). Selbstverwirklichung kann nicht nur durch Vernunft oder Rationalität allein erlangt werden. Die Realisierung des Selbst erfolgt nicht allein durch Denkakte, sondern eher durch die Verwirklichung der totalen Persönlichkeit des Menschen, "die den aktiven Ausdruck nicht nur seiner intellektuellen, sondern auch seiner emotionellen und instinktgleichen Kapazitäten einschliesst" (Maslow, 1954, S. 372). Nur wenn der Mensch keinen Wesensteil seines Selbst unterdrückt, ist ihm die Selbstverwirklichung möglich.

Um eine weitgehende Entwicklung zu durchlaufen, bedarf es weder einer besonderen Intelligenz noch sonstiger Talente, weil bei dieser Entwicklung sittliche Eigenschaften da ergänzend entreten können, wo die Intelligenz nicht ausreicht.

Die Möglichkeit der Ausreifung und Abrundung der Psyche ist im Prinzip jedem Menschen mitgegeben. Wieweit er sie zu erreichen vermag, hängt jedoch von den hemmenden und fördernden Faktoren ab, die das äussere und innere menschliche Leben säumen. Einzelne Reifungsfaktoren wie Konflikte, Krisen und Psychotherapie streiften wir bereits; auf einige zusätzliche Reifungsfaktoren gehen wir nun aufgrund der Individuationsdarstellungen und eigener Anschauung ausführlicher ein.

Der Mensch muss sich mit den Bedingungen seines Daseins auseinandersetzen und an ihnen reifen. Der Aufrufcharakter, welcher in der menschlichen Existenz als solcher liegt, manifestiert sich nach Herzog in den Grundbedingungen von Zeit und Tod, von Schuld und Geschlecht. "Identität und Person formen oder zerschlagen sich, wie wir ebensogut sagen könnten, am Menschen, der grundsätzlich für den Menschen der Repräsentant der Grundbedingungen ist, in dem und mit dem sie ihm begegnen, ihn betreffen, brennende körperliche und geistige Wirklichkeit für ihn werden" (Herzog, 1969, S. 23).

Jede Grundbedingung ist Anruf an Identität und Person des Menschen, jede aber in einer anderen Weise. "Jede Grundbedingung stellt als solche ein unendliches Feld von Reifungsthemen für den Menschen dar und dementsprechend ein unendliches Feld an Ängsten, Verzweiflung und neurotischer Erstarrung" (Herzog, 1969, S. 23). Der Mensch muss sich immer wieder mit schwierigen Situationen, Konflikten, Krisen und den damit verbundenen Gefühlen der Verzweiflung, Frustration, Depression und Sinnlosigkeit auseinandersetzen. "All diese Erfahrungen sind zwar unangenehm, aber dennoch notwendig, damit der Mensch sich zu einer authentischen und glücklichen Persönlichkeit entwickeln kann" (Kraft, 1975, S. 11).

Zur Erreichung des Individuationszieles sind Disziplin, Anerkennung der Realität und harte Arbeit an sich selber nötig.[29]

Sowohl Glück als Unglück wie auch Leid sind mächtige Reifungsfaktoren. Der Umgang mit dem Leid, der vielleicht mögliche Sieg über dieses Leid meint nicht hauptsächlich Trost, sondern Hineinnehmen der Leidsubstanz in die eigene Reifung. Leiden ist ein höchst integrierender Bestandteil menschlicher Erfahrungsdimension, dessen sinnvolle Verarbeitung weitgehend die Menschlichkeit des Menschen ausmacht. "Leiden und Konflikte gehören zum Leben, sie dürfen nicht als 'Krankheiten' angesehen werden; sie sind die natürlichen Attribute jedes menschlichen Seins, sie sind gleichsam der normale Gegenpol des Glücks" (Jacobi, 1972, S. 198). Schwierigkeiten und Konflikte führen zu einem momentanen Gleichgewichtsverlust, der die Menschen für eine anders gerichtete Entwicklung öffnet und sie zwingt, sich selbst in Frage zu stellen, sich mit sich selbst auseinanderzusetzen und sich dadurch besser kennenzulernen.

Um zur Entfaltung und zur Selbstfindung vordringen zu können, braucht der Mensch die Zeit und Ruhe, sich in sich selbst zurückzuziehen, nachzudenken und seelische Inhalte zu verarbeiten. Durch Schweigen und Meditation kann eine Konzentration auf das Wesentliche bewirkt werden.[30] Wir glauben, dass die Reife des Menschen grundsätzlich in der Entwicklung der Fähigkeit zur Besinnung und Selbstbesinnung beruht. Nach Störring (1953) ist Besinnung eine übergeordnete, aktiv stellungnehmende, alle psychischen Phänomene überschauende, integrierende psychische Grundfunktion, die entscheidenden Anteil am Aufbau der Persönlichkeit hat. Durch diese Besinnung auf sich selbst wird der betreffende Mensch vorübergehend einsam. Der bewusst gegangene Weg der Individuation bedeutet zunächst eine Vereinzelung. Jung meint: "Die Entwicklung der Persönlichkeit aus ihren Keimanlagen zur völligen Bewusstheit ist ein Charisma und zugleich ein Fluch, denn die erste Folge ist die bewusste und unvermeidliche Absonderung des Einzelwesens von der Ununterschiedenheit und Unbewusstheit der Herde ..." (Jung, 1969, S. 190). Durch diese Vereinzelung werden jedoch die Beziehungen zu den Mitmenschen tiefer, tragfähiger, verantwortungsbewusster und verständnisvoller. Der Mensch kann sich ihnen in grösserer innerer Freiheit öffnen, da er nicht mehr befürchten muss, von ihnen in Besitz genommen zu werden oder sich an sie zu verlieren.

Buber (1961) sieht in der Einsamkeit das letzte Ziel des Menschseins, der Menschwerdung; die lebensmässig neue Aufgabe des Menschen bestehe darin, diese Einsamkeit zu überwinden, ohne jedoch deren fragende Kraft zu verlieren.[31] Für die seelische Entwicklung und Entfaltung des Menschen sind die verschiedenen menschlichen Beziehungsformen Vorrausetzung. Eine Beziehung zum eigenen Unbewussten, zum Inneren scheint Bedingung für jede wirkliche Beziehung im psychologischen Sinne, sowohl zum Partner wie zur Umwelt überhaupt. Durch eine solch bewusste Beziehung kann die Reifung und Selbstwerdung des Menschen gefördert werden.[32]

In jedem Individuationsprozess wirken unterschiedliche Reifungsfaktoren ineinander, kein Prozess gleicht einem anderen. Die Menschen verwirklichen sich auf den verschiedensten Lebensgebieten, so in der Kindererziehung, im Berufsleben, im Spiel, im Kontakt mit Kranken, in der Religion.

Gerade die Auseinandersetzung mit metaphysischen, mystischen und religiösen Fragen stellt eine Möglichkeit dar, die Erkenntnis des Seins zu vertiefen. Nach Staehelin (1969) ist der Mensch nicht nur ein bedingtes Wesen, eingespannt in seine biologisch-geschichtliche Individualität, in die Zeit zwischen Geburt und Tod, er nennt dies "Haben". Das menschliche Wesen ist im Jetzt schon immer auch ein Stück Ewigkeit, "Sein" oder auch zweite Wirklichkeit genannt. Um zu seiner Ganzheit vorzudringen, muss sich der Mensch nicht nur mit seinen leiblichen, intellektuellen, rationalen Anteilen beschäftigen, sondern auch versuchen, Zugang zu seiner anderen, "mystischen" Seite, seiner zweiten Wirklichkeit zu finden. Alltag ist Haben, Urvertrauen ist Sein; seiner Natur entsprechend sei der Mensch nur, wenn er auf dem Wege nach Haben und Sein ist. Der Mensch reife im Ringen und Erkennen des Unbedingten, Absoluten, Numinosen (R. Otto), dabei scheint der antreibende Faktor die mystische Sehnsucht des Menschen zu sein, eine Sehnsucht nach der Zugehörigkeit zum Unbedingten, Undenkbaren.[33]

Im Laufe der Reifung stösst der Mensch immer wieder an die Grenzen der Freiheit, einer Freiheit, welche er zu seinem Wachstum benötigt. Gerade die Einsicht in die Freiheit und die Akzeptierung ihrer Grenzen lassen den Menschen reifen. Die positive Freiheit enthält in der Verwirklichung des Selbst die volle Bejahung der Einzigartigkeit des Individuums. Entscheidend sei, so Fromm (1973), der Glaube an das Leben, an die Wahrheit und an die Freiheit als tätige und spontane Verwirklichung der Persönlichkeit.[34] Die Unterscheidung in eine negative Freiheit (Freiheit von) und in eine positive (Freiheit zu) wird von mehreren Autoren durchgeführt. In der negativen Freiheit versucht der Mensch, sich frei zu machen von hindernden Traditionen, Bindungen und Hemmungen, kurz: von allem, was ihn in seiner Freiheit behindert. In der positiven Freiheit ist der Mensch frei zu Neuem, Unbekanntem, zu sich selbst und seinen Mitmenschen. Das wohl grösste Ziel, nämlich die Freiheit sich selbst zu sein, führt zur Selbstverwirklichung.

Was am Ende des Individuations- und Selbstverwirklichungsprozesses erreicht wird, ist nur relative Reife; eine gewisse Unvollkommenheit bleibt bestehen, so dass der Prozess der Entwicklung bestehen bleibt. Die dem Menschen innewohnenden Gegensätze bleiben teilweise erhalten und induzieren eine ständige Auseinandersetzung und Weiterentwicklung. Die Folgen eines Individuationsprozesses können ebenso gut darin bestehen, dass der Mensch im Vergleich zum Idealbild weniger gut und vollkommen, dafür aber "vollständiger", ganzheitlicher wird als vorher. Jung selbst gibt zu: "Das Individuum mag sich zwar um Vollkommenheit bemühen, es muss jedoch zugunsten seiner Vollständigkeit sozusagen das Gegenteil seiner Absicht erleiden"

(Jung, 1951, S. 108). Dieses "Erleiden" kann zum mächtigsten Ansporn seines Weiterstrebens werden und den betreffenden Menschen auf dem Wege seiner inneren Entwicklung halten. Man muss Jung beipflichten, wenn er feststellt: "Es gibt kein Licht ohne Schatten und keine seelische Ganzheit ohne Unvollkommenheit. Das Leben bedarf in seiner Vollendung nicht der Vollkommenheit, sondern der Vollständigkeit" (Jung, 1952, S. 223). Die Mehrheit der Menschen bleiben "fragmentarische Persönlichkeiten", annähernd vollständige Individuen bilden eine grosse Ausnahme. Oft haben sogar jene, die bewusst den Individuationsweg gehen, nicht begriffen, dass die grössten Probleme des Lebens im Grunde genommen niemals voll und endgültig gelöst werden können. Denn "ihr Sinn und Zweck scheint nicht in ihrer Lösung zu liegen, sondern darin, dass wir unablässig an ihnen arbeiten" (Jung, 1969, S. 259). Diese Worte Jungs sollen uns über die Unmöglichkeit hinwegtrösten, einen "vollindividuierten" Menschen anzutreffen, denn nicht das Ziel, sondern das Streben nach diesem Ziel gibt unserem Leben Inhalt und Sinn.

4.0. ENTWICKLUNG ALS LEBENSLANGER PROZESS

4.1. *Implikationen einer Lebenslaufpsychologie*

Die Persönlichkeitsentwicklung hört nie auf: die psychische Entwicklung setzt sich fort, wenn der biologische Abbau schon eingesetzt hat.

In neuerer Sicht wird der Mensch als Lernwesen betrachtet, das dank seiner Lernfähigkeit und mit Lernanstrengungen sich immer weiterzuentwickeln vermag. Die vorkommenden Lernvorgänge werden heute häufig zur Erklärung der Persönlichkeitsentwicklung herangezogen. Baltes meint: "Die wichtigsten Prozesse, die bislang postuliert wurden, sind Lernen und Reifen, von denen man zusätzlich annimmt, dass sie miteinander interagieren" (Baltes, 1979, S. 44). Lernen ist eines der beiden Hauptprinzipien für die menschliche Entwicklung: biologische Reifung und Lernen können gemeinsam als "Zwillingsprinzip" menschlicher Entwicklung angesehen werden.[1]

Entwicklung ist nicht als sukzessiver Prozess biologischer Reifungsvorgänge zu verstehen, sondern biologische Reifung und Lernprozesse greifen jeweils ineinander und konstituieren beide den Entwicklungsprozess.

Lernprozesse sind nicht nur während Kindheit und Jugend konstitutiv für die Entwicklung des Menschen, sondern auch während der Erwachsenenjahre bzw. für den Verlauf des Alterungsprozesses. Ähnlich wie der Prozess des Wachstums nicht unabhängig von den Erfahrungs- bzw. Lernmöglichkeiten verläuft, die dem Individuum geboten werden, ist auch der psychische Alterungsprozess nicht endogen, in unabänderlicher Weise vorprogrammiert. Lernprozesse werden von uns also als konstitutives Moment der Entwicklung aufgefasst und der Alterungsprozess wird in engem Zusammenhang mit der Veränderung der Lernfähigkeit gesehen. Es ist sinnvoll, beim Entwicklungs- wie Alterungsprozess von einem einheitlichen Prozess zu sprechen und eine "Psychologie des Erwachsenen" in gleicher Weise wie eine "Psychologie des Kindes- und Jugendalters" als Entwicklungspsychologie aufzufassen. Solange der Mensch Lernprozesse vollziehen kann, macht er Entwicklungsprozesse durch und ist das "Altern" nicht ein Abbau, ein Verfall, dem der Mensch passiv ausgeliefert ist.

Das Paradigma der lebenslangen Persönlichkeitsentwicklung hat Implikationen für andere Gebiete wie Sozialisation, Erwachsenenbildung und Berufswahlprozess.

Anschliessend mag es vielleicht ganz interessant sein, einige solche Implikationen der Lebenslaufpsychologie für verwandte Disziplinen zu betrachten. Es sollte dabei nicht übersehen werden, dass die Tendenz zur Orientierung an der Gesamtlebenszeit bei der Beschäftigung mit ontogenetischer Veränderung keine Besonderheit der Psychologie allein darstellt.[2]

Eine Entwicklungspsychologie der Lebensspanne zeigt gerade im Zusammenhang mit Massnahmen, die präventiv in die menschliche Entwicklung eingreifen sollen, ihre Stärke, indem sie nämlich die ausserordentliche Begrenztheit und Oberflächlichkeit der gängigen Modifikationsansätze deutlich werden lässt. Das Paradigma einer Entwicklungspsychologie der Lebensspanne verweist auf die Bedeutung von Interventionen, "die kulturellen Wandel anstelle von Stabilität berücksichtigen, auf die Bedeutung, die eine Fortbildung über die gesamte Lebensspanne hat, und auf die Bedeutung einer ganzen Reihe von nicht-kognitiven Entwicklungszielen" (Baltes, 1979, S. 106).

Auch der Sozialisationsprozess ist ein lebenslanges Geschehen; der Begriff "Erwachsenensozialisation" setzt sich immer mehr durch.[3]

Er stellt ein dauerndes Interaktionsgeschehen zwischen den jeweils Beteiligten dar und Pieper meint: "Es besteht insofern eine Reziprozität der Beeinflussung. Dies erscheint einleuchtend gerade angesichts der Tatsache, dass zumindest in modernen, industrialisierten Gesellschaften auch von Älteren mehr oder minder kontinuierliches Neulernen beruflicher, aber auch allgemein-kultureller Fertigkeiten und Wertorientierungen gefordert ist ..." (Pieper, 1978, S. 108). Sozialisation erscheint als ein Prozess des sozialen Lernens, durch den Individuen das Wissen, die Fertigkeiten, die Einstellungen und Werthaltungen, die Bedürfnisse und Motivationen sowie die kognitiven, affektiven und konativen Strukturen erwerben, die sie mit ihrer sozio-kulturellen Umwelt verbinden. Der Erfolg des Sozialisationsprozesses wird gemessen an der Fähigkeit des Individuums, die von ihm übernommenen Rollen adäquat auszufüllen.[4]

Während Sozialisation früher als ein Prozess aufgefasst wurde, durch den ein Kind zu einem Erwachsenen seiner Kultur herangebildet wird, so dass der Prozess mit Erreichen des Erwachsenenalters im wesentlichen abgeschlossen ist; betrachtet man ihn heute zunehmend als einen Prozess, der sich über die gesamte Lebensspanne hinzieht (vgl. Brim & Wheeler, 1966; Baltes, 1979) und auch im Erwachsenenalter ein Neulernen erfordert, und zwar als Reaktion auf den raschen sozialen Wandel und die Anforderungen, die immer neue Lebensaufgaben stellen.[5]

"Zusammenfassend können wir sagen, dass aus soziologischer Perspektive der Lebensablauf als Aufeinanderfolge von Rollen und die Persönlichkeit als Produkt wechselnder Sozialisationsbedingungen beschrieben werden kann" (Baltes, 1979, S. 364). Es ist besonders nützlich, die Veränderungen im Verhalten des Erwachsenen als Funktion bedeutsamer Lebensereignisse, wie Eheschliessung, Elternschaft, mit Hilfe der Prinzipien des sozialen Lernens zu analysieren. Die Theorie des sozialen Lernens scheint für eine derartige Analyse deshalb besonders gut geeignet zu sein, weil man damit im Gegensatz zu den meisten Persönlichkeitstheorien Veränderungen im Verhalten sehr präzise als Funktion der sich verändernden Umwelt aufdecken kann.

Die lebenslange Persönlichkeitsentwicklung bleibt nicht ohne Einfluss auf das Berufswahlverhalten. Wir betrachten (wie auch Scheller, 1976; Scharmann, 1966; Jaide, 1966; Küng, 1971 u.a.) das Berufswahlgeschehen als lebenslangen Prozess. Da es im Laufe des menschlichen Berufslebens Arbeitsplatzwechsel und Berufsänderungen gibt, sind solche Fragestellungen aber auch im Laufe der weiteren menschlichen Entwicklung wesentlich, unabhängig von dem Tatbestand, dass die Art der ursprünglichen Berufsmotivation auch determinierend für die individuelle Auseinandersetzung mit dem weiteren Berufsschicksal zu sein vermag.

"Die Berufsfindung und die Berufswahlentscheidung sind ein Prozess, der sich an verschiedenen Faktoren orientiert und als eine Periode der Selbstwerdung und der Auseinandersetzung mit sich selbst und der Mitwelt zu betrachten ist. Die Berufsfindung ist ein Wechselspiel von antizipiertem Leben und Regressionstendenzen in die kindliche Geborgenheit, von Aufbruchsgelüsten und Angst vor der Zukunft, von Anklammerung an sorgende Eltern und Bereitschaft zur Identifikation mit Leitbildern" (Küng, 1971, S. 8). Der Berufswahlprozess geht parallel zum Reifungsprozess oder wenigstens zur persölichen Entwicklung. Da der Berufsfindungsprozess als ein Vorgang innerhalb des Reifungsprozesses anzusehen ist, muss darauf hingewiesen werden, dass auch die Konsequenzen des verlängerten Reifeprozesses in der Beratung gezogen werden müssen.

Betrachtet man vor allem die Einbeziehung des Berufswechsels in den Begriff "Berufswahl", so wird verständlich, dass sich in den letzten 15 bis 20 Jahren die Berufspsychologie im Rahmen der Forschung und Theorienbildung weniger um die Vorhersage eines einmaligen Berufswahlaktes ("occupational choice") bemühte; sie befasste sich mehr mit der Vorhersage der gesamten beruflichen Laufbahn ("career development") eines Individuums.[6] "Career" wird dabei definiert als "... the sequence of occupations, jobs, and positions occupied during a person's working life" (Super, 1970, S. 431).

Heute steht immer mehr die lebenslange Dynamik der Berufswahl im Vordergrund des Interesses. Super sieht den Prozess der beruflichen Entwicklung im wesentlichen als einen Prozess der Entfaltung und Verwirklichung des Selbstkonzeptes. Berufliche Entwicklung, so Super, ist als ein kontinuierlich fortschreitender Prozess aufzufassen. Er formuliert ein Konzept der beruflichen Entwicklung; den Rahmen seiner Überlegungen bilden verschiedene Entwicklungsstadien. Eine Zusammenfassung dieser Stadien hat folgendes Aussehen:[7]

1) Stufe des Wachstums (bis 14 Jahre): Periode der allgemeinen physischen und geistigen Entwicklung.
   a) Vorberufliches Stadium (bis 3 Jahre)
   b) Phantasie-Stadium (4-10 Jahre)

c) Interessen-Stadium (11-12 Jahre)
d) Fähigkeiten-Stadium (13-14 Jahre)

2) Stufe der Exploration (15-25 Jahre): Periode der Exploration verschiedenster beruflicher Betätigungen.
   a) Tentatives Stadium (15-17 Jahre)
   b) Übergangs-Stadium (18-21 Jahre)
   c) Probe-Stadium I (22-24 Jahre)

3) Stufe der beruflichen Festlegung (25-44 Jahre): Streben des Individuums nach einer Dauerstellung.
   a) Probe-Stadium II (25-30 Jahre)
   b) Stabilisierungs-Stadium (31-44 Jahre)

4) Stufe der beruflichen Festigung (45-65 Jahre): Fortdauer der Betätigung in einem gewählten Beruf.

5) Stufe des beruflichen Abbaus (65-? Jahre)
   a) Dezelerations-Stadium (65-70 Jahre)
   b) Ruhestands-Stadium (ab 71 Jahre)

Da Super den Terminus "Berufswahl" zugunsten des Konzepts der "beruflichen Entwicklung" zurückweist, betont er deshalb auch konsequent den progredienten Charakter des Entfaltungsprozesses, der offenkundig wird, wenn das Individuum sein berufliches Selbstkonzept entwickelt, spezifiziert und schliesslich verwirklicht. Die Zahl der Beschäftigungen, die ein Individuum ausübt, repräsentiert seine lebenslange Suche nach Möglichkeiten der Konkretisierung des eigenen beruflichen Selbstkonzepts. Um dieses berufliche Selbstkonzept in einen geeigneten theoretischen Rahmen plazieren zu können, arbeiten Super und seine Mitarbeiter das bereits von Havighurst (1953, 1956) vertretene Konzept der "deveplomental tasks" in ihren entwicklungstheoretischen Gesamtrahmen ein. "Er bildet die Grundlage für eine Integration der Selbstkonzeptentfaltung, der generellen beruflichen Entwicklungsdynamik und der relevanten Ereignisse eines individuellen Laufbahnmusters" (Scheller, 1976, S. 42).

A Summary of Super's Vocational Developmental Tasks[8]

Life Stage	Ages	Vocational Developmental Tasks
Early Adolescence	14-18	Crystallizing a vocational preference
Middle Adolescence	18-21	Specifying a vocational preference
Late Adolescence	21-25	Implementing a vocational preference
Young Adulthood	25-30	Stabilizing in a vocation
Middle Adulthood	30-50	Consolidating status and advancing in a vocation

Es besteht immer mehr Einigkeit darüber, dass die sogenannte Berufswahl keine einmalige Handlung, kein einzelner Wahlakt, sondern ein vielschichtiger, gestufter Prozess ist. Dieser Prozess beginnt in der frühen Kindheit und kann bis ins Alter andauern.

Berufliche Beratung als Beteiligung an der Lösung von Berufswahlproblemen erweist sich somit als ähnlich gestufter und differenzierter Prozess wie die Berufswahl selbst, sie wird zur kontinuierlichen Hilfe, die ihr Profil von den typischen Fragestellungen der einzelnen Entscheidungsstadien bekommt. "Berufliche Beratung ist dadurch zukunftsbezogene Beteiligung an der individuellen Berufswegplanung" (Schaefer, 1977, S. 19); berufliche Beratung ist Laufbahnberatung.

Die Tatsache, dass sowohl der Wachstums- wie auch Alterungsprozess von Lernprozessen mitbestimmt wird, ist eines der Argumente für die "éducation permanente". Die zentrale Rolle, die dem Lernen für die Entwicklung der Persönlichkeit zukommt und die Wichtigkeit der Einbeziehung des dynamischen Aspektes in die Lernforschung hat Winnefeld folgendermassen ausgedrückt:

"Die Forschung unserer Tage hat diesen Weg bereits beschritten. Lernen wird heute in die Ganzheit der Person eingelagert gedacht, umgekehrt wird dem Lernvorgang innerhalb des Werdens der Person eine zentrale Rolle zugeschrieben ... Die Bindung der Lerntheorie an die Persönlichkeitstheorie scheint geradezu den Kernpunkt der Weiterentwicklung des Lernproblems in den letzten Jahren auszumachen" (Winnefeld, zit. in Weinert, 1967, S. 51).

Die Erwachsenenbildung ist bestrebt, dem Menschen Hilfen für seine Entfaltung zu geben, damit die Möglichkeit eines weiteren Entwicklungsprozesses möglichst lange offen gehalten wird. Voraussetzung für die Möglichkeit weiterer Entwicklungsprozesse im Erwachsenenalter ist, wie bereits mehrfach ausgeführt, eine ausreichende, eine auch altersbedingt noch nicht reduzierte Lernfähigkeit.[9] Die menschliche Lernfähigkeit erweist sich nicht als eine für immer konstante, sondern als veränderbare Grösse, was durch das Schlagwort vom "dynamischen Begabungsbegriff" zum Ausdruck gebracht werden soll.[10] Wie anhand empirischer Untersuchungen gezeigt wurde, muss geistiges Training kontinuierlich und möglichst von frühestem Lebensalter an vollzogen werden, wenn die Fähigkeiten des Vollzugs nicht verloren gehen oder stark gemindert werden sollen.

Clauss und Hiebsch gehen von einem Lernbegriff der "erfahrungsbedingten Verhaltensmodifikation" aus und konstatieren: "In dieser allgemeinen Fassung ist das Lernen auf keinen Entwicklungsabschnitt des Menschen beschränkt. Schon der Säugling erwirbt Erfahrungen, d.h. er lernt. Und noch der Greis erweitert seinen Erfahrungsschatz: auch er lernt" (Clauss & Hiebsch, 1961, S. 292). Auf die historische Bedingtheit von Vorstellungen über den "unveränderlichen" Erwachsenen hat Schulenberg bereits in seiner "Hildesheim-Studie" mit aller Deutlichkeit hingewiesen: "Alle Theorien, die den Erwachsenen per definitionem für nicht mehr bildsam erklären, beruhen auf historisch bedingten Prämissen, die heute nicht mehr gelten" (Schulenberg, 1957, S. 178).

In Gesellschaften mit stark verlangsamtem sozialem Wandel konnte ein relativ konstanter Wissensvorrat ein für allemal gelernt werden; der Wissenserwerb blieb dadurch biographisch auf die wenigen Jahre von Jugendalter und/oder Kindheit beschränkt. In komplexen Gesellschaften mit beschleunigtem sozialem Wandel ist dagegen angesichts des raschen Veraltens von Wissen die Notwendigkeit von lebenslangem Lernen (éducation permanente) unzweifelhaft gegeben. Ihr entspricht eine zunehmende Institutionalisierung und Expansion der Erwachsenenbildung.[11]

4.2. Polaritäten in der Persönlichkeitsentwicklung

Zur Zeit bestehen mehrere Erklärungsannahmen der Entwicklung; eine umfassende Entwicklungstheorie der Lebensspanne steht jedoch – wie erwähnt – noch aus (vgl. Bärtschi 1977; Baltes 1969 u.a.). "Die meisten Persönlichkeitstheoretiker haben sich damit begnügt, die Entwicklung im Hinblick auf globale Prinzipien wie Reifung, Individuation, Identifikation, Lernen oder Selbstverwirklichung und dergleichen mehr zu betrachten, anstatt sich die Aufgabe zu stellen, ein detailliertes Bild des Lernprozesses zu liefern" (Hall, 1978, S. 294).

Auch das Zwillingsprinzip des Reifens und Lernens vermag die menschliche Persönlichkeitsentwicklung nicht erschöpfend zu erklären.

Wir glauben aber, einige grundlegende Entwicklungsprinzipien einer Lebenslaufpsychologie, Grundgesetze menschlicher Entwicklung gleichsam, herauskristallisieren zu können. Wir denken dabei hauptsächlich an die Stufen- und Phasentheorien, die Vorgänge der Dialektik, Rhythmik und Periodik, an Verlaufskurven, Progression und Regression und insbesondere der Polaritäten im Entwicklungsgeschehen.

Das Leben ist ein ständiges und notwendiges Wechseln oder Pendeln zwischen einem Zustand von Aufbau und Zerstörung oder von Ruhe und Aufbruch. "Diese Auffassung von menschlicher Entwicklung kann als dialektisch bezeichnet werden – im Gegensatz zu einer mehr mechanistischen Sichtweise, die die Entwicklung als eine Aneinanderreihung einzelner Schritte auf einen idealen Höhepunkt hin versteht" (Cullberg, 1980, S. 89).[1] Bergler weist nach, dass es keine allgemeingültige Verlaufsform der individuellen Entwicklung im Lebenslauf gibt, sondern mindestens eine solche differentieller Natur (vgl. Bergler, 1966). Er versucht, die aus den verschiedenen Forschungsbereichen für eine grundsätzliche Modellvorstellung über den Ablauf menschlicher Entwicklung im Erwachsenenalter relevanten und empirisch begründeten Ergebnisse ausschnittweise zusammenzustellen und einer psychologischen Analyse und Interpretation zuzuführen. "... es bleibt die Aufgabe, das Problem der Entwicklungspsychologie im Erwachsenenalter auf der Basis der gewonnenen Einzelbefunde in seiner allgemeinen Struktur aufzuzeigen. Die Frage nach Grunddimensionen einer Entwicklungspsychologie des Erwachsenenalters findet ihre grundsätzliche Beantwortung in den Bereichen von a) qualitativ unterschiedlichen Verlaufsgestalten menschlicher Verhaltensweisen, b) Synchronität bzw. Asynchronität identischer wie differenzierender Verlaufsgestalten menschlicher Verhaltensweisen, c) Konstanz und Variabilität menschlichen Verhaltens im Lebensablauf, d) Rollenspezifität" (Bergler, 1966, S. 266). Bergler fasst die Ergebnisse seiner Untersuchung zu einer Psychologie des Erwachsenenalters, und hier wiederum im Hinblick auf eine relevante Modellvorstellung zusammen. Eine Psychologie des Erwachsenenalters muss in gleicher Weise wie die Kinder- und Jugendpsychologie die Frage nach den Typen möglicher Entwicklungsverläufe stellen. Unter "Verlaufstypen" versteht Bergler die möglichen qualitativ unterschiedlichen, allgemeinen Verlaufsgestalten von Entwicklungsvorgängen überhaupt. Ein Grossteil aller bisherigen Entwicklungspsychologie war bemüht, die Gesamtheit aller Entwicklungsverläufe einer einzigen Modellvorstellung zu subsumieren. Diese Eindimensionalität des Entwicklungsmodells lässt sich empirisch nicht begründen, denn weder lassen sich alle Einwicklungsphänomene unter dem Aspekt einer Stufenfolge noch einer kontinuierlich ansteigenden und dann abfallenden Lebenskurve u.a. subsumieren. Es ist erforderlich, in diesen Modellvorstellungen mögliche allgemeine "Verlaufstypen" im Rahmen individueller menschlicher Entwicklung zu sehen.

Die verschiedenen Verhaltenssysteme des einzelnen Menschen folgen in ihrer Entwicklung qualitativ unterschiedlichen Verlaufstypen. Ein Entwicklungsmodell, das die Gesamtheit der in einem Menschen ablaufenden Entwicklungsverläufe umfassen will, muss bei einer Längsschnittbetrachtung vom gleichzeitigen Vorhandensein qualitativ unterschiedlicher Verlaufstypen ausgehen, ist also vieldimensionaler Natur. Innerhalb der möglichen allgemeinen Verlaufstypen menschlicher Entwicklung ergibt sich die Notwendigkeit der Analyse wie der Berücksichtigung synchroner und asynchroner Verlaufsgestalten. Die Verlaufsgestalten menschlicher Entwicklung beinhalten als weitere Grunddimension jene der Konstanz und Variabilität menschlicher Verhaltens- und Reaktionssysteme im Lebensablauf.

"Menschliche Entwicklung wird auf der Basis der gewonnenen Befunde nicht als eine Entwicklung hin zu einer gleichsam absoluten Verfestigung verständlich, sondern verfestigte Bereiche sind stets auch solche plastischer Natur nebengeordnet bzw. vermögen immer auch wieder in einen Zustand der Plastizität, d.h. der Umstrukturierung übergeführt werden ..." (Bergler, 1966, S. 274).

Einige Autoren (vgl. Willi, 1966; Baltes, 1979 u.a.) sprechen von wiederkehrenden Themen der Entwicklungspsychologie der Lebensspanne: die psychische Entwicklung des Menschen nimmt nicht einen kontinuierlichen Verlauf, sondern vollzieht sich zyklisch. Wichtige Motive des Lebens werden in einer ständigen Wiederholung des Gleichen zu bewältigen versucht.

Thomae eruierte sich wiederholende, immer wieder in Erscheinung tretende Daseinstechniken. "... auch innerhalb des 'Normbereichs' zeigt die Übersicht über manche Einzelentwicklung die regelmässige Wiederkehr ähnlicher Verhaltensweisen ohne jeden Höhepunkt. Teils äussert sie sich in der Wiederkehr der gleichen Problematik unter den verschiedensten Umständen, teils in der Beibehaltung eines normalen 'Lebensrhythmus' über die mannigfachsten Einwirkungen hinweg" (Thomae, 1968, S. 198). Beim Studium von Lebensläufen wird deutlich, dass dieselben Probleme, die eine Zeitlang im Hintergrund standen, plötzlich wieder auf einer anderen Ebene auftreten und zu einer erneuten Auseinandersetzung auffordern. Besonders im Erwachsenenalter wird das Leben zu einem immer neuen Durchspielen von gleichen Themen, Grundproblemen und Grundmotiven, und man wird — selbst wenn man die "Wandlungen" und mannigfachen Anpassungsvorgänge innerhalb der Erwachsenenpersönlichkeit voll berücksichtigt — dennoch das rhythmische Phänomen aufspüren und das vielgestaltige Ineinander und Nacheinander solcher Wellenbewegungen, die rhythmische Wiederkehr von Verhaltensweisen, Erlebnisweisen, Einstellungen und ähnlichen Antriebsimpulsen aufzeigen können. "Denn nur wo sich der lebendige Kern der menschlichen Persönlichkeit dem Gesetz seines inneren Rhythmus folgend entfaltet und dabei doch ständig in Kommunikation mit der Welt und in Anpassung an sie bleibt, wird der Sinn menschlichen Daseins erfüllt" (Lehr, 1960, S. 216).

Auch für Heiss verläuft das Ganze des Lebens in periodischer Wiederholung. "Es erstreckt sich im wiederkehrenden Wechsel zwischen Schlafen und Wachen, periodisch wechselt die Befriedigung mit dem Bedürfnis ab. Ähnlich können wir bei genauer Beobachtung Perioden der Leistungsfähigkeit und Perioden der Erschlaffung feststellen. Die Periodizität organischen Geschehens tritt überaus deutlich in der Funktion der Sexualorgane bei der Frau in Erscheinung..." (Heiss, 1939, S. 130). Heiss nennt ein Verlaufsbild periodisch, welches in einem rhythmischen Ablauf jeweils eine körperliche oder seelische Erscheinung an die andere anschliesst.

War die Entwicklungspsychologie bis vor kurzem in erster Linie an einem Stufenmodell bzw. an Gesichtspunkten der quantitativen Zunahme von strukturellen oder funktionellen Eigenheiten des Organismus orientiert, finden sich Hinweise auf periodische Phänomene schon bei Scupin (1910), Preyer (1912) und den meisten späteren Entwicklungspsychologen. Meist sind es Mikroperioden, die dabei als "Wiederholungsphänomene" besonders imponieren.[2]

Ein Problem, das sich bei der Betrachtung der Persönlichkeit unter dem Geschehensaspekt ergibt, ist das der zeitlichen Abfolge seelischer Prozesse und ein Gesichtspunkt, diese zeitliche Abfolge zu betrachten, ist eben derjenige der Fahndung nach periodischen, "sporadischen" und taktförmigen Ablaufsweisen.

Mehrere Autoren, so etwa Kretschmer (1931), Hellpach (1941), Gesell (1953) und Busemann (1953) sehen ein periodisches Auftreten endogener Impulse oder endogener Umstimmungen als Wesensmerkmal der Persönlichkeitsentwicklung.[3]

Forscht man nach ähnlichen Erscheinungen, die in ähnlichen Intervallen auftreten, so können sich erhebliche Differenzen hinsichtlich der Grösse der Intervalle ergeben. Man kann Rhythmusfrequenzen feststellen, die nur Sekunden, Minuten und Stunden oder auch Tage, Monate und Jahre betragen. Darum unterscheidet man bei der periodischen Gliederung des Verhaltens mikro- und makrorhythmische Vorgänge.[4] Während es jedoch im Bereich des Physiologischen und Biologischen heute als erwiesen gilt, dass jeweils in ähnlichen Intervallen ähnlich geartete Abläufe erfolgen, konnte das Problem der periodischen Gliederung psychischer Erscheinungen innerhalb des Entwicklungsprozesses zwar des öfteren angedeutet, aber bis heute noch nicht genügend erhellt werden; denn "die geistig-seelische Entwicklung lässt sich nun einmal nicht in Grammen und Zentimetern messen, wohl aber in Verhaltensformen ausdrücken" (Lehr, 1972, S. 199).

Das äussere Erscheinungsbild des Entwicklungsgeschehens in Kindheit und Jugend, aber auch der Verlauf des Erwachsenenalters zeigen nicht nur ein ständiges Vorwärtsschreiten von einer Stufe zur anderen, sondern lassen neben zeitweiligem Stillstand auch Rückschritte erkennen oder zumindest Faktoren, die bei oberflächlicher Betrachtung als Stillstand oder Rückschritt gedeutet werden könnten. Hierbei drängt sich die Frage auf, inwieweit man Entwicklung als periodisches Geschehen begreifen kann, wenn man unter Periodik die Wiederkehr von Ähnlichem in ähnlichen Zeitabständen versteht.[5]

Lehr sieht in ihren Untersuchungen den wechselseitigen Einfluss von Rhythmus und Reifung: einmal wird rhythmisches Geschehen durch Reifungsprozesse hervorgerufen und gesteuert, andererseits kann aber auch der Rhythmus (als regulierender Faktor beispielsweise) den Reifungsprozess beeinflussen.

Nach vielen Einzelaussagen, zumeist über Mikroperioden, finden sich in den entwicklungstheoretischen Forschungen von Gesell und Busemann Aussagen über länger dauernde Perioden, deren Aufeinanderfolge für sie gleichbedeutend zum mindesten mit dem Lebenslauf des Kindes ist.

Periodisch orientierte Entwicklungstheorien lassen sich unserer Meinung nach auch auf den gesamten Lebenszyklus anwenden und viele Prozesse verstehbar machen. Gerade die periodisch ausgerichtete Entwicklungstheorie Busemanns (vgl. Kapitel 2.1.2.) lässt sich auch auf das Erwachsenenalter, auf den gesamten menschlichen Lebenslauf überhaupt ausdehnen.

Ständig wechseln sich Erregungs- und Beruhigungsphasen, Phasen des Umbruchs und der Konsolidierung ab. Der Mensch erlebt immer wieder Krisenzeiten mit Regressionen, Konflikten, Zweifeln und anschliessender Stabilisierung und Progression. Ebenso im Erwachsenenalter lassen sich verschiedene Phasen, die allerdings nun viel individueller und unterschiedlich lang und ausgeprägt sind, feststellen; einige Phasen können auch hier somatisch untermauert sein, parallel dem Phasenwechsel und der Periodik im Kindes- und Jugendalter.

"Aller Phasenwechsel ist nicht nur Wechsel von Verschiedenem, sondern auch Wiederkehr des Gleichen. Auf die Phase A folgt die von ihr verschiedene Phase B, aber auf diese nicht eine Phase C, sondern wieder die Phase A etc. Dies gilt auch für den von uns gemeinten Phasenwechsel ... Wir erfassen also, kurz gesagt, die Erscheinungen in den Phasen A1 A2 A3 A4 etc. als antitypisch zu den Erscheinungen in den Phasen B1 B2 B3 B4 und werden den Tatsachen am einfachsten dadurch gerecht, dass wir die beiden Phasen einander typologisch gegenüberstellen" (Busemann, 1953, S. 19/20).

Dass man das Schema der Antitypik Busemanns auch auf das Erwachsenenalter übertragen kann, tönt er selbst in folgenden Sätzen an: "Mindestens bei einem Teil der Menschen folgen auch weiterhin in gewissen Zeitabständen emotionale Phasen, oft bei 18-19, bei 22-23 Jahren, und Anfang der Dreissiger. Die bekannte Äusserung Goethes über 'wiederholte Pubertäten' hat sicher einen richtigen Kern; mindestens gibt es einen Typus, dessen Leben in derartiger Rhythmik verläuft, und zwar handelt es sich vermutlich um den zyklothymen Typ, dem der genannte Dichter selbst angehört. Der Schizothymiker dagegen scheint in kritischen Altersstufen (Pubertät, Involution) seine Persönlichkeit schubartig zu ändern ..." (Busemann, 1953, S. 28).

Es bestehe kein Zweifel, dass in den emotionalen Phasen in grossen Linien ein und dieselbe Gesamthaltung der Persönlichkeit wiederkehre, wechselnd mit einer entgegengesetzt gearteten, aber ebenfalls wiederkehrenden. "Diese Wiederkehr des Gleichen schliesst nicht aus, dass die Persönlichkeit in jeder neuen Phase gleicher Art doch auch neue Züge trägt, dass die wiederkehrende Haltung sich jedesmal an anderen Gegenständen und in erweiterten Bereichen manifestiert" (Busemann, 1953, S. 139).

In den vorangehend erwähnten "Grundprinzipien" des Entwicklungsgeschehens wie Dialektik, Phasentheorien, Verlaufsformen, Rhythmik und Periodik schien bereits mehrmals das von uns als zentral erachtete Polaritätsprinzip in der Persönlichkeitsentwicklung durch. So sprachen wir von Aufbau und Abbau, Phasen des Stillstandes und Fortschrittes, der Erregung und Beruhigung, von Konstanz und Variabilität, Synchronie und Asynchronie, von Makro- und Mikrorhythmik, von Progression und Regression.

Bereits Heiss meinte: "Der Fluss des Lebens verläuft zweipolig. Schon unser Lebensraum zerfällt in Vergangenheit und Zukunft. Unser Triebleben bewegt sich zwischen Lust und Unlust, unser seelisches Leben schwingt von der Freude zur Trübung, von der Spannung zur Einheit, von der Ruhe zur Erregung, vom Genügen zum Ungenügen. Wir wechseln aus der Empfindung der inneren Zwiespältigkeit hinüber in das Gefühl einer inneren Einheit, wie wir vom Bedürfnis zur Befriedigung gehen. Solange der Fluss unseres Lebens dauert, wiederholt sich dieser Kreislauf. Zahllos sind seine Erscheinungsformen. Vollends im geistigen Leben wird ihre Vielfalt unübersehbar ..." (Heiss, 1939, S. 112).

In den folgenden Ausführungen betrachten wir nun die Polarität als "Welt- und Lebensgesetz" (Weinhandl, 1974) genauer und versuchen ihre Bedeutung für das Verständnis der lebenslangen Persönlichkeitsentwicklung zu erschliessen.[6]

Die Polarität bildet die Grundstruktur, die im Ursprung allem Lebendigen verliehen wird. Das gesamte Naturgeschehen ist durch das Vorhandensein und das Ausgleichen von Polaritäten bedingt.[7] Die gegensätzliche Struktur ist nicht im Sinne eines logischen Widerspruchs zu verstehen, sondern als eine Polarität, d.h. es handelt sich um Entgegensetzungen innerhalb einer Einheit oder eines Ganzen.[8] Polarität wird hier als ein positives Prinzip gewertet, das es anzuerkennen und womöglich noch zu fördern gilt; polare Gegensätze sind nicht kontradiktorische, sondern korrelative Gegensätze, ihre Spannung hält den Menschen immer in Bewegung und Veränderung.

Um Missverständnisse auszuschliessen, muss man die beiden recht unterschiedlichen Begriffe des Dualismus und der Polarität auseinanderhalten. Polarität meint eben die Entfaltung einer Wesenheit nach zwei entgegengesetzten, doch aber sich gegenseitig bedingenden und ergänzenden Richtungen hin; Urspannung. Dualismus wird häufig für zwei absolut voneinander verschiedene und gegenseitig unabhängige Prinzipien, Mächte und Substanzen gebraucht.[9] Lange wurde nur das "entweder-oder" des Dualismus anerkannt, durch die Einführung der "sowohl-als-auch" Struktur der Wirklichkeit wird die polare Denkweise gefordert, welche die spaltende dualistische Denkweise überwindet.[10]

Oft werden diese beiden Begriffe jedoch nur ungenau definiert und ihr Bedeutungsgehalt vermengt.

"Die Irrtumsmöglichkeit besteht in den Folgen der heutigen Gleichsetzung von Polarität und Dualität, da das Wissen um das Wesen und den Charakter der Polarität weitgehend verloren gegangen ist, sodass die Polarität rationalistisch betrachtet und rationalisiert als Synonym der Dualität aufgefasst wird. Die Polarität ist eine das Leben bestimmende Grundform, deren Identifizierung mit der Dualität uns die Spaltung unseres Denkens und unseres Bewusstseins sowie die Zerschneidung und Zerstückelung unserer Wirklichkeit beschert hat, Polarität ist Ergänzung und ahnt noch um das Ganze; Dualität dagegen ist die von unserem Verstande gesetzte Gegensätzlichung und rechnet nur mit den Teilen; zudem sind Dualismen einander ausschliessende und einander bekämpfende Grössen" (Gebser, 1974, S. 49).

Das Polaritätsprinzip als Welt- und Lebensprinzip wurde von der modernen Psychologie aufgegriffen und besonders für entwicklungspsychologisches und charakterologisches Denken fruchtbar gemacht. Nohl (1949) spricht von einem "Gesetz der wesensmässigen Polarität unserer Charakterzüge", das er zusammen mit Sternberg (1907) als "konträre Spannung" zwischen Gegensätzen fasst. Sternberg möchte dieses Gesetz der konträren Spannung, der polaren Natur für sämtliche "psychologische Gebilde" gelten lassen.[11] Der Mensch habe von Beginn an keine innere Einheit, so Nohl, sondern komme mit einer Mannigfaltigkeit von Triebrichtungen auf die Welt, die zunächst wenigstens völlig unabhängig voneinander ihren eigensinnigen Weg gehen. "In dieser ursprünglichen Mannigfaltigkeit sind alle unausgesprochenen Disharmonien unseres Wesens gegründet. Wir sind uns selber vermöge ihrer ein Rätsel und oftmals anderen" (Nohl, 1949,

S. 72). Wenn der Charakter nicht aus lauter positiven Zügen besteht, "sondern ein Spannungsgefüge ist, wo jeder Zug zwischen zwei Polen schwingt und ein Zug immer den andern in der Schwebe hält, dann hat die Umwelt überall entgegengesetzte Angriffspunkte, kann die eine oder andere Richtung steigern oder auch nur zur Betätigung bringen oder unerweckt lassen" (Nohl, 1949, S. 82). Wellek benutzt das Polaritätsprinzip als ordnendes System seiner charakterologischen Ausführungen. Immer wieder betont er die Wichtigkeit der Polarität, der "spannungsvollen Einheit"; "Gestaltungskraft setzt unbedingt spannungsvolle Synthese" voraus.[12] Er sieht in diesem Prinzip der Polarität das tragende Prinzip der typologischen und damit zunächst auch der charakterologischen Methode. "Typisieren heisst Polarisieren: Pole bilden und auf diese Pole hin ordnen" (Wellek, 1966, S. 49). Die Erfassung der Gliedstrukturen unter dem Aspekt ihrer polaren Ausprägungsmöglichkeiten impliziert nach Wellek die Bestimmung der Charaktereigenschaften oder -züge. Somit führt die Polaritätstheorie zu einem System der Charaktereigenschaften. Er betrachtet die "vertikal" geordneten Bereiche von der Vitalität bis zum Willen je unter dem Aspekt dreier Polaritäten: Intensität und Extensität (oder Tiefe), Extra- und Introversion, Es- und Ichhaftigkeit. Die polare Unterscheidung von Intensität und Extensität ergibt die polaren Ausprägungsformen: Lebendigkeit und Zählebigkeit (beim Trieb), Erlebnisfluss und -beharrung (bei der Empfindung), Gefühlsheftigkeit und Gefühlstiefe (beim Gefühl) etc.[13]

Auch Künkel meint: "Die Differenzierung entfaltet das Leben in zahllosen Gegensatzpaaren, wie jung und alt, männlich und weiblich, Expansion und Kontraktion, Spannung und Lösung und so fort" (Künkel, 1955, S. 174). Das Gegensatzproblem ist für Jung "ein der menschlichen Natur inhärentes Gesetz"; er spricht von einem Prinzip der Antinomie. Alles Menschliche ist relativ, weil alles auf innerer Gegensätzlichkeit beruht, denn alles ist energetisches Phänomen. "Alles Lebendige ist Energie und beruht daher auf Gegensätzlichkeit ..." (Jung, 1948, S. 137).

Da nun die Psyche auf Gegensätzen aufgebaut ist, die sich polar ergänzen, aber auch in schroffem Widerspruch zueinanderstehen können, "ist es ihr Wesen, in Spannungen zu leben und diese auszuhalten. Man kann sogar sagen, dass die Auseinandersetzung mit diesen Gegensätzen zum Kernstück des Individuationsprozesses gehört" (Jacobi, 1971, S. 140). Die Vielfalt der Gegensatzpaare soll in einer übergeordneten Einheit verbunden werden; "je mehr polare Kräfte in die gebundene Gegensatzspannung eingehen, desto vollwertiger ist die erreichte Struktur ... Die Vereinigung der faktischen Gegensätze auf einer 'höheren Ebene' geschieht durch das Selbst und ist auch dieses Selbst. Das Selbst ist eine 'Vereinigung der Gegensätze', denn die 'complexio oppositorum' erscheint und vollzieht sich nur im Symbol" (Kaune, 1967, S. 113f).

Jeder Mensch steht somit in bestimmten Gegensatzspannungen. Während jedoch der normale Mensch gleichsam elastisch zwischen den Polen schwingt, bleibt der gestörte Mensch auf einer der Polseiten hängen oder verstrickt sich in die "Ambivalenz der Mitte" (Pongratz, 1961). Für die seelische Gesundheit ist die Fähigkeit zur Balancierung der Polaritäten, zur Zentrierung der differenzierten Aktivitäten der Psyche und zur Integration widersprüchlicher Tendenzen Voraussetzung.

Bloch (1972) geht in seiner Untersuchung über "speziell anthropologische und psychologische Polaritäten" auf folgende näher ein:[14]

a) Polaritäten der Höhe und Tiefe (Bewusstsein-Unbewusstes, Genialität-Irrsinn, Intellekt-Seele, Diskursivität-Intuition, Gemütsgrund-Vitalgrund, hohe-tiefe Schichten);
b) Enstrophe und Ekstrophe (Einwärts- und Auswärtswendung: Ichbezug-Weltbezug als Einstellungen, Schizothymie-Zyklothymie, apollinisch-dionysisch, Intensität-Tiefe) und die hier besonders interessierenden
c) Entwicklungspolaritäten (Entwicklung-Retardation, Progression-Regression).

Es lassen sich mehrere solcher Entwicklungspolaritäten eruieren; auf drei uns für diese Arbeit zentral erscheinende Polaritäten der menschlichen Entwicklung, denen wir im Arbeitsprozess bereits öfters begegnet sind, möchten wir ausführlicher eingehen, nämlich auf die Polarität von:

- Statik und Dynamik,
- Regression und Progression,
- Kindlichkeit und Reife.

Der Prozess der Persönlichkeitsentwicklung wird sowohl durch Konstanz und Variabilität, Stabilität wie auch Veränderung gekennzeichnet, immer spielen in diesem Prozess Regressionen und Progressionen zusammen. Diese wiederum bleiben nicht ohne Einfluss auf die Persönlichkeit selbst.

Wir sehen die Persönlichkeit als ein Zusammenwirken sowohl kindlicher wie auch reifer Wesensseiten.

4.2.1. Statik und Dynamik

Das Individuum schreitet in der Zeit vorwärts und befindet sich ständig im dynamischen Übergang aus seiner Vergangenheit in seine Zukunft.[1] "Die Dynamik der beständigen Wandlung eines Individuums von der Kindheit durch das Erwachsenenalter zeigt Mischungen aus Stabilität und Veränderung, Festhalten und Anpassung; und es treten neue Züge auf, in der ganzen Breite menschlicher Charakteristika" (Birren, 1974, S. 11).

Überhaupt besteht im Leben "ein dauernder Wechsel von Statik und Dynamik; ein Pol macht nur in Verbindung mit dem andern das Leben ganz ..." (Bloch, 1972, S. 172). Diese dynamische Betrachtung des Menschen wurde in der Psychologie nicht immer gesehen, sondern Wandlung als Feind der Stabilität betrachtet. Erst durch die Aktualitätstheorie — so Pongratz — werde der Geschehens- und Verlaufscharakter des psychologischen Gegenstandes betont. "Seelisches ist immer in Bewegung, immer im Werden ..." (Pongratz, 1967, S. 80).[2] In der heutigen Psychologie spricht man im allgemeinen nicht mehr von der Aktualität, sondern von der Dynamik des Seelischen. Während der Aktualitätsbegriff auf die Veränderung, die Bewegung, den Wechsel im seelischen Leben den Akzent legt, betont der Begriff der Dynamik die Kräfte dieses Wechsels, dieser Veränderungen und Bewegungen: die Triebe und Bedürfnisse, die Gefühlsregungen und

Strebungen, kurz, die Beweggründe oder Motive. Der dynamische Aspekt des Psychischen hat in der modernen Psychologie unbestritten die Vorherrschaft. Das morphologische Denken tritt ihm gegenüber weit in den Hintergrund (vgl. Pongratz 1967).

Wo jedoch von seelischer Aktualität und Dynamik gesprochen wird, da muss auch von Substantialität die Rede sein. "Aller Wechsel vollzieht sich an einem substantiellen Etwas, alle Kraftentfaltung an einem Ganzen im Selbstand. Substantialität und Aktualität, Morphologie und Dynamik bedingen einander, stehen in einem polaren Gegensatzverhältnis ..." (Pongratz, 1967, S. 84).[3]

Wurde im Charakterbegriff eher das statische Element betont, so legt jetzt der Persönlichkeitsbegriff den Akzent mehr auf das Funktionelle, Dynamische, Sich-Wandelnde.[4] "Die Frage der Veränderung der Persönlichkeit beim normalen, geistig gesunden Individuum infolge bestimmter endogener oder exogener Einflüsse tritt in den meisten charakterologischen Ansätzen gegenüber anderen Aspekten zurück" (Thomae, 1952, S. 196). Die meisten Schulen betonen die Konstanz der ermittelten Persönlichkeitseigenschaften. Sie neigen dazu, die in einer Erwachsenenpersönlichkeit vorfindbaren Qualitäten als mehr oder minder unveränderlich, höchstens therapeutisch umstellbare Konstanzen anzusehen; die Möglichkeit einer Veränderung wird weitgehend ausgeklammert. Werner unterscheidet einen statischen und einen dynamischen Aspekt der Entwicklungspsychologie, "von denen jener sich auf die Unterscheidung verschiedener Entwicklungsstufen, dieser auf deren Zusammenhang und Richtung bezieht" (Werner, 1953, zit. in Thomae, 1968, S. 189). In der Persönlichkeitsentwicklung wechseln sich Statik und Dynamik, Konstanz und Wandel ab. Es gibt Phasen mit wenig und solche mit stärkeren Veränderungen. Stabilität und Wechsel kennzeichnen die biologische nicht anders als die psychologische und soziale Organisation.[5]

Nach Roth steht fest, "dass Verhalten von Individuen wohl immer irgendwelche konstanten Züge aufweist, dass es aber auch stets dem Wandel unterworfen ist. Die Frage nach Konstanz und Variabilität des Verhaltens wurde für die Persönlichkeitspsychologie sogar zu einem besonderen Problem ..." (Roth, 1969, S. 36) Dieser Frage nach der Konstanz und Veränderung von Persönlichkeitsmerkmalen im Erwachsenenalter wird im Rahmen der differentiellen Entwicklungspsychologie seit längerem ein besonderes Interesse entgegengebracht, wobei die Mehrzahl der Untersuchungen allerdings den kognitiven Bereich zum Gegenstand hatte (vgl. Weinert 1975). Während der letzten 20 Jahren ist jedoch auch eine Intensivierung der Forschung im Hinblick auf Persönlichkeitsveränderungen im engeren Sinne, d.h. im Bereich der Motivation, der Einstellung, des Selbstbildes und der "Lebensstile" zu verzeichnen.[6] In einer Vielzahl von Verhaltensbereichen lassen sich variable Faktoren menschlicher Entwicklung eindeutig nachweisen und es kann nicht von einem bestimmten Zeitpunkt an von einer gleichsam grundsätzlichen Verfestigung menschlicher Verhaltenssysteme gesprochen werden.[7] "Dem Theorem von der Konstanz der Persönlichkeitsstruktur nach deren Ausbildung in Kindheit und Jugendalter wird die dynamische Konzeption sowohl einer weiterreichenden Entwicklung im Erwachsenenalter wie der Rollenspezifität allen Verhaltens gegenübergestellt. Es erhebt sich damit nicht mehr die Frage einer absoluten Konstanz von Eigenschaften oder auch Eigenschaftskonfigurationen, sondern jene nach einer relativen Konstanz wie auch Variabilität, wie sie sich in Abhängigkeit von Persönlichkeits-, Situations- und sozialen Variablen ergibt" (Bergler, 1966, S. 9). Neben der besonderen Verhaltensstabilität des Erwachsenen gibt es in dieser Lebensphase für die Angehörigen dieser Altersstufe gesellschaftlich bedingte Veränderungen, Entwicklungsschritte und Instabilitäten. "Zweifellos verändern und entwickeln sich Menschen auch im Laufe dieser Lebensphase, und zweifellos kennt das Erwachsenenalter typische Veränderungen in Handlungsbedingungen und -situationen und daraus resultierenden Verhaltensanforderungen" (Pieper, 1978, S. 121). Geht man davon aus, dass es in jeder Lebensphase ein gleichzeitiges Nebeneinander von Stabilitätszuständen und Veränderungsprozessen gibt, so könnte man sich für das Erwachsenenalter eine Mischung beider Elemente vorstellen, in der typischerweise Stabilität in Relation zu Veränderung überwiegt und das "Stabilitätsmuster" ein höheres Mass an normativer Kraft besitzt als Vorstellungen, die vom Erwachsenen die Bereitschaft zu ständiger Veränderung erwarten.[8]

Empirische Befunde zeigen, dass die weitverbreitete Annahme einer hohen intraindividuellen Variabilität im Kindes- und Jugendalter und einer hohen intraindividuellen Konstanz während des frühen und mittleren Erwachsenenalters insofern revidiert werden muss, als Konstanz des Verhaltens in allen Lebensabschnitten konstatiert wurde und die Identität des Individuums nicht zuletzt durch ein geringes Ausmass intraindividueller Variabilität von der Kindheit bis ins Erwachsenenalter dokumentiert wird. Neben der Entdeckung des Phänomens der Konstanz des Verhaltens im Kindes- und Jugendalter stellt der Nachweis von Veränderungen des Verhaltens im Erwachsenenalter, das angeblich stabil und änderungslos ist, ein zweites wichtiges Argument gegen die Limitierung des Entwicklungsbegriffs auf die ersten beiden Dekaden dar.[9] "Sicherlich steht die Forschung über Verhaltens-, Einstellungs- und Leistungsänderungen im Erwachsenenalter noch in den Anfängen. Die vorhandenen Resultate verweisen jedoch auf ein nicht unbeträchtliches Mass an intraindividueller Variabilität, und die Annahme eines unveränderlichen Charakters des Erwachsenen ist wahrscheinlich eher ein später Abkömmling der stoischen Philosophie als eine Schlussfolgerung aus empirischer Forschung" (Oerter, 1978, S. 27).

Die einseitige Sicht der Kindheit und Jugend als Zeit der Veränderung, d.h. der intraindividuellen Unterschiede, des Erwachsenenalters als Zeit der Konstanz, d.h. der interindividuellen Unterschiede, und des Alters als Zeit der Veränderung, d.h. der intraindividuellen Unterschiede, ist falsch. Während des ganzen Lebens — von der Konzeption bis zum Tod — lassen sich sowohl intra- als auch interindividuelle Unterschiede im Verhalten feststellen. Auch lässt sich ein unterschiedliches Verhalten von Individuen hinsichtlich des Ausmasses der gezeigten Konstanz beobachten. Thomae (1969) stellt sich somit die Frage nach der Existenz von mehr "konservativen" Entwicklungstypen einerseits und "dynamischen" andererseits; er spricht von einer Dynamik zwischen änderungsresistenten und änderungsaffinen Dimensionen.[10]

Traditionellerweise wird Persönlichkeit als Struktur, als Prozess und als Kraftfeld untersucht. Struktur bezieht sich auf den Aufbau der Persönlichkeit, Prozess auf ihre Dynamik und Feld meint die Gesamtheit der gleichzeitig bestehenden Tatsachen, aus denen Verhalten entspringt. "Die Gemeinsamkeiten, die sich aus diesen Betrachtungen analysieren lassen und sich unabhängig vom einzelnen

Aspekt für die Erklärung von Verhalten als erforderlich erweisen, nämlich Ganzheit und Einmaligkeit der Person, Umweltbezogenheit sowie Konstanz und Wandel individuellen Verhaltens, führen zu einer Betrachtungsweise der Persönlichkeit als System. Sie umschliesst die einzelnen Aspekte, vermeidet ihre Einseitigkeiten und Widersprüche und wird sowohl dem Phänomen als auch den theoretischen Forderungen zu seiner Erklärung gerecht" (Roth, 1969, S. 136).

Wir wollen kurz die strukturale Persönlichkeitsauffassung besprechen und anschliessend ausführlicher die prozessuale Betrachtung der Persönlichkeit erörtern.[11] Ständige Persönlichkeitsentwicklung, als lebenslanges Geschehen, ist ja nur denkbar und möglich, wenn Persönlichkeit ein Prozess ist und als solcher überhaupt verstanden wird.

a) Strukturale Auffassung der Persönlichkeit

Struktur bezieht sich allgemein ausgedrückt auf den Aufbau, die Zusammensetzung bzw. die Gliederung eines komplexen Gebildes aus seinen Teilen unter einem Prinzip, das die Teile zu einer Einheit macht. Die Grundbedeutung dieses Begriffes bleibt gleich, auch wenn er im einzelnen für verschiedene Zusammenhänge verwendet wird. Auch in der Psychologie wird der Strukturbegriff mit mehreren besonderen Inhalten gebraucht; ihnen nachzugehen würde hier zuweit führen, denn sie reichen von anatomischen bis zu metaphysischen Bedeutungen (vgl. Wellek 1959). Im folgenden sei deshalb unter Struktur ausschliesslich entweder der Aufbau der Persönlichkeit aus einigen allgemeinen Grundmerkmalen oder aber die individuelle Ausprägung der jweiligen analytischen Einheiten, ihre Ordnung und die Art ihres Zusammenhanges verstanden. Beispiele struktualer Persönlichkeitsmodelle sind das Strukturmodell von Freud, das Persönlichkeitsmodell von Jung, die Schichtentheorien von Lersch, Rothacker u.a. Jedoch auch die eher statisch ausgerichteten Modelle berücksichtigen einige dynamische Elemente, so wird von einer "Oszillation" oder "Fluktuation" der Eigenschaften gesprochen, das Wesentliche dabei sei die Rückkehr des Verhaltens zu einem Ausgangspunkt, somit die "ewige Wiederkehr des Gleichen".[12] Tatsächlich finden sich auch in strukturalen Modellen der Persönlichkeit, zum Beispiel bei Guilford (1964), immer wieder dynamische Konzepte, sei es auch nur als "motivierende Variable". Auch Cattell (1950) ergänzt sein strukturales Faktorenmodell der Persönlichkeit durch einen dynamischen Aspekt, indem er als dynamische Eigenschaften "ergs" (anlagebedingte Antriebseigenschaften) und "metanergs" (umwelt- oder lernbedingte Antriebe) wie Gesinnungen ("sentiments") oder Einstellungen ("attitudes") einführt.

Dennoch lassen sich überwiegend dynamische von überwiegend statischen oder strukturalen Persönlichkeitskonzeptionen unterscheiden. Die dynamischen Ansätze innerhalb der Persönlichkeitspsychologie können zwar nicht einzeln dargestellt, aber zusammenfassend klassifiziert werden.

b) Prozessuale Auffassung der Persönlichkeit

Von einer dynamischen Persönlichkeitstheorie spricht man, "sofern sich eine solche Theorie begrifflicher Konstruktionen bedient, denen sie Zielstrebigkeit zuschreibt ..." (Hofstätter, 1960; S. 542).

Der Begriff "Prozess" ist allgemein bezogen auf ein zusammenhängendes, nach bestimmten Gesetzen fortschreitendes Geschehen. Wie "Struktur" hat auch "Prozess" in einzelnen Wissenschaften viele besondere Bedeutungen erlangt, auf die hier aber nicht eingegangen werden kann. Auch in der Psychologie wird dieser Begriff nicht in einem einheitlichen Sinn gebraucht. Folgende Bedeutungskomponenten lassen sich hervorheben:

a) die nie zum Stillstand kommende, aber gesetzmässige Änderung des Verhaltens bzw. des individuellen Zustandes in der Zeit;
b) die Rückführung des Verhaltens nicht auf bestimmte Strukturmerkmale, sondern auf eine wirkende Kraft bzw. mehrere spezifische Energiearten;
c) die Zielstrebigkeit der Entwicklungsverläufe.

Diese Komponenten werden von einzelnen Autoren in wechselnder Kombination und Akzentuierung verbunden. Nach Frank (1939) ist die Persönlichkeit "ein dynamischer Prozess", "die kontinuierliche Aktivität" des Individuums, das um die Schaffung, Erhaltung und Verteidigung jener privaten Welt bemüht ist, in der es lebt,[13] und Angyal definiert Persönlichkeit als "einheitliche dynamische Organisation" und setzt hinzu: "Dynamisch, weil die bezeichnendste Tatsache an einem menschlichen Wesen nicht so sehr sein statischer Aspekt ist als die Tatsache, dass es einen spezifischen Prozess darstellt, nämlich das Leben des Individuums" (Angyal, 1941, zit. in Thomae, 1955, S. 189).

Die zentrale Bedeutung des Persönlichkeitswandels für eine Theorie der Persönlichkeit bzw. für das Verständnis des Menschen wird unter den deutschen Psychologen vor allem von Heiss (1939, 1949) und Thomae (1951, 1955, 1968) anerkannt.[14]

Heiss stellt fest: "Die Persönlickeit ist nicht in ihren Eigenschaften, sie bewegt sich um und in diesen Eigenschaften, sie erscheint in ihnen. Manche davon handhabt sie wie Bilder, die sie erscheinen lässt, wenn sie will, und verbergen kann, wenn sie will. Keines der Eigenschaftsbilder ist absolut konstant, sie treten einmal so und einmal anders in Erscheinung, sie pendeln hin und her, und vibrieren, oft leise, oft stark, oft verkehren sie sich in ihr Gegenteil" (Heiss, zit. in Groffmann, 1968, S. 13). Heiss vermutet in allen Wechselmerkmalen verborgene Verlaufsgestalten und sucht nach einer Untersuchung, welche diese Verlaufsgestalten enthüllt.[15] Eine Verlaufsgestalt wird interpretiert als der Ablauf eines dem Verhalten zugrunde liegenden Antriebes. Dabei werden auch die Termini "Antriebs-, Tiefen- und Leitgestalt" verwendet. Das Konstante einer Persönlichkeit liegt in periodischen Abläufen und kann sich in wechselnden Erscheinungsbildern und wechselnden Eigenschaften äussern.[16] Alle Abläufe in einem Individuum ergeben die "Person als Prozess". Auch Thomae versucht eine Verbindung dynamischer und struktureller Persönlichkeitsdarstellung.[17] Zwar unterscheidet er drei "Kerngebiete" der Persönlichkeit, im Vordergrund steht jedoch wie bei Heiss die Betonung des dynamischen Aspektes, des Prozesscharakters der Persönlichkeit. "Statik" und "Dynamik" sieht Thomae nie isoliert, sondern sie begründen erst in ihrem Zusammenwirken die Dynamik der Persönlichkeit.[18] Für ihn sind also "Person als

Prozess" und "Person als Struktur", Stabilität und Variabilität des Verhaltens nicht alternative Lösungsperspektiven des Problems, sondern theoretisch notwendigerweise aufeinander bezogene Begriffspaare. Thomae geht in seinen Arbeiten stets davon aus, "dass fast alles, was Form und geronnene Struktur am menschlichen Charakter ist, einmal Geschehen war, und dass vieles, was jetzt Geschehen ist, einmal Form, Haltung, Bereitschaft, Triebkraft werden kann" (Thomae, 1955, S. 1).

Die Übergänge zwischen diesen zwei beschriebenen Persönlichkeitsauffassungen sind fliessend; viele Persönlichkeitsforscher berücksichtigen, wie wir gesehen haben, sowohl strukturale als auch dynamische Gegebenheiten der Persönlichkeit. In der heutigen Forschung wird vermehrt Gewicht auf den Prozesscharakter und die lebenslange Wandelbarkeit der menschlichen Persönlichkeit gelegt. Persönlichkeitsentwicklung als Prozess impliziert zugleich eine Persönlichkeitsveränderung, die bis ans Lebensende möglich ist.

Entwicklung als lebenslanger Prozess meint zugleich, dass die Persönlichkeit selbst nicht allein statischer Art sein kann, sondern sich vielmehr im Verlauf eben dieser Entwicklung dynamisch verändert, fortschreitet, regrediert, progrediert, sich selbst und ihre Möglichkeiten lebenslang verwirklichen kann. Eine Forderung, welche die Kultur augenblicklich stellt, ist gerade die Möglichkeit der Veränderung. Bereits jetzt wird erkennbar, dass der heutige Erwachsene in der Lage sein muss, sich zu verändern und immer wieder neue Positionen einzunehmen. Die Fähigkeit, mit Veränderungen zurechtzukommen und Gegenwärtiges zu relativieren, erscheint unter dem Einfluss moderner Kultur als eines der Kriterien für Erwachsensein und psychische Gesundheit.[19]

Das Bild, welches wir auf Grund der bisher vorliegenden Ergebnisse über das Ausmass der Veränderlichkeit innerhalb der menschlichen Persönlichkeit vorlegen können, muss noch recht unvollständig anmuten. Man könnte Aufzählungen bezüglich festgestellter- bzw. behaupteter- Veränderungen des Seelischen im höheren Erwachsenenalter beliebig fortsetzen; sie beruhen jedoch nicht auf fundierter empirischer Forschung, so dass diesen Aussagen gegenüber eine gewisse Zurückhaltung geboten erscheint.[20] Einige Anmerkungen über die Veränderbarkeit auch des erwachsenen Menschen lassen sich aufgrund vorhandener Untersuchungen jedoch anbringen.[21]

Im Begriff der Änderung ist keineswegs enthalten, dass es sich hier stets "um Verkehrungen ins entgegengesetzte Extrem, also um Vorgänge handeln müsse, die etwa zwischen den Polen 'grosser Sünder-Heiliger', 'Idealist-Realist', 'Optimist-Pessimist', 'Geizhals-Verschwender' etc. verlaufen müssen. Vielmehr können sich die psychologisch wesentlichen und interessanten Veränderungen gerade in relativ geringfügigen Verschiebungen, Profilierungen oder Färbungen des Persönlichkeitsgesamts äussern. Sowohl für die Theorie wie für die Praxis der Persönlichkeitsforschung sind solche angeblich 'geringfügigen' Persönlichkeitsveränderungen von nicht geringerer Bedeutung als etwaige radikale Umschwünge" (Thomae, 1952, S. 196). Die Entwicklung im Erwachsenenalter ist eher ein kontinuierliches denn ein revolutionierendes Geschehen. "Die Intensivierung oder Dämpfung bestimmter Züge und Verhaltensweisen, die Regulierung der Aktivität im Sinne einer stärkeren Intro- oder Extraversion, der Rhythmus von Expansion und Restriktion der Lebensbewegung, die Zunahme oder Abnahme von seelischem Tiefgang, die von emotionaler Beteiligung oder sachlicher Einstellung, sind die wichtigsten Bereiche, in denen sich Änderungen allmählich einstellen, mag deren Qualität im Einzelfall auch noch so stark variieren" (Thomae, 1968, S. 5). Nicht gemeint mit dem Begriff "Persönlichkeitsveränderung" sind Übergänge von konkreten, relativ kurzdauernden bzw. nur vorübergehenden Konstellationen im dispositionellen Gefüge des Persönlichkeitsgesamts. Zum Teil ist man geneigt, "Persönlichkeitsänderungen" schon in der Meinungsänderung zu sehen, wie sie zum Beispiel durch den Wechsel der Bezugsgruppe entstehen.[22] Dabei wird unberücksichtigt gelassen, dass es sich bei derart ausgelösten Verhaltensänderungen sehr häufig um temporäre Umstrukturierungen handeln kann, die beim Einpendeln in die "Normallage" wieder ausgeglichen werden.[23]

Der Begriff der Persönlichkeitsveränderung kann vielmehr sinnvollerweise, so Thomae, nur auf Tatbestände angewandt werden, die folgenden Bedingungen genügen: es muss sich dabei um Änderungen an einem relativ konstanten Gefüge von Eigenschaften, Verhaltensweisen, Erlebnisformen, Motivationsstrukturen etc. handeln; Änderungen, deren Ergebnis selbst eine gewisse Dauer aufweist, und es müssen Änderungen nicht nur an Partialeigenschaften oder Partialreaktionen festzustellen sein, sondern solche, die einen mehr oder minder weiten Bereich des Gefüges affizieren. Die Klassifikation der Persönlichkeitsänderung scheint bisher noch ungelöst.[24] Insbesondere die Arbeitsmethoden der Längsschnittuntersuchung haben jedoch gezeigt, wie man sowohl die konstanten wie die variablen Bereiche der Persönlichkeit in den Griff bekommen kann. Auftretende Veränderungen sind meist nicht so gross, dass das Individuum das Gefühl von Stetigkeit und Stabilität seiner Person verliert; aber es ist offensichtlich, dass Veränderung zumindest genauso charakteristisch für die Erwachsenenpersönlichkeit ist wie Stabilität. Die Veränderungen sind vor allem ein Ausdruck der Anpassung des normalen gesunden Erwachsenen an die Wechselbeziehungen zwischen sich und seiner Umwelt.[25] Das Phänomen der Persönlichkeitsänderung stellt sich als eine abhängige Variable der Gesamtsituation dar, wie überhaupt sich die Persönlichkeitsentwicklung ihrerseits als eine abhängige Variable der Gesamtsituation des Individuums darstellt.[26] Verschiedene Individuen verhalten sich im gleichen Zeitraum im Hinblick auf die gleiche Variable konstant, andere zeigen in dieser Hinsicht mehr oder minder starke Veränderung. Das Ausmass der Variabilität wird zu einer Persönlichkeitsvariablen, die sich in Beziehung zu anderen Persönlichkeitsmerkmalen oder in Beziehung zu bestimmten sozialen Daten bringen lässt. Der Eindruck vorwiegender Konstanz wechselt mit dem stärkerer Veränderung; wahrscheinlich kann man Veränderlichkeit als eine konstante Persönlichkeitsvariable betrachten.

"Some subjects showed extraordinary personality continuity while other subjects manifested reliable and marked personality change" (Block, 1966, S. 187).[27] Die Veränderlichkeit selbst erschiene somit — ähnlich wie in anderen (Längsschnitt-) Untersuchungen — als eine Persönlichkeitsvariable, der man einige Konstanz zusprechen kann.

Bei allen Persönlichkeitsbeschreibungen- und zeichnungen muss man, gerade aufgrund der diskutierten Untersuchungsergebnisse — immer bedenken, dass sie nur momentane Situationen repräsentieren. Sie haben nichts Fixiertes oder Statisches an sich und sind – infolge dynamischer Kräfte – in ständiger Veränderung. Der Mensch verfügt über eine relativ grosse Variationsmöglichkeit der erworbenen Verhaltensdispositionen.

Eine Person lässt sich daher nicht für eine längere Zeitspanne als so oder so geartet charakterisieren. Eine harte Grenze löst sich plötzlich auf, eine weiche Grenze wird starr. Bereiche, die weit voneinander entfernt waren, können nahe zusammen kommen. Ein steifes Medium kann aufweichen während ein geschmeidiges sich verhärtet. Selbst die Zahl der Bereiche kann sich von einem Augenblick zum anderen erhöhen oder vermindern.

Aus diesem Grunde veralten solche Darstellungen fortgesetzt, ist doch gerade die psychologische Realität einem stetigen Wandel unterworfen.

"Wenn ich den anderen als etwas Fixes, schon Diagnostiziertes und Klassifiziertes betrachte, dann trage ich meinen Teil dazu bei, dieses unzulängliche Etikett zu bestätigen. Wenn ich ihn als einen Menschen im Prozess des Werdens ansehe, dann trage ich meinen Teil dazu bei, seine Potentialitäten zu bestätigen oder real werden zu lassen. Ich habe ihn als einen lebendigen Menschen bestätigt, der zu kreativer innerer Entwicklung fähig ist" (Rogers, 1976, S. 70).

Sofern man den Zugang zum Wesen der Persönlichkeit über die Vorgänge sucht, in denen sie sich kundgibt, sofern man insbesondere bereit ist, diese Vorgänge bis zu einem gewissen Grad innerlich mitzuvollziehen, erfährt man, dass Änderung, Übergang und steter Neubeginn zum Wesen dieser Persönlichkeit gehört; trotz aller beobachtbaren Tendenzen zur Bewahrung, zur möglichst ökonomischen Erledigung von Anforderungen und zum Rückgriff auf eingespielte Verhaltensweisen.

Solange man eine Persönlichkeit als Prozess und nicht als statische Struktur begreift, sieht man auch ihre stets vorhandenen Entwicklungschancen, gibt man ihr immer wieder, lebenslang, von neuem Entwicklungskredit.

4.2.2. Regression und Progression

Im Rahmen der vorliegenden Schilderung umfasst der Begriff "Entwicklung" sowohl Regression als auch Progression. Die körperliche Entwicklung ist ein kontinuierlicher Prozess, freilich mit Perioden rascheren und langsameren Wachstums: die seelische Entwicklung dagegen besteht im kontinuierlichen Wechsel zwischen Progressionen und Regressionen, in normalen Fällen jedoch überwiegt die Progression (vgl. Frijling, 1967).

Die Progression ist bis zur Lebensmitte hin das vorherrschende Prinzip, welches auch einer Erweiterung und zunehmenden Bereicherung des Ichs dient. Aber bereits hierbei ist Regression Teil des normalen Entwicklungsprozesses, in dem das Kind bei Bedrohungen auf frühere Entwicklungsstufen, in denen es sich noch sicher und geborgen fühlt, speziell zu seinen früheren Fixierungen ausweicht. Im höheren Lebensalter sind zunehmend regressive Phänomene zu beobachten, die offenbar der Erhaltung der Ich-Stabilität dienen, um in einem bestimmten Rahmen die Selbständigkeit zu erhalten.[1]

Im Prozess der Persönlichkeitsentwicklung interagieren regressive und progressive Mechanismen und ergänzen einander. Erst in diesem Zusammenspiel entwickelt und reift die Persönlichkeit weiter. Der werdende Mensch ist also immer wieder von neuem dieser Polarität ausgesetzt und kann durch sie in seiner Reifung gefördert werden. Loch (1963) sieht Regression und Progression als Resultat von Gleichgewichtsprozessen[2] und Arlow meint: "Die Regression ist ubiquitär im seelischen Leben; sie findet sich auf allen Entwicklungsstufen ..." (Arlow, 1967, S. 32). Bei Kindern und Erwachsenen kann sich die Regression nicht nur auf die Funktion des Es, sondern eben auch auf die Funktionen des Ichs und Überichs erstrecken; bereits 1917 wies Freud darauf hin, dass es neben Triebregressionen auch Ichregressionen gebe, da ja auch das Ich seine besondere Entwicklungsgeschichte habe. Normalerweise sind solche Regressionen vorübergehend und umkehrbar. Viele Aspekte des Regressionsphänomens sind jedoch bis heute noch nicht restlos geklärt.[3]

In diesem Sinne bemerkt Ohlmeier: "Unser bisheriges psychoanalytisches Wissen erstreckt sich weitgehend auf Prozesse im Bereich des Ich. Über die Veränderungen quantitativer oder qualitativer Art der libidinösen und aggressiven Impulse ist bereits sehr viel weniger bekannt, ebenso aus dem Bereich des Über-Ich ..." (Ohlmeier, 1973, S. 136).

Es fällt schwer, den Begriff Regression klar zu definieren, auch Richter meint dazu: "Der Begriff 'Regression' wird gegenwärtig in der Medizin, in der Entwicklungspsychologie und in der Psychoanalyse sehr verschieden ausgelegt" (Richter, 1967, S. 275). In einem psychischen Vorgang, der eine Bedeutung von Durchlaufen oder von Entwicklung enthält, bezeichnet man mit Regression ein Zurück von einem bereits erreichten Punkt bis zu einem vor diesem gelegenen Punkt.[4] Allgemein ausgedrückt bedeutet Regression in der Psychologie eine Primitivisierung des Verhaltens, ein "Zurückgehen" auf eine unreifere Stufe, über die das Individuum schon hinaus gewachsen war. Freud bezeichnet den Vorgang der Regression als eines der wesentlichen Abwehrmittel, bzw. als eine der wesentlichen Folgen von Abwehrmechanismen. Loch ergänzt: "Beide Mechanismen, die Vorwärtsstrategie der Progression wie die Rückwärtsstrategie der Regression, stellen Abwehrvorgänge dar. Man darf aber mit Fenichel sagen, dass die Regression, vom Ich aus beurteilt, im Unterschied zu den anderen Abwehrmethoden (Verdrängung, Isolierung etc.) mehr passiven Charakter hat. Demgegenüber muss man die mit Libido arbeitende Progression eher als eine aktive Ichleistung anerkennen" (Loch, 1963, S. 536). Wichtig scheint ein flexibles Spielen zwischen progressiven und regressiven Mechanismen,[5] jeder Mensch trägt in sich progressive und regressive Tendenzen, aber nicht jeder Mensch ist fähig, sich progressiv und regressiv zu verhalten. Das flexible Wechseln von einem in den anderen Zustand scheint manchen Menschen aus tieferen Gründen erschwert.

Regression als Rückkehr zu früheren Funktions- und Verhaltensformen ist immer ein Partialaspekt des Gesamtverhaltens, das als solches eine neue Gestalt aus einzelnen regressiven wie nicht regressiven Elementen hervorbringt. Demnach kann unter dem genetischen Aspekt gesehen der sogenannt regressive Zustand nicht als exaktes Äquivalent einer früheren Entwicklungsorganisationsstufe angesehen werden. Zwar bestehen einige Ähnlichkeiten, andererseits ergeben sich wichtige Unterschiede.[6] Auch McDougall betont bereits 1922, dass das regredierte Verhalten nicht notwendig mit jenem früheren Verhalten des Individuums identisch zu sein braucht. Die regredierte Person zeigt vielmehr ein primitives Verhalten einer neuen Art. Er glaubt, dass die Regression weniger "zweckgerichtet" sei, als es nach der Freudschen Theorie der Fall zu sein scheint. "Die Möglichkeit einer neuen Art und Weise des Verhaltens in der Regression erheischt eine Unterscheidung zweier typischer Veränderungen:

a) Rückkehr zu einer Verhaltensweise, welche für eine frühere Stufe im Lebenslauf des Individuums typisch war. Eine solche Veränderung sei 'Retrogression' (McDougall) genannt;
b) Veränderung in Richtung auf ein primitiveres Verhalten ungeachtet der Frage, ob dieses Verhalten im Lebenslauf des Individuums schon einmal vorkam oder nicht. Eine solche Veränderung hiesse 'Regression' " (Lewin, 1963, S. 132).

Häufig hat eine Retrogression auch die Kennzeichen der Regression und umgekehrt.[7] Lewin differenziert weiter zwischen Regression des Verhaltens und Regression der Person, zwischen situativer und habitueller Regression, wobei zum Beispiel unter starkem affektivem Druck sowohl das Verhalten wie die Person auf ein primitiveres Niveau regredieren können; weiter zwischen vorübergehender und andauernder Regression, und einer Regression, die mehr oder weniger begrenzte Bereiche einer Persönlichkeit beeinträchtigt oder die ganze Person miteinbezieht.[8] Die verschiedenen Aspekte der Regression — wie die Abnahme der Verhaltensvarietät und der Organisiertheit der Verhaltenseinheiten, der Wechsel im Einheitlichkeitsgrad der Person, das Schrumpfen des Lebensraumes und die Verminderung des Realismus — sind nicht so starr miteinander verknüpft, dass ein bestimmter Regressionsbetrag in einem Aspekt stets zu einem bestimmten Regressionsbetrag in jedem der übrigen Aspekte führt. Die einzelnen Aspekte der Regression sind bis zu einem gewissen Grad voneinander unabhängig.

Auf der andern Seite scheint es jedoch eine gewisse wechselseitige Abhängigkeit zu geben, sodass ein Individuum, ist es in einem Aspekt unter ein gewisses Niveau regrediert, auch hinsichtlich der übrigen Aspekte nicht mehr sein früheres Entwicklungsniveau halten kann.

Abschliessend äussert sich Lewin: "Um über Regression Voraussagen machen zu können oder um eine Theorie der Regression aufzustellen, müssen die verschiedenen Entwicklungsniveaus einer Person auf eine Art und Weise gekennzeichnet werden, dass die Voraussetzungen der Regression logisch abgeleitet werden können. Eine derartige wissenschaftliche Darstellung der verschiedenen Entwicklungsstufen sollte ferner die Art und Weise der gegenseitigen Beziehungen zwischen den verschiedenen Aspekten einer gegebenen Entwicklungsstufe, nämlich zwischen Varietät und Organisierung des Verhaltens, Einheitlichkeit des Lebensraumes etc., einsichtig machen" (Lewin, 1963, S. 162).

Lange stand hauptsächlich die eher negative, psychopathologische Sicht der Regression im Blickpunkt des Interesses. Die psychoanalytische Sichtweise Freuds sieht die Regression besonders in Zusammenhang mit eher pathologischen und destruktiven Phänomenen wie Abwehr, Rückschritt, Destrukturierung, mit seelischen Störungen, Neurosen, Psychosen und der Ich-Auflösung. Nicht nur die Regression, auch die Progression kann eher negativ gesehen werden.

Moeller spricht von einer pathologischen, dissoziierenden Regression und Progression.[9] Pathologische Regression und dissoziierende Progression lassen sich ihrer Ansicht nach auf einen Nenner bringen: "... in beiden spiegelt sich die Entfremdung des Menschen von sich selbst. In der dissoziativen Progression entfernt er sich zunehmend vom Primärprozess, versagt sich also seine innere Welt, in der pathologischen Regression hat er den Sekundärprozess, verstanden als kreative Verarbeitung und Bewusstmachung des unbewussten Geschehens, als autonome Steuerung, aufgegeben" (Moeller, 1980, S. 91). Willi spricht in diesem Zusammenhang von pseudo-progressiven und regressiven Positionen, die sich gegenseitig bedingen. "Ein Zustand pathologischer Regression kann also mit dem, was ich dissoziierende Progression genannt habe, ohne weiteres abgewehrt werden" (Willi, 1976, S. 89).

Der negativen Sichtweise der Regression wird die eher positive Regressionsbetrachtung von Jung gegenübergestellt.

"Zwar darf der destruktiv-pathologische Aspekt der Regression, die eine fruchtbare Wandlung weitgehend oder ganz verunmöglicht, nicht verkannt werden. Andererseits gibt es, seit Jung, einen positiven Aspekt der Regression, der über den psychoanalytischen Begriff hinausgeht. Regression ist dann als gegenläufige Bewegung zur Progression aufzufassen, als ein – vorübergehendes – Zurückgleiten der seelischen Energie zum Quell aller Kreativität im Unbewussten" (Wunderli, 1980, S. 7). Jung beschreibt eine Regression, wie sie notwendig ist für die seelische Entwicklung, die Entfaltung der eigenen Kreativität und Individuation.[10]

"Wohl eines der wichtigsten energetischen Phänomene des Seelenlebens ist die Progression und Regression der Libido" (Jung, 1971, S. 43). Progression und Regression gehören in vielen kleinen und grossen, wichtigen und nichtigen Abwandlungen zum täglichen Leben. "Jede zweck- und zielgerichtete Aufmerksamkeit bzw. psychische Anstrengung, jeder bewusste Willensakt ist ein Ausdruck der Progression der Energie; jede Ermüdung, jede Zerstreutheit, jede emotionale Reaktion, ja in erster Linie der Schlaf selber eine der Regression" (Jacobi, 1959, S. 84). Die Begriffe Progression und Regression dürfen nicht – wie dies meistens geschieht – mit positivem bzw. negativem Vorzeichen versehen werden, denn auch die Regression erhält im Jungschen Gedankensystem ihren positiven Wert. "Die Progression als ein fortlaufender Anpassungsprozess an die Umweltsbedingungen ist begründet in der vitalen Notwendigkeit der Anpassung. Die Not erzwingt die absolute Orientierung auf die Umweltsbedingungen und die Verdrängung aller derjenigen Tendenzen und Möglichkeiten, welche der Individuation dienen. Die Regression dagegen als eine Anpassung an die Bedingungen der eigenen Innenwelt ist begründet in der vitalen Notwendigkeit, den Anforderungen der Individuation zu genügen" (Jung, 1971, S. 51). Die Regression ist verwandt mit der Introversion, ohne doch mit ihr identisch zu sein. Ein Misserfolg führt den einen Menschen zu Wirtshausbummelei (extravertierter Regression), den anderen zu dumpfem Brüten (introvertierte Regression). Die Regression ist nicht notwendigerweise ein Rückschritt im Sinne einer Rückentwicklung oder Degeneration, sondern vielmehr eine notwendige Phase in der Entwicklung, in der aber dem Menschen das Bewusstsein einer Entwicklung mangelt, da er sich in einer Zwangslage befindet. Ebenso ist Progression nicht etwa mit Entwicklung zu verwechseln, denn der beständige Fluss oder Ablauf des Lebens ist nicht notwendigerweise

Entwicklung oder Differenzierung. "So kann auch das menschliche Seelenleben progressiv sein ohne Evolution und regressiv ohne Involution. Evolution und Involution haben zunächst mit Progression und Regression nichts zu tun, indem diese letzteren eigentlich blosse Lebensbewegungen sind, die trotz ihrer Bewegung stationären Charakter haben. Sie entsprechen dem, was Goethe sehr schön als Systole und Diastole bezeichnet hat" (Jung, 1971, S. 49).

Freuds kausale, eher negative Auffassung der Regression und Jungs finale Auffassung ergänzen einander, so verschieden die Betrachtungsweisen sind. Der Jungsche Standpunkt erlaubt, die Regression auch positiv zu sehen, selbst wenn sie einer neurotischen Störung entsprechen mag. Die Regression kann ein Mittel zur Erweiterung des Bewusstseins und Reifung der Psyche sein: sie ist dann das Zurückgleiten der Libido in das Archaische, Ungestaltete, zur Urmutter alles seelischen Lebens und damit zum Quell aller Kreativität.[11]

Wir sind im Verlaufe dieser Arbeit bereits auf verschiedenste Facetten der Progression und Regression gestossen; so wurde die kindliche Regression und Progression, die psychopathologische, psychoanalytisch orientierte Regressions- und Progressionsbetrachtung abgehandelt und auf Regressionen und Progressionen im Erwachsenenalter, zum Beispiel im Anschluss an eine Erregungsphase und in Krisenzeiten hingewiesen. Heute erkennt man vermehrt auch die positive Wirkung dieser Prozesse; wir möchten nun anschliessend noch etwas nuancierter die Progressions- und besonders die Regressionsprozesse im Dienste der Anpassung der gesunden Persönlichkeit und ihrer Weiterentwicklung behandeln.

Uns geht es darum, den eng mit unbewussten Vorgängen verbundene Begriff der Regression in bestimmter Weise zu differenzieren, regressive Phänomene hinsichtlich ihres integrierenden Charakters zu untersuchen und diese auch auf die Progression, also die Entwicklungsfortschritte anzuwenden. Wir wollen die unabdingbare Notwendigkeit solcher regressiver und progressiver Dynamik in der Persönlichkeitsentwicklung und ihre Bedeutung für die Vielfältigkeit der betreffenden Person selbst, für ihre Kreativität, ihre innere Lebendigkeit und ständigen Entwicklungsmöglichkeiten anschaulich machen.

Der positive Aspekt der Regression gibt dem Menschen im Rahmen der individuellen Entfaltungsmöglichkeiten stets die Chance des schöpferischen Neubeginns.

Besonders die Ich-Regression in Übergangszeiten, im Alltagsgeschehen, im Traum, in Kunst, Therapie und Liebe werden eingehender behandelt und ihre Funktion als gesunder Anpassungs- und Abwehrmechanismus, als "Regression im Dienste des Ichs" aufgezeigt.

Die Regression ist zunächst eine ganz natürliche Weise, um beispielsweise mit schwierigen oder anstrengenden Situationen fertig zu werden. Sie kann ein gesunder Abwehrmechanismus sein, der im Dienste der geistigen, seelischen und körperlichen Gesundheit steht.[12]

Unter bestimmten Bedingungen wird Regression allgemein als angemessen betrachtet: zum Beispiel kann eine organische Erkrankung regressive Vorgänge mobilisieren, die eine Erhöhung des Narzissmus zur Folge haben, wodurch der Heilungsprozess gefördert wird; Regressionen nach Objektverlust ermöglichen eine intensivere Trauerarbeit und eine innere Neueinstellung auf zukünftige Beziehungen; für die Pubertät sind Regressionen typisch und wahrscheinlich notwendig, um die für diese Phase erforderliche psychische Reorganisation grundsätzlich zu ermöglichen. Ganz wichtig ist im Zusammenhang mit psychischer Reorganisation die in ihrer Bedeutung immer wieder hervorgehobene therapeutische Regression, die den Patienten überhaupt erst befähigt, frühe Konflikte wieder zu erleben und in der Bearbeitung zu neuen Lösungen zu kommen. Auch für künstlerische Arbeit wird die Notwendigkeit von Regression eingeräumt; Intuition und Imagination sind ja nur durch grössere Nähe zum Primärprozess, zum Unbewussten möglich. Es handelt sich bei diesen Phänomenen also um eine "Regression im Dienste des Ichs", um eine temporäre, konstruktive Regression im Sinne der Anpassung.[13]

Kernberg sieht bei der normalen Regression im Dienste des Ichs einen besonderen Aspekt: die Wiederbelebung früherer Objektbeziehungen als Zuflucht und Quelle innerer Stärkung in Zeiten der Krise und Einsamkeit und beim Verlust äusserer Unterstützungen. "Normalerweise verfügt der Mensch über einen emotionalen Reichtum, der in früheren glücklichen Beziehungserfahrungen beschlossen liegt und der ihm nicht nur ermöglicht, in seinen Beziehungen zu anderen an deren Glück empathisch teilzuhaben, sondern auch als Quelle inneren Trostes zur Verfügung steht, wenn die Realität das Selbstwertgefühl bedroht" (Kernberg, 1978, S. 297). Regression im Dienste des Ichs sei auch als regressive Aktivierung früherer innerer Objektbeziehungen zu verstehen, durch die das Selbst von verinnerlichten "guten" Objektrepräsentanzen Liebe und Bestätigung als Kompensation für Enttäuschungen in der Realität erhält.

Bei vielen Regressionsphänomenen handelt es sich also um eine sogenannte Ich-Regression, eine herabgesetzte Ichfunktion und Ichkontrolle.

Kernberg spricht hier von Ichschwäche und meint damit mangelhafte Impulskontrolle, mangelhafte Angsttoleranz und ungenügend ausgebildete Sublimierungen. "Dazu kommen noch zwei weitere, auch schon erwähnte Aspekte der Ichschwäche, nämlich eine Neigung zu primärprozesshaften Denkvorgängen und die Schwächung der Realitätsprüfung" (Kernberg, 1978, S. 154). Oft besteht eine allzu grosse Offenheit für primärprozesshafte Funktionsweisen im Zuge der allgemeinen Regression von Ichstrukturen.

In diesem Zusammenhang muss besonders zwischen Ich- und Trieb-Regression unterschieden werden. A. Freud äussert sich dazu: "Unabhängig von den verschiedenen kausalen Faktoren muss auf ein Unterscheidungsmerkmal der Ich-Regression hingewiesen werden. Im Gegensatz zur Trieb-Regression führen die retrograden Bewegungen auf der Ich-Skala nicht zu früher errichteten Positionen zurück; denn es gibt keine Fixierungspunkte. Statt dessen gehen sie Schritt für Schritt den Weg zurück, entlang der Linie, die sie während der Vorwärtsentwicklung eingeschlagen hatten. Dies wird durch die klinische Beobachtung bestätigt, dass es stets die jüngste Errungenschaft ist, die bei einer Ich-Regression als erste verlorengeht" (A. Freud, zit. in Sandler, 1967, S. 138). Sandler führt das Konzept der "Persistenz" ein, welches die Auffassung enthält, dass primitive Funktionsweisen in der Gegenwart in Form von Probehandlungen (trials) aktiv fortwirken; Funktionsweisen, welche normalerweise gehemmt werden. "Das Bestehen dieser Persistenz wird als grundlegend für alle Formen der Regression angesehen. Die Regression wird nicht als einfaches 'Zurückgehen' oder ein 'Wiederbeleben' angesehen, sondern als ein Prozess des Freiwerdens und der Enthemmung alter Funktionsweisen ... Die Strukturen und Apparate des Es, wie diejenigen des Ichs, bleiben uns ein Leben lang erhalten, auch wenn sie nicht immer voll verwendet werden" (Sandler, 1967, S. 143).

Als das Wesen der Ich-Entwicklung, so Richter, sei die Überwindung der Abhängigkeit vom Lustprinzip und die steigende Befolgung des Realitätsprinzips anzusehen. Wenn die Merkmale der Ich-Regression hier auch nicht näher ausgeführt werden, so ergibt der Zusammenhang immerhin den Hinweis, dass Ich-Regression ein Vorgang sein muss, bei dem rückläufig die errungene Anpassung ans Realitätsprinzip wieder zugunsten einer Unterwerfung unter das Lustprinzip preisgegeben wird.[14] Allgemein formuliert handelt es sich bei der Ich-Regression um eine Veränderung, deren Charakteristikum lediglich in der Rolle und der Funktion des Ichs liegt. Grundsätzlich ist es jedoch jederzeit möglich, dass eine regressive Schwächung des Ichs zwar zu einer "Vertrieblichung" überhaupt, aber nicht zugleich zu einer zeitlichen und qualitativen Trieb-Regression zu früheren Stufen der Trieborganisation führt.[15]

Viele Regressionen zeigen sich lediglich in einer gewissen Schwächung des Ichs und einem damit Hand in Hand gehenden Überwuchern triebhaften Agierens. Energetisch handelt es sich um eine Minderung von Ichkontrolle über die bis dahin gehemmte und gesteuerte libidinöse und aggressive Energie. Viele massenpsychologische Phänomene stellen akute Ich-Regressionen dar.[16] Freud hat 1921 in "Massenpsychologie und Ich-Analyse" Merkmale eines regressiven Verhaltens in diesem Sinne beschrieben, wobei er auf von Le Bon beobachtete massenpsychologische Phänomene Bezug nimmt: "Züge von Schwächung der intellektuellen Leistung, von Ungehemmtheit der Aktivität, die Unfähigkeit zur Mässigung und zum Aufschub, die Neigung zur Überschreitung aller Schranken in der Gefühlsäusserung und zur vollen Abfuhr derselben in Handlung, dies und alles ähnliche ergibt ein unverkennbares Bild von Regression der seelischen Tätigkeit ..." (Freud, 1921, zit. in Richter, 1957, S. 278). Diese phänomenologische Skizze entbehrt aller Hinweise auf regressive Wiederbelebung früherer Stufen der Trieborganisation. Wesensmerkmal ist der Übergang von einem mehr autonomen, d.h. mehr ichgesteuerten Verhalten zu einem mehr anarchisch-triebhaften Agieren.[17] Die zitierte "Schwächung der intellektuellen Leistung" resultiert natürlich nicht aus einer Intelligenzminderung, sondern aus der energetisch bestimmten Icheinschränkung. Die weiter angeführten Züge: Ungeduld, ungezügelter Affektausdruck, rücksichtslose Triebabfuhr, kennzeichnen gleichfalls den Überschuss an regressiv der Ichkontrolle entglittener Triebenergie, ohne dass irgendwo von einer Wiedererweckung älterer Triebziele im Sinne einer Triebregression die Rede wäre.

"Verhaltensweisen, die dem Typ dieser Ich-Regression zuzurechnen sind, können nun offenbar unter den verschiedensten Bedingungen zutage treten. Sie können sowohl durch organische wie durch psychische Einflüsse zustande kommen. Es handelt sich also durchaus nicht allein um einen aus der Reihe der psychoanalytischen Abwehrmechanismen ..." (Richter, 1957, S. 279).

Progressionen und Regressionen sind normale Begleiterscheinungen des menschlichen Lebenszyklus, besonders häufig treten sie an Wendepunkten, in Übergangsphasen von einer Lebensstufe zur anderen auf. Steht der Mensch vor unüberwindbaren Hindernissen, so weicht er zurück auf jene Zeiten, wo er sich in ähnlichen Situationen befand, und er wird versuchen, die Mittel, welche ihm damals geholfen haben, wieder anzuwenden.[18] "Es ist wahr, dass sehr oft, vielleicht immer, die neue Entwicklung durch eine Regression erkauft werden muss. Aber wie wir gesehen haben, muss durch diese Regression die Welt nicht unbedingt verarmen ..." (Balint, 1969, S. 39). Man darf nicht übersehen, dass der Übergang von einer Stufe zur nächsten nicht bloss ein endogen gesteuerter, mit innerer Zwangsläufigkeit sich vollziehender Prozess ist, sondern eine persönliche Leistung: das Ich muss von liebgewonnenen Lebensgewohnheiten Abschied nehmen und sich auf neue Forderungen einstellen; das verlangt Verzicht und Anstregung, was eben häufig eine vorübergehende Regression nach sich ziehen kann. "Die Selbsterhaltungstendenz des jeweiligen Systems bestimmt seine Lust-Unlust-Reaktion. Seine Auflösung droht ihm von zwei Seiten her, von der Regression auf eine tiefere ebenso wie von der Progression zu einer höheren Stufe. Das typische Umschlagen von Lust in Angst und umgekehrt ist darum ontogenetisch gehäuft bei dem Übergang der einzelnen Ichphasen zu beobachten, zum Beispiel in der Kindheit und in der Pubertät" (Neumann, 1968, S. 250). Bestimmte Stufen sind noch nicht stabilisiert und daher besonders für Regressionen anfällig. Oft handelt es sich bei der Rückkehr auf eine frühere Stufe strukturell um eine Regression, d.h. Zurückfallen auf eine niedrigere strukturelle Stufe, funktionell aber um einen Fortschritt.[19] Der Mensch regrediert sogar oft um sich zu entwickeln. Im Verlauf der Überwindung einer Stufe und der Weiterentwicklung zur nächst höheren Stufe kann jemand auf eine frühere Position zurückfallen. Diese Auffassung wird von Gesell, Werner und anderen Theoretikern der Entwicklungspsychologie vertreten. Die scheinbare Regression bei der Stufenentwicklung stelle ein "Aus-dem-Gleichgewicht-Geraten" dar, welches für den Übergang typisch ist und sich deutlich von der Desorganisation und Entdifferenzierung, die echte Regressionen ausmachen, unterscheidet.[20] Progression tritt immer dann ein, wenn der Schritt zur nächsten Phase getan wird, wenn ein Ausweg aus einer kritischen Situation, aus der Stagnation gefunden wird. Sie äussert sich beispielsweise darin, dass die neue Entwicklungsstufe in Angriff genommen wird, in Fortschritten in der Arbeit, in menschlichen Beziehungen und im Verhältnis zu sich selbst.

Progression, bedingt durch eine Ichstärkung, eine Phase der Beruhigung und Erholung, kann durch die verschiedensten Faktoren gefördert und hervorgerufen werden, wie etwa durch positive Erlebnisse und Erfahrungen, als Folge intensiver Auseinandersetzung mit sich selbst und seiner Umwelt, mit einer bestimmten Lebensthematik, durch Liebe, gute Gespräche, Bildung, Grenzsituationen, aber auch durch Probleme und Belastungssituationen. In gewissem Umfange ist die Regression – das Zurückweichen in die alte Geborgenheit nach einem allzuweiten Sich-Vorwagen in grössere Unabhängigkeit – also auch bei der normalen Entwicklung zu finden. Gerade in Zeiten der Reorganisation, die nur einen kurzen Zeitabschnitt beansprucht, kann doch eine zeitliche Regression im Dienste des Ichs eintreten. Oft genügt eine simple Alltagssituation, um einen Menschen in eine kurzfristige, meist reversible Regression, oft aber auch Aggression zu führen.

Als augenfälligstes Beispiel sei hier nur das Phänomen des Schlafes erwähnt. Bei vielen solcher Regressionen im Alltagsgeschehen handelt es sich also um sogenannte Ich-Regressionen, eine herabgesetzte Ichfunktion und Ichkontrolle, was teilweise auch als Regression im Dienste des Ichs bezeichnet werden kann.

Oft führen somit alltägliche Ereignisse wie Ärger, Frustrationen, Konflikte und Stress, Belastungssituationen, unbekannte Erlebnisse, Schwierigkeiten in der Erziehung und im Umgang mit den Kindern, Enttäuschungen und Gefühle des Versagens zu temporären regressiven Erscheinungen. So kann es auch zu Regressionen kommen, wenn an das Ich zu schwere und lange Anforderungen gestellt werden, beispielsweise am Ende eines Schultages, wenn eine Braut den Anforderungen der Ehe noch nicht gewachsen ist, sich jemand beruflich überfordert fühlt. All diese Situationen können zu einer herabgesetzten Ichkontrolle, zu Ichschwäche und damit verbundener Anfälligkeit für Regressionen führen.

Oft regredieren Menschen, um gewisse Situationen überhaupt ertragen zu können, um Energie und Kräfte zu sammeln, Zeit zu gewinnen, um die Härte der Realität zu verdauen, um sich zu entspannen, zu erholen, schlicht: um das innere Gleichgewicht wiederzufinden. Oft wird gerade durch eine solche vorübergehende Regression die Bedingung zur weiteren Progression geschaffen. Die Art und Weise, in der solche Regressionen erfolgen, ist höchst individuell. Die einen entspannen sich nach einem anstrengenden Arbeitstag durch Unterhaltungsliteratur (Comics, Regenbogenpresse, Romane etc.), durch eher passives Konsumieren von Unterhaltung verschiedenster Form; die anderen durch Baden, früh zu Bett gehen, sich von der Umwelt abwenden oder sich selbst verwöhnen. Wieder andere finden Erholung in den unterschiedlichsten Freizeitbeschäftigungen wie Spielen, Kochen, Jagen, Wandern, Tauchen, Reisen zu unterentwickelten Völkern. Auch starke Affekte wie Heulen, Lachen und Schimpfen wirken befreiend. Andere Menschen wiederum reagieren eher hypochondrisch mit Flucht in die Krankheit, verbunden mit dem Wunsch nach Verwöhnung und Umsorgung, durch Alkohol und Tablettengenuss wie auch andere Süchte. Die Möglichkeiten scheinen unbegrenzt, wobei die Grenzen zwischen eher regressiven und normalen Äusserungsformen fliessend sind.

Balint (1969) vergleicht viele dieser Erscheinungen mit der sogenannten "Mutterleibsregression", deren Kennzeichen für ihn Wärme, Stille, Dunkelheit, wohltuende monotone Geräusche, Wunschlosigkeit, Aufhören des Zwanges zur kontinuierlichen Realitätsprüfung, Fallenlassen allen Argwohns etc. beinhaltet. Lüscher meint: "Ein

234

beliebter Fluchtweg der Betäubung ist die Regression, der 'Rück-schritt' in die problemfreie Befriedigung leiblicher Bedürfnisse, ins 'einfache Leben', ins vermeintlich Ursprüngliche, vermeintlich Kind-liche und Natürliche ..." (Lüscher, 1973, S. 40).

Nicht selten handelt es sich bei diesen unterschiedlichen Phäno-menen um die regressive Bedürfnisbefriedigung im Sinne des "reculer pour mieux sauter".[21] Allgemein kann Regression als Abwehr ver-standen werden, bei der sich der Mensch auf eine frühere Stufe der Entwicklung zurückzieht, auf der er sich noch sicher und geborgen fühlen konnte — vor allem in dem Sinne, dass er von anderen versorgt wird und andere die Verantwortung wieder übernehmen.

Der Sinn solcher und anderer alltäglicher Regressionen dürfte folgender sein: wer nicht mehr instande ist, eine Bedrohung aktiv abzuwehren, fällt in ein Verhalten zurück, das wie jenes des Klein-kindes Erbarmen wachruft. Trost und Hilfe von anderen sind dann die erwünschten Folgen.[22] Das Ich will sich vor diesen als bedrohlich erlebten Anforderungen schützen, indem es gewissermassen zum Kind wird und entsprechend infantile Bedürfnisse zeigt. Sehr häufig fällt es jedoch gerade dem heutigen Menschen nicht leicht, sich sei-nen regressiven Bedürfnissen und Wünschen hinzugeben und damit gewissermassen ein Stück Realitätsbezug aufzugeben. Moeller meint dazu: "Das allgemeinste und jedem vertraute Beispiel für Regression ist der Übergang vom Wach- in den Schlafzustand, wobei die grosse Verbreitung von Einschlafstörungen zeigt, wie wenig selbstverständ-lich viele Menschen sich einem regressiven Vorgang überlassen kön-nen" (Moeller, 1980, S. 85). Die meisten Menschen sind geradezu bestrebt, möglichst immer die Kontrolle über sich selbst zu bewahren und den Überblick zu behalten. "In der Regression zieht sich der Mensch gleichsam aus der aktuellen Lebenssituation und den ihr gemässen zwischenmenschlichen Beziehungen zurück auf frühe Ent-wicklungsstadien, die dafür durch jeweils spezifische Fixierungen prädestiniert sind. Andererseits kann es auch im späteren Leben durch günstige Umweltkonstellationen, aber auch durch eine psycho-analytische Bearbeitung und Beseitigung von regressionsfördernden Konflikten zu Progressionen kommen, die lange nicht mehr oder noch nie vollzogene Interaktions- und Entwicklungsmöglichkeiten freigeben" (Ohlmeier, 1973, S. 28).

Wir haben die Regression in der Alltagssituation, in der normalen Entspannung während des Schlafes, in Übergangsphasen, als Vorspiel für die Beherrschung neuer Situationen und Aufgaben diskutiert. Wir haben auch gesehen, dass es zu normalen Regressionen kommt, wenn an das Ich starke und lange Anforderungen gestellt werden, so im Anschluss an Konflikte und Probleme. Diese Situationen können sogar traumatisch werden, wenn normale Regression nicht möglich ist, wenn zum Beispiel die Mutter nicht imstande ist, eine gewisse Regression hinsichtlich der Reinlichkeitsgewöhnung des älteren Kindes bei der Geburt eines Geschwisters zu dulden.[23]

Es muss jedoch darauf hingewiesen werden, dass jeder Mensch in bestimmten Situationen individuell unterschiedlich reagiert, die Betonung kann beispielsweise eher auf aggressivem oder regressivem Verhalten liegen. Sandler (1967) weist auf die individuellen Unterschiede in der Fähigkeit zu einer temporären schöpferischen Regression hin. In seinem progressiven wie auch regressiven Verhalten reagiert der Mensch somit äusserst verschieden. Viele dieser Reaktionen sind immer noch untransparent und letztlich unerklärt. "Die individuelle Variationsbreite für solche Regressionsbereitschaft ist gross. Das kann zum Teil auf konstitutionellen Faktoren beruhen, aber auch die Erziehung spielt dabei eine grosse Rolle. Eine unsichere, verwöhnende Erziehung erleichtert die Regression ..." (Frijling, 1967, S. 315).

Anschliessend möchten wir die Regression in ihrer Beziehung zum Traumgeschehen etwas genauer beleuchten. Der Schlaf kann als besonderer seelischer Zustand angesehen werden, in dem das Gleichgewicht zwischen – wie es Lersch nennt – endothymem Grund und personellem Oberbau aufgehoben ist. "Für den Traum ist charakteristisch, dass der personelle Oberbau mit seinen Funktionen des logischen Denkens und des verantwortungsbewussten Wollens jedenfalls weitgehend ausser Kraft gesetzt wird und die Erlebniswelt der Stimmungen, der Triebe und Gefühlsregungen unmittelbar und unkontrolliert zur Entfaltung kommt" (Lersch, 1952, S. 178). Ursprünglich bezeichnet Freud (1900) mit Regression eine Ablaufsrichtung der Funktion im "seelischen Apparat". Im Gegensatz zu dem gewöhnlichen Verlauf psychischer Vorgänge vom "Wahrnehmungsende" zum "Motilitätsende" gilt als Regression ein umgekehrter Ablauf, wie er

236

beim Traum zu beobachten ist. Im Traum führt die psychische Erregung nicht "vorwärts" zur Auslösung von Handlungen, sondern "rückwärts" über die Erinnerungsspuren bis zur Wiedererweckung der Wahrnehmungen.[24] "Die Traumgedanken stellen sich hauptsächlich in der Form sensorischer Bilder dar, die sich dem Subjekt auf eine quasi halluzinatorische Weise aufdrängen. Die Erklärung dieser Eigenschaft erfordert eine topische Konzeption des psychischen Apparates, der in einer gerichteten Reihenfolge von Systemen gestaltet ist ... Demnach führt Freud die Regression in einem vor allem topischen Sinn ein" (Frijling, 1967, S. 436). Freud stellt also zur Erhellung der "Psychologie der Traumvorgänge" die Hypothese auf, dass sich beim "halluzinatorischen Traum" die vom Unbewussten herkommenden Erregungen "nicht "progredient" wie im Wachen, sondern "regredient" zum "sensiblen Ende des postulierten Apparates" fortpflanzen.[25]

Freud unterscheidet zwei Funktionsweisen, nach denen psychische Prozesse ablaufen: den ontogenetisch früheren Primärprozess und den sich erst allmählich entwickelnden Sekundärprozess. Die meisten Verhaltensweisen tragen Kennzeichen beider Funktionsweisen, sind also Mischformen, die sich nur als mehr oder weniger primärprozesshaft bzw. sekundärprozesshaft einordnen lassen.[26]

Mit Primärprozess bezeichnet Freud die Arbeitsweise des Unbewussten, wie sie zum Beispiel die Traumsprache charakterisiert, zu einem grossen Teil auch die Tagträume und die bildhafte Denk- und Erlebnisweise der Kindheit. Das Funktionieren gemäss dem Primärprozess bleibt während der gesamten Entwicklung des Kindes bedeutsam: im Wachleben des Erwachsenen spielt es eine Rolle in den Tagträumen. Kinder fallen sehr leicht zum Primärprozessdenken unter Gleichaltrigen zurück. Sie können eine schon erreichte altersentsprechende Entwicklungshöhe nicht ständig aufrechterhalten. Dies wirkt sich zu ermüdend aus und ist unter dem Druck von Affekten − selbst Erwachsenen − nicht immer möglich.

Der Sekundärprozess entwickelt sich während der ersten Lebensjahre und ist für die Denkart und die Operationen des sogenannt reifen Ichs charakteristisch, das dem Realitätsprinzip untersteht, von dem es massgeblich gelenkt wird.[27] "Obwohl die Ontogenese vom ursprünglich alles beherrschenden Primärprozess zum höher strukturierten Sekundärprozess fortschreitet, finden sich auch im Ich des gesunden Erwachsenen zahlreiche primärprozesshafte Vorgänge; so hat zum Beispiel der Traum eine wichtige Funktion in der Erhaltung des psychischen Gleichgewichts, indem er tagsüber abgewehrten Trieben und verdrängten Es-Inhalten durch wunscherfüllende Halluzinationen in mancherlei Verkleidung zur Entladung verhilft. Bedenklich wird die Situation für ein Individuum erst dann, wenn es im Erwachsenenalter noch nicht gelernt hat, die Primärprozesse durch Sekundärprozesse zu steuern, d.h. Primärprozesse nur zuzulassen, wenn dies ungefährlich für Individuum und Gesellschaft ist" (Brandstätter, 1974, S. 95).

Während nach Freud das Kind Primärprozesse noch bewusst erlebt, so sind diese bei dem an der Realität orientierten Erwachsenen zu einem grossen Teil ins Unbewusste verdrängt. Auf die Frage, wie der Erwachsene Zugang zu seinen Primärprozessen erhält, antwortet Freud: durch Regression. Das Unbewusste enthält Erlebnisse der Kindheit und entwicklungsgeschichtlich früheste Erfahrungen. Durch die Regression werden im Traum die Bilder aus dem Unbewussten belebend heraufgeholt und eine Bereicherung des Bewusstseins ermöglicht; im Traum kommen also diese ältesten Schichten wieder zur Geltung. Die an das Bewusstsein geknüpfte Realitätsprüfung wird im Traum ausgeschaltet; damit tritt eine Regression vom bewussten zum unbewussten System ein.

Hartmann, Kris und Loewenstein (1946) gehen davon aus, dass ein vorübergehendes, vom Ich kontrolliertes Zulassen von Primärprozessen einen wesentlichen Teil schöpferischen Denkens und Problemlösens ausmacht: die Einschränkungen durch die Realität, denen der Sekundärprozess unterliegt, werden dabei zeitweise fallengelassen; ungewöhnliche, phantastische, aller bisherigen Wahrnehmung widersprechende Vorstellungen und Lösungsvorschläge melden sich an und werden schliesslich im zweiten Abschnitt des Problemlösungsvorgangs der logischen und sachgerechten Kontrolle unterworfen. Die Autoren nennen das vorübergehende und kontrollierte Zulassen von primärprozesshaftem Denken eben "Regression im Dienste des Ichs" und verweisen auf die Bedeutung dieses Phänomens beim künstlerischen Gestalten.

Regression als Teil eines schöpferischen Prozesses wurde speziell von Kris beschrieben. Vor neuen wissenschaftlichen und künstlerischen Leistungen befinden sich die jeweiligen Autoren oft in Zuständen primitiverer Realitätsbezüge. Sie verlassen vorübergehend konventionelle und etablierte Vorstellungsbahnen und stossen auf unerwartete, mit den geläufigen Anschauungen nicht ohne weiteres übereinstimmende Ideen oder Gedanken. Nach dieser Regressions- oder Inkubationsphase wird jedoch der Zugang zur vollen und komplizierten Wirklichkeit des Tätigkeitsbereiches wieder gefunden. Kris unterscheidet bei seinen Untersuchungen über die Kreativität des Künstlers zwischen zwei Regressionsformen. Bei der einen wird das "Ich von der Regression übermannt", bei der anderen steht die Regression "im Dienste des Ichs". Diese letztere Form ist nach Kris nur ein Sonderfall der generellen Fähigkeit des gut integrierten Ichs, manche Primärprozesse zu steuern und zu beherrschen. Kris hat diesen Gedanken bereits 1935 formuliert und kam in mehreren seiner späteren Arbeiten darauf zurück.[28] Im schöpferischen Augenblick gehen Regression und Progression Hand in Hand, ein Thema, das von Duncker (1945) detailliert untersucht wurde.[29]

Weite Bereiche menschlichen Erlebens müssen in der Seele unter dem Primat einer Realität, die auf Leistung, Nützlichkeit und Produktivität orientiert ist, unerfüllt bleiben und unterdrückt werden. Das archetypische Bild der Äusserungsform dieser unterentwickelten Bereiche innerhalb der menschlichen Phantasie ist dann dasjenige der Paradiessehnsucht. Freud, der diese Unterdrückung für die notwendige Folge jeder Kulturbildung hielt, verwies die Phantasie rein regressiv in den Bereich einer ehemals in der frühen Menschheitsgeschichte existenten Freiheit und Harmonie, von der noch heute eine Ahnung in der Seele lebe. Jung und Neumann, die im Gegensatz zu Freud den prospektiven Charakter der menschlichen Phantasietätigkeit betonten und beschrieben, werten dieses Bild nicht nur als regressive Sehnsucht nach einem Infantilzustand, sondern auch als einen progressiven Entwurf auf ein Individuationsziel hin.[30]

Um die Regression beim Künstler zu verstehen, muss man die beiden Konzepte Regression und Sublimierung miteinander verbinden. "Sublimierung ist nicht nur die Ersetzung eines Triebziels durch ein anderes, es ändert sich auch qualitativ etwas am Triebstreben.

Diese qualitative Veränderung kann alle Grade der Skala von direkter Trieberfüllung bis zur Funktionslust auf jedem denkbaren Gebiet durchlaufen. Es ist ein Kontinuum, und wir verwenden aus diesem Grunde das Wort Neutralisierung dafür" (Frijling, 1967, S. 317). Es sind demnach verschiedene Grade der Neutralisierung möglich, wobei man annehmen kann, dass beim Künstler die Grade der Neutralisierung viel fluktuierender sind als bei weniger begabten Menschen. Die Deneutralisierung als gesunder Vorgang beinhaltet eine Regression, die den Künstler u.a. schöpferisch fähig macht und jederzeit reversibel ist.[31] Auf diese Weise wird es dem Künstler möglich, seine regressiven Strebungen bei der Schaffung seiner Kunstwerke zu verwenden. Greenacre (1957) spricht in ihrer Arbeit über die Kindheit des Künstlers von einer tieferen Überschneidung der Entwicklungsphasen beim künstlerischen Menschen. In grösserem Ausmass als normalerweise üblich bestünden Strebungen, die aus verschiedenen Entwicklungsphasen stammten, nebeneinander weiter. Allgemein formuliert verfügt ein Künstler über eine leichtere Regressionsbereitschaft. "Der Künstler hat einen relativ leichten Kontakt zu seinen unbewussten Konflikten (und Inhalten, Anm. des Verf.) mittels der Regression im Dienste des Ichs. Zwar braucht der Inhalt der Konflikte nicht ins Bewusstsein hinauszugelangen, aber sie können sich in seinen Werken ausdrücken. Alternierend mit seiner schöpferischen Tätigkeit kann er jedoch auch an einer mehr oder weniger schweren Pathologie leiden. Das Gleichgewicht zwischen Neurose und Schöpfertum ist sehr prekär, und leider wird der Künstler in seinem Schöpfertum von seiner Neurose oft gehemmt" (Frijling, 1967, S. 319).

So interessant das Problem der künstlerischen Schöpfung auch ist, möchten wir uns jetzt der Regression zuwenden, wie sie in der analytischen Situation vorkommt und benutzt wird. Beide, der Künstler und der Analytiker, haben die Möglichkeit, die Regression als Mittel zum Zweck zu verwenden. Und es gibt noch eine weitere Analogie zwischen beiden: sie können für ihre Arbeit neutralisierte Neugier einsetzen.[32] Besonders in der psychoanalytischen Therapie ist eine zeitweilige Regression innerhalb der Behandlungsstunde erforderlich, um genetisch alte Gefühle und Verhaltensweisen wiederauftauchen zu lassen.[33]

Nahezu immer handelt es sich um eine Kombination von Trieb- und Ich-Regression, jedoch mit verschiedenen Gewichten. Der Analytiker soll mit den regressiven Prozessen im Patienten empathisieren; andererseits muss seine eigene empathische Regression absolut reversibel sein, um ihn zu befähigen, die richtigen Verbindungslinien zu sehen und geeignete Deutungen zu geben.[34] "Der Patient muss die Erfahrung erhalten, dass der Analytiker seine regressiven Bestrebungen teilt, und zugleich die Gewissheit vermittelt bekommen, dass das nicht zum Agieren von seiten des Analytikers führt, sondern zu einem Verstehen auf Erwachsenenniveau" (Frijling, 1967, S. 320). Der Therapeut kommt somit oft in beruflichen Kontakt mit zeitweilig regredierten Menschen, die von ihm abhängig sind. Er gewährt dem Patienten immer Halt, wenn er ihn in der Tiefe versteht und ihm dies zur rechten Zeit durch eine richtige Deutung beweist. Ist sich der Analytiker der Tatsache der Regression in der analytischen Situation bewusst, kann er sie sofort auffangen und damit gewisse, nicht allzu kranke Patienten befähigen, die notwendige Regression in kurzen Phasen zu erleben. "Es wird angenommen, dass die Regression des Patienten in der Analyse eine gewisse Gefahr bedeute. Die Gefahr liegt jedoch nicht in der Regression, sondern in der Unfähigkeit des Analytikers, der Regression und der dazugehörigen Abhängigkeit zu begegnen. Wenn der Analytiker genügend Erfahrung hat und in seiner Handhabung der Regression sicher ist, darf man wahrscheinlich sagen: je eher er die Regression akzeptiert und sich ihr in jeder Beziehung stellt, desto geringer wird die Gefahr, dass der Patient es nötig hat, eine Krankheit mit regressiven Zügen zu produzieren" (Winnicott, 1956, S. 215). Kernberg schliesst sich an: "Zu beachten ist, dass der Analytiker eine Regression im Dienste des Ichs durchmachen muss, um den Kontakt mit dem Patienten nicht abreissen zu lassen und nicht etwa weil der Patient ihn durch sein Verhalten in die regressive Position hineinzwingt" (Kernberg, 1979, S. 78). Wenn sehr frühe konflikthafte Objektbeziehungen in der Übertragung aufleben, wie es bei schweren Charakterstörungen und überhaupt bei stärker desorganisierten Patienten häufig geschieht, wird der Therapeut notwendigerweise in eine empathische Regression hineingezogen, wenn er den emotionalen Kontakt zum Patienten nicht verlieren will.[35]

Die beiden "technischen" Probleme — die Überbrückung der Kluft, die den Analytiker als Erwachsenen vom "Kind im Patienten" trennt, und die Überwindung der Unfähigkeit des Patienten, die Wirklichkeit anzunehmen und in der Analyse mitzuarbeiten — sind längst bekannt. Worauf in der Literatur über dieses Thema nicht genügend hingewiesen wurde sind die Gefahren, die den Therapeuten beim Versuch, die Brücke zu seinem regredierten Patienten zu schlagen, bedrohen.[36] Von diesem sehr heiklen Stück analytischer Arbeit, das aus Nähren, Beschützen, Vermitteln, Betreuen etc. besteht, wird gewöhnlich als von "Handhabung" (Managment) der Regression gesprochen. "Je mehr die Technik und das Verhalten des Analytikers auf Allwissenheit und Allmacht hindeuten, umso grösser ist die Gefahr einer malignen Form der Regression. Andererseits sind die Chancen einer gutartigen Form umso besser, je mehr der Analytiker die Ungleichheit zwischen seinem Patienten und sich selbst verringern kann, je weniger er sich dem Patienten aufdrängt und je einfacher er sich gibt" (Balint, 1970, S. 210). Die Gegenübertragung wird zu einem wichtigen diagnostischen Instrument, das dem Therapeuten über den Grad der Regression des Patienten, über dessen vorherrschende Gefühlseinstellung zum Therapeuten und die jeweiligen Veränderungen dieser Einstellung Aufschluss gibt.

Auch das Phänomen menschlicher Liebe steht in enger Beziehung zur Regression, viele ihrer Äusserungen kann man geradezu als regressive Erscheinungen betrachten. Balint (1969, 1972) überträgt seine Erkenntnisse über Regression auf die Liebe und ihre Ausdrucksweisen. Er stellt die genitale Liebe als höchste Reifungsstufe in Zusammenhang mit der Erfordernis, in der Liebe vorübergehend zu regredieren. Adäquate Regression in der Liebe, zum Beispiel im Petting, in der symbiotischen Verschmelzung im Orgasmus setzt reifes Selbstbewusstsein und Identität, also eine Progression, voraus. Balint spricht in diesem Zusammenhang von der Progression um der Regression willen. Die Progression besteht in der Erlangung und der Fertigkeit und Kenntnis, welche nötig sind, um mit der Welt und der Liebe umgehen zu können. "Die Progression, der Erwerb der Geschicklichkeit durch nie erlahmende Anstrengung und Selbstkritik, soll das Individuum befähigen, zu dem Zustand zu regredieren, den man als Vergessen der Welt rundherum und als Genuss der Harmonie zwischen dem Individuum und seiner Umwelt beschreiben kann ... Erst wenn die Menschen einiges Können erworben haben, können sie die freundlichen Weiten mit Lust geniessen, d.h. können sie durch diese Progression regredieren" (Balint, 1972, S. 71f.). Die harmonische genitale Liebe, so Balint, braucht die ständige Realitätsprüfung, damit die beiden Partner so viel wie möglich von ihren Bedürfnissen und Wünschen entdecken und befriedigen können. Das Glück der geschlechtlichen Vereinigung, einer unio mystica sei eine Illusion und beruhe auf der temporären Regression auf eine infantile Stufe der Realitätsprüfung. Im Geschlechtserlebnis habe der Mensch die Möglichkeit, periodisch für einige glückliche Augenblicke auf eine frühere Stufe zu regredieren, "auf der noch keine Realitätsprüfung stattfindet, zur kurzfristigen Wiederherstellung einer vollkommenen Einheit des Mikro- und des Makrokosmos" (Balint, 1969, S. 129). Der gesunde Mensch sei elastisch genug, diese weitgehende Regression furchtlos zu erleben, im sicheren Vertrauen, dass er immer imstande ist, wieder daraus emporzutauchen.

Der wichtigste Aspekt der Angst, der mit dieser Situation verknüpft ist, sei die Furcht davor, die reife Einstellung zur Welt zu verlieren oder nicht wiederfinden zu können. In solchen Fällen ist Reife vor allem eine Abwehr gegen den Wunsch, infantil zu sein, oder umgekehrt ist diese Furcht ein Zeichen, dass es diesen Menschen schwer gefallen ist, reif zu werden, dass sie ihre Reife nur mit erheblicher Anstrengung erreicht haben und sich deshalb nicht gehen lassen dürfen. Den betreffenden Menschen "erscheint jegliche prägenitale Lust kindisch, abstossend, sogar verächtlich; sie können ihre 'gereifte' Würde nicht ablegen, wagen es nicht, im Orgasmus, vor dem Orgasmus den Kopf zu verlieren" (Balint, 1969, S. 128). Gerade der echt reife Mensch hingegen hat die innere Sicherheit, sich bestimmte Regressionen "zu leisten", sich ihnen ohne Angst hinzugeben.

Je reifer ein Individuum ist, umso weniger braucht es Schranken gegen eine Regression zu primitiven Formen der Objektliebe aufzutürmen. "Der Wille, sich einem überstarken regressiven Zug hinzugeben, setzt ein einigermassen gut integriertes Ich voraus, das die Herrschaft über die verschiedenen Angstformen, besonders die Kastrationsfurcht, erlangt hat" (Balint, 1969, S. 155).

Nach der vorgetragenen Auffassung wäre die Regression kein einmaliges Geschehen, kein endgültiges Springen von einer Libido-Position auf eine andere, sondern ein zeitlebens hin- und herwogender dynamischer Vorgang, "erzwungen durch eine die volle Genitalität versperrende Angstgefahr, durch die Unfähigkeit zum Erleben der Endlust" (Balint, 1969, S. 176).

Willi untersucht den Einfluss progressiver und regressiver Mechanismen in der Paarbeziehung.[37] Er meint: "Die Ehe hat viele psychologische Parallelen zur frühkindlichen Eltern-Kind-Beziehung und wird von dieser auch wesentlich geprägt ... Entsprechend ist vieles in der Ehebeziehung ambivalent, einerseits auf Regression und kindlichen Nachholbedarf, andererseits auf Progression zu 'erwachsenem' Verhalten angelegt. Die intime Paarbeziehung bietet eine Menge regressiver und progressiver Verhaltensmöglichkeiten an" (Willi, 1976, S. 20). Keine Beziehung gewährt eine derart umfassende Befriedigung elementarster Bedürfnisse nach Einssein, Zusammengehörigkeit, nach Pflege und Umsorgung, Schutz, Geborgenheit und Abhängigkeit. Die Verhaltensweisen zweier Verliebter sind denn auch in vieler Hinsicht denjenigen zwischen Mutter und Säugling ähnlich: sie halten sich in den Armen, streicheln sich, suchen Hautkontakt, blicken sich tief in die Augen, lächeln sich an, drücken und klammern sich fest aneinander, sie herzen und küssen. Auch ihre Sprache regrediert oft auf präverbale Laute und frühkindliche Ausdrucksweisen. Andererseits erfordert kaum eine andere menschliche Beziehung ein so hohes Mass an Identität, Stabilität, Autonomie und Reife wie eine intime, umfassende und verbindliche Zweierbeziehung. Die Partner erwarten voneinander ein tiefes Verständnis, gegenseitige Wärme und eine echte Förderung in ihrer Entwicklung. Nach Willi sollten in der Ehe "regressiv-kindliche und progressiv-erwachsene Verhaltensweisen" nicht als polarisierte Rollen auf die Partner verteilt sein. "In einer gesunden Paarbeziehung profitieren die Partner von der Möglichkeit, in freischwingender Balance partiell progredieren und regredieren zu können. Bald weint sich der eine regressiv beim anderen aus, der ihn — in der Mutterposition — tröstet, bald ist es wieder der andere, der hilflos ist und den Rat und die Unterstützung des ersteren beansprucht. Da man in der Paarbeziehung mit dem Ausgleichsverhalten des Partners rechnen kann, darf man sich eher mal regressives Verhalten leisten ohne Angst vor sozialem Abgleiten haben zu müssen. Die Bewährung in stellvertretenden Hilfsfunktionen andererseits hebt das Selbstgefühl. Das gegenseitige Stützen und Gestütztwerden vermittelt den Partnern ein hohes Mass an Befriedigung und gibt eine wesentliche Motivation zur Paarbildung. Vorübergehend teilweise regredieren zu können ist für die Reife eine wichtige Voraussetzung" (Willi, 1976, S. 21). Oft ist jedoch diese progressiv-regressive Balance gestört. Die einen neigen dazu, sich in einer Paarbeziehung auf rein regressives Verhalten zu fixieren und jede Anforderung zu reifem Verhalten abzulehnen. Sie erwarten einseitig von der Ehe eine fortdauernde Befriedigung ihrer Bedürfnisse nach Pflege, Zuwendung, Zärtlichkeit und Passivität. Diese regressive Erwartungshaltung gründet häufig in unbewältigten Konflikten der frühen Kindheit und kann eine neurotische Fehlhaltung sein. Andere wiederum überfordern sich im Anspruch auf "Erwachsensein". Sie meiden jede Verhaltensweise, die als kindlich, schwach, hilfebedürftig und abhängig interpretiert werden könnte, und bemühen sich um Charakterhaltungen der Reife, Überlegenheit und Gefühlskontrolle, um die Verkörperung von "Ich-Stärke".[38]

Viele Facetten der in diesem Kapitel diskutierten Regressions-Progressions-Dynamik, wie zum Beispiel die Regression in der Therapie, sind bis heute ungeklärt und warten auf eine weitere wissenschaftliche Bearbeitung. Wir hoffen jedoch, dass unsere Ausführungen, insbesondere über das Phänomen der "Regression im Dienste des Ichs" zum Verständnis der immer wieder vorkommenden, meist nur temporär und vorübergehend auftretenden Regressionszustände bei Kindern wie auch bei Erwachsenen beitragen können. Nur im Wissen um die Funktion dieser Regressionen im Dienste der Anpassung, der Integration und letztlich der Gesundheit kann man ihnen mit der nötigen Toleranz und geeigneten Massnahmen begegnen.

"... Vielleicht darf man, die mannigfachen Bezüge und Rückkoppelungen zwischen progressiven und regressiven, zwischen unbewussten und bewussten, zwischen triebdynamischen und realitätsbedingten Prozessen, bedenkend sagen, die jeweils erlebte psychische Situation sei in ihrem phänomenalen Bestand das Integral aller Elemente und mache die 'Aktualitas' oder 'Existentia' des Menschen aus" (Loch, 1963, S. 544). Womöglich ist es die Überwindung der regressiven Faktoren mit ihrer engen Beziehung zum Todestrieb, die das Sich-Freispielen des Menschen in das ihm gemässe "ekstatische Wesen", die die Verwandlung von der "Existentia" zur "Ex-Sistenz" ermöglichen.

4.2.3. Kindlichkeit und Reife

Es lässt sich nun unschwer eine Reihe von Gegensatzpaaren aufstellen, die zum konstanten Begriffsinventar der Psychoanalyse gehören und alle untereinander verknüpft sind:
    Regression/Progression, Primärprozess/Sekundärprozess, Lustprinzip/Realitätsprinzip, Kindlichkeit/Reife.
    Diese Polaritäten scheinen zunächst auch eine ganz klare Bewertung zu implizieren: Progression, Sekundärprozess, Realitätsprinzip – Bausteine menschlicher Reife; Regression, Primärprozess, Lustprinzip – Charakteristika menschlicher Unreife.[1] Wir glauben jedoch, dass sich diese beiden Begriffsreihen nicht einfach bewerten und gegenseitig ausschliessen lassen, sondern sich vielmehr zu einer Ganzheit ergänzen. Erst das Zusammenspiel beider Entwicklungslinien macht letztlich die Gesamtpersönlichkeit aus. Die ständigen regressiven und progressiven Bewegungen bleiben nicht ohne Folgen für die Persönlichkeit selbst. Seelische Ganzheit erwirbt sich der Mensch nur über die untrennbare Zweiheit von Regression und Progression und die damit verbundene Polarität von Kindlichkeit und Reife. Regressionsvorgänge betonen stärker Primärprozesse, das a priori in jedem Menschen vorhandene Kindliche; auch ist der Mensch in Erregungs- und Umbruchsphasen einigen Schwankungen seines Reifegrades ausgesetzt, wodurch kindliche Momente hervortreten und akzentuiert werden. Immer wieder können solche regressive Schübe, Einsprengungen von kindlichen Verhaltensweisen auftreten und das Lustprinzip an die Stelle des adäquateren Realitätsprinzips treten. Progressionsvorgänge fördern die Reifung, betonen stärker Sekundärprozesse, erwachsene Verhaltensweisen; wie es in Beruhigungs- und

Konsolidierungsphasen zu grösserem inneren Gleichgewicht und vermehrter Reife kommen kann. Die Polarität von Regression und Progression impliziert somit ein polares Zusammenwirken eher kindlicher und reifer Aspekte in der betreffenden Persönlichkeit. Neben reifen Eigenschaften wie Verantwortungsbewusstsein, Abgeklärtheit, Altruismus, Weitblick, Selbständigkeit, Toleranz, Verzichtsleistung, Fähigkeit zu Relativieren, Unabhängigkeit etc. bestehen kindliche Eigenschaften wie Spiellust, Launenhaftigkeit, Augenblicksbetonung, Naivität, Egozentrik, Narzissmus etc. weiter. Ein Mensch wird nie vollkommen und einseitig reif, immer wieder muss er sich mit regressiven Einbrüchen, mit kindlichen Strömungen auseinandersetzen. Es besteht also eine gewisse Gleichzeitigkeit und Interaktion des Kindlichen und Reifen in einem Menschen. Kindliche und reife Züge können beieinander, nebeneinander und übereinanderstehen und durch verschiedene Einflüsse unterschiedlich stark aktiviert werden.

Sandler vertritt die Ansicht, dass einmal geschaffene Strukturen nie vollständig verschwinden, sondern dass Strukturen von zunehmender Differenziertheit entstehen und diese jüngeren Strukturen die älteren im Laufe der Entwicklung überlagern. Er meint zudem, dass "Programme" nicht tatsächlich neugeschrieben, "eher alte Programme ständig durch einen Überlagerungsprozess modifiziert werden" (Sandler, 1967, S. 142).

Diesen Tatbestand versuchen Theorien wie Schichtenlehre und Transaktionsanalyse aufzuzeigen.[2] Zur Illustration gehen wir im folgenden Abschnitt etwas näher auf einige uns in diesem Zusammenhang relevant erscheinende Aspekte dieser genannten Theorien ein.

a) Schichttheorie

Die Schichttheorie versucht die Polarität von Kindlichkeit und Reife anhand gleichzeitig nebeneinander bestehender, verschieden alter Schichten zu erklären. Einige Aspekte des Freudschen Strukturmodells findet man in den Schichttheorien integriert. Die Erhellung des hierarchisch-dynamischen Zusammenspiels von Es, Ich und Über-

Ich hat sich in bezug auf die Genese und Durchdifferenzierung des Modells einer Schichtung des Seelischen als sehr fruchtbar erwiesen.[3] Die psychoanalytische Dichotomie zwischen dem motivierenden Bereich des Es und Über–Ichs einerseits und dem verwirklichenden Bereich des Ichs stellt eine frühe Schichtenauffassung der Person dar.[4] Die Schichten werden nun aber nicht mehr als prinzipiell miteinander in Konkurrenz oder in Konflikt stehend betrachtet. "Sie stellen vielmehr komplementäre Systeme dar, die einander je nach dem Gehalt der Situation ablösen. Sie sind einander zugeordnet im Sinne einer Ökonomie der Lebensführung" (Thomae, 1968, S. 89f).

Die Notwendigkeit einer genetisch fundierten Schichtenlehre wird vor allem bei Kroh hervorgehoben: seiner Ansicht nach sind viele Erscheinungen im Seelenleben des Erwachsenen nicht begreifbar, wenn wir sie nicht als Repräsentation der Wirksamkeit früherer Entwicklungsstufen betrachten. "Nichts geht im Laufe des menschlichen Lebens verloren, was auf früherer Stufe beim Einzelwesen oder der Art wirksam war. Nichts entsteht aber auch im Laufe der menschlichen Entwicklung, was nicht keimhaft im Einzelwesen oder im Anlagengefüge der Art vorbereitet ist". Grundsätzlich muss sowohl für die Entwicklung des menschlichen Individuums als auch für die der menschlichen Art festgehalten werden, "dass jeder entscheidende Fortschritt im Leiblichen bestimmte seelische Äquivalente besass, und dass jede Weiterentwicklung im Gebiete der seelischen Funktionen und ihrer Betätigungsweisen auch zu neuen Formen des geistigen Lebens drängte. Jede Entwicklungsstufe erscheint dann als ein Durchgangsganzes leiblich-seelisch-geistiger Art im Gefüge des sich dynamisch wandelnden lebendigen Ganzen" (Kroh, 1937, zit. in Mathey, 1960, S. 446). Den Menschen unter dem Gesichtspunkt der Schichtung betrachten heisst danach, ihn in den phylogenetischen und ontogenetischen Durchgangsstadien seiner Entwicklung zu sehen.

Eine ausführliche Darlegung des Schichtengedankens stammt von Rothacker. Er trug den Gedanken der Schichtung am weitesten und hat die Schichtenstruktur der Persönlichkeit in Einzelheiten ausgearbeitet.[5] In seinem Schichtmodell wird die Persönlichkeit aus ihren primitiven und reifen Sphären gedeutet. Rothacker meint: "... die seelischen Funktionen sind geschichtet. Ebenso geschichtet wie die Gesamtpersönlichkeit, die sie vollzieht" (Rothacker, 1952, S. 94). Der Schichtungsprozess erfolgt so, "dass die älteren Phasen relativ erhalten bleiben, nun aber durch höhere Schichtungen überbaut wurden. Die jüngeren Schichten traten demnach zu den älteren hinzu und wirken nun mit diesen zusammen ... Das Neue tritt wie ein zweites und drittes Stockwerk zum ersten Stockwerk hinzu. Das Alte bleibt darunter, ja daneben erhalten" (Rothacker, 1952, S. 4). In Wirklichkeit liegen Triebregungen, Strebungen, Vorstellungen, Gedanken, Aufmerksamkeitsakte nicht auf einer Ebene, sie liegen nicht nebeneinander, sondern sie fliessen aus sehr verschiedenen Zentren, nämlich Schichten der Gesamtpersönlichkeit. "Was die hier vorgetragene Schichtungslehre angeht, so stellt sie prinzipiell niemals der Anerkennung der Beteiligung aller Schichten an unseren Verhaltungen etwas in den Weg. Sie behauptet nur, dass diese Verhaltungen nur durch sachgerechte Beziehung auf die an ihnen jeweils beteiligten Schichten in ihrem biologischen und psychologischen Sinn verstanden werden können" (Rothacker, 1952, S. 161).

Eine ständig wechselnde Betonung einzelner Schichten im Schichtengebäude als Folge der individuellen Anpassung an die Lebenssituationen ist durchaus natürlich und notwendig. Wenn jedoch diese vertikale Beweglichkeit gehemmt oder gestört ist, kann es zur Bildung von Syndromen der Schichtenstruktur kommen.[6]

Die Schichtenlehre liefert somit auch einen Beitrag zur Erklärung der infantilen Fehlanpassung, der Schichtenfixierung, zur Bildung einer Schichtenfrühreife oder zum Phänomen der Schichtenregression.

Als wichtigste der von Rothacker angegebenen Schichten seien hervorgehoben:

1) Die Vitalschicht. Hier handelt es sich um die Schicht des Lebendigen, des Lebens schlechthin.
2) Die vegetative Schicht. Sie umfasst den Bereich der vegetativen Selbstregulation im Organismus; Triebe, Stimmungen und Vitalität sind in dieser Schicht grundgelegt.
3) Das "animalische Es". Während die beiden vorhergehend bezeichneten Schichten das "Leben im Menschen" repräsentieren, han-

delt es sich um die darauf aufliegende Schicht des "Tieres im Menschen". Hier steht die aktive Entäusserung animalischen Lebens, die spontane und zielstrebig auf die Umwelt gerichtete Tendenz der Triebe und Instinkte im Vordergrund. Über dem "Tier im Menschen" liegt eine mit jenem Bereich eng verknüpfte kindliche Schicht: "das Kind im Menschen". In dieser Schicht ist besonders der auch im erwachsenen Menschen vorhandene Spieltrieb verankert, der sich in verschiedenster Weise äussern kann; in sublimerer Form zum Beispiel bei der Angewohnheit des Rauchens und in massiverer Weise etwa im Karneval oder in der Art, wie sie sich im sofort einsetzenden "Kindischwerden auch gesetzter Männer und Frauen in der Meeresbrandung" darstellt.[7]

4) Die "beseelte Tiefenperson". Dies ist eine ausschliesslich menschlisch-emotionale Schicht, "welche doch innerhalb der Tiefenperson und unterhalb der Ichfunktion, aber oberhalb der rein biologischen Sphäre unser edelster Besitz darstellt" (Rothacker, 1952, S. 86f).

5) Die Personschicht. Sie wird von Rothacker als Ich-Schicht bezeichnet und bildet die mit Hilfe der ständig bereitstehenden Ichfunktion und der erziehenden Gesellschaft errichtete "oberste Schicht des zum 'Charakter' gereiften Menschen" (Rothacker, 1952, S. 86f).

Die Ichfunktion kontrolliert alle diese Schichten und wird gleichzeitig von ihnen getragen, sie hemmt oder regt sie an und folgt ihrem Tun mit verschiedenen Graden von Bewusstheit.

Im Rahmen dieser Arbeit interessiert uns besonders das "Kind im Menschen" der Tiefenperson. Während viele Forscher (vgl. Kroh, 1936, 1937; Jaensch, 1931; Holzschuher, 1955) hauptsächlich auf die Parallelität zwischen kindlicher und primitiver Entwicklungsform sowie auf das Wirksamwerden solcher Entwicklungsformen in der "Primitivperson" des erwachsenen Kulturmenschen hinweisen, werden bei Rothacker in anschaulicher, feinnuancierter Weise konkrete Manifestationen des "Kind im Menschen aufgezeigt":

"Da geht ein Spaziergänger des Weges dahin, heiter, befreit, brustweitend, munter ausschreitend. Er mag immer seinen Gedanken nachgehen, aber auch das tut er mehr sein Thema umspielend, ausfühlend, betastend, mehr von Einfällen sich treiben lassend, als bohrend, gesammelt. Man sagt, er erholt sich, entspannt sich von dem geregelten Pflichtenkreis des Berufslebens. Er hat 'frei'. Seine Tiefenperson ist es, die hier lebt, entlastet von der Spannung des wachen Ich ... Das Es spielt. Und es spielt sehr viel ..." (Rothacker, 1952, S. 42).

Wissenschaftlich erkannt und geklärt sind – so Rothacker – diese Lebensäusserungen der Tiefenperson noch längst nicht. Es stellt sich hier die Frage, was der Erwachsene mit dem Kind gemeinsam hat, was vom kindlichen Gebaren, durch spätere Schichten teils verdeckt, teils modifiziert, übrig geblieben ist. Alle Verhaltensweisen, welche der erwachsene Mensch mit dem Kind gemeinsam hat, sind solche, in denen das in ihm lebende Kind der eigentliche Akteur ist. "In unzähligen Prozessen reagieren auch die ausgereiften Individuen noch rein 'als' animalische Wesen, 'als' Kinder, 'als' Jugendliche, dann als zu Erwachsenen nicht nur gereifte, sondern erzogene Jugendliche ... praktisch leben die Menschen aus ihrer Tiefenperson heraus ..." (Rothacker, 1952, S. 11). In der Sichtweise der Schichtenlehre handelt einmal die Kindschicht, einmal die Erwachsenenschicht, sie schliessen einander nicht aus und daher sind sie immer beide am Erleben und Handeln der Persönlichkeit beteiligt, aber in einem unterschiedlichen Mischungsverhältnis bei der eher kindlichen und eher reifen Persönlichkeit. "Rothacker spricht also von einer Kindschicht, die simultan zu den anderen Schichten wirksam ist und sich bemerkbar machen kann" (Wellek, 1966, S. 77f).[8]

Eine über die verschiedenen Schichten hinweg gegebene Einheit der Persönlichkeit wird bei Rothacker immer wieder ausdrücklich betont. Diese Einheit ist schon dadurch gegeben, dass die relative Ganzheit, welche die einzelnen Schichten darstellen, ihrerseits wieder in umfassende Ganzheiten eingebettet sind. Die Persönlichkeit des gesunden Erwachsenen ist aus der Sicht der Schichttheorie durch ein harmonisches Teamwork der verschiedenen Schichten charakterisiert.

b) Transaktionsanalyse

Das Strukturmodell Freuds wurde von neueren Richtungen, so auch der Transaktionsanalyse nach Berne (1978, 1979) und Harris (1975) aufgegriffen und modifiziert.[9] Das grundlegende Ziel der sogenannten Transaktionsanalyse ist das Studium der verschiedenen "Ich-Zustände": bei ihnen handelt es sich um kohärente Gedanken- und Gefühlssysteme. "Jedem Individuum scheint ein begrenztes Repertoire derartiger Ich-Zustände zur Verfügung zu stehen, die nicht nur als 'Rollen' zu betrachten, sondern als psychologische Realitäten zu werten sind" (Berne, 1979, S. 26). Dieses Repertoire lässt sich in folgende Kategorien aufgliedern:

1. Ich-Zustände, die denen von Elternfiguren ähneln (Eltern-Ich),
2. Ich-Zustände, die autonom auf eine objektive Erfassung der Wirklichkeit ausgerichtet sind (Erwachsenen-Ich), und 3. solche, die sozusagen regressive Relikte darstellen: Ich-Zustände, die bereits in früher Kindheit fixiert wurden und immer noch wirksam sind (Kindheits-Ich). Diese drei Ich-Zustände sind anhand körperlicher wie auch sprachlicher Indizien zu erkennen.[10]

Im Eltern-Ich fühlt, denkt, handelt, spricht und reagiert der betreffende Mensch ebenso, wie seine Eltern dies getan haben, als er selbst noch klein war. Dieser Ich-Zustand ist beispielsweise bei der Kindererziehung aktiv. Selbst wenn der Mensch diesen Ich-Zustand nicht tatsächlich zum Ausdruck bringt, beeinflusst er sein Verhalten als eine Art "elterlicher Einfluss", indem er sozusagen die Gewissensfunktionen wahrnimmt. Das Eltern-Ich ist eine Sammlung von Aufzeichnungen im Gehirn über ungeprüft hingenommene oder aufgezwungene Ereignisse, die ein Mensch in seiner frühen Kindheit wahrgenommen hat. "Das Eltern-Ich ist in erster Linie zu verstehen als die 'Bandaufnahme' der Transaktionen zwischen beiden Eltern des Kindes" (Harris, 1975, S. 36).

Den Ich-Zustand, indem der Mensch seine Umwelt objektiv abschätzt und die sich ergebenden Möglichkeiten und Wahrscheinlichkeiten aufgrund seiner bisher gemachten Erfahrungen berechnet, bezeichnet man als Erwachsenen-Ich. In den ersten Jahren ist das Erwachsenen-Ich noch sehr anfällig und ungefestigt; trotz aller Hindernisse, die ihm in den Weg geworfen werden, behauptet sich das Erwachsenen-Ich in den meisten Menschen doch und funktioniert mit zunehmender Reife immer wirkungsvoller. "Das Erwachsenen-Ich ist hauptsächlich damit beschäftigt, Reize in Informationen umzuwandeln und diese Informationen auf der Grundlage früherer Erfahrung zu verarbeiten und zu speichern" (Harris, 1975, S. 45). Es baut ein "gedachtes Weltbild" auf, indem es Informationen über die Realität sammelt. Das Erwachsenen-Ich ist der Ort, wo die Dinge geschehen, wo sich Hoffnung regt und wo Veränderung möglich ist.[11] Unter massivem Druck kann das Erwachsenen-Ich allerdings bis zu einem gewissen Grad geschwächt werden, so dass die Emotionen ausbrechen und die Oberhand gewinnen.

Jeder Mensch trägt in seinem Inneren aber auch einen "kleinen Jungen" bzw. ein "kleines Mädchen" in sich; dieses Wesen fühlt, handelt und reagiert genauso, wie der betreffende Mensch das getan hat, als er sich in einem ganz bestimmten Kindheitsalter befand. Diesen Ich-Zustand bezeichnet man als Kindheits-Ich. "Das Kindheits-Ich gilt keineswegs als 'kindlich' oder 'unreif' (Einschätzungen, die von der Eltern-Ebene aus vorgenommen werden), sondern als 'kindhaft', d.h. es verhält sich wie ein Kind in einer ganz bestimmten Lebensphase. Hier kommt es vor allem auf eine ganz bestimmte Altersphase an, die normalerweise etwa zwischen zwei und fünf Lebensjahren liegen kann. Es ist für jeden einzelnen Menschen sehr wichtig, dass er sein Kindheits-Ich begreift, und zwar nicht nur deshalb, weil es ihn sein ganzes Leben lang begleitet, sondern auch, weil es ein wesentlicher Bestandteil seiner Persönlichkeit ist" (Berne, 1978, S. 24/5). Wie das Eltern-Ich ist auch das Kindheits-Ich ein Zustand, in den ein Mensch fast jederzeit während seiner alltäglichen Transaktionen versetzt werden kann. "Häufig finden wir uns in einer Lage, wo wir nicht aus noch ein wissen, wo wir in die Ecke getrieben werden, entweder tatsächlich oder nur eingebildet. Solche Umstände schalten das Kindheits-Ich ein, und dann spielt es die ursprünglichen Gefühle von Frustration, Zurückweisung oder Verlassenheit wieder ab: wir durchleiden die Ur-Beklommenheit des kleinen Kindes in einer späteren Version. Nun gibt es aber zum Glück auch noch eine gute Seite, denn das Kindheits-Ich ist zugleich ein grosser Speicher positiver Daten. Im Kindheits-Ich ruhen Kreativität und Neugier, Abenteuerlust und Wissensdrang, die Lust am Berühren, Fühlen, Erfahren und die Schätze der Erinnerung an die herrlichen, taufrischen Gefühle von ersten Entdeckertaten her" (Harris, 1975, S. 42). Die Bezeichnung "kindlich" wendet man bei einer Strukturanalyse grundsätzlich nicht an, denn ihr haftet ein starker Beigeschmack von etwas Unerwünschtem an, das man folglich nicht beibehalten, sondern loswerden möchte. Zur Charakterisierung des Kindheits-Ichs (eines regressiven Ich-Zustandes), benutzt man vielmehr den Begriff "kindhaft", er ist biologisch eher gerechtfertigt und durchaus neutral. "Tatsächlich ist das Kindheits-Ich in vieler Hinsicht der wertvollste Bestandteil der Persönlichkeit, und es kann für das Leben des Individuums genau den gleichen Beitrag leisten, den ein wirkliches Kind zum Familienleben beisteuert; Anmut, Freude und schöpferischen Impuls" (Berne, 1979, S. 28).[12] Die Grenzen zwischen Erwachsenen-, Eltern- und Kindheits-Ich sind unsicher, manchmal verschwommen und durchlässig für solche Signale, "die leicht wieder Situationen heraufbeschwören, wie wir sie in einer hilflosen abhängigen Kindheit erlebt haben" (Harris, 1975, S. 50).

Jeder Ich-Zustand ist in seiner Art wichtig für den menschlichen Organismus.[13] Das Struktur-Diagramm erfasst, vom Standpunkt der Gegenwart aus betrachtet, die vollständige Persönlichkeit eines jeden Individuums und schliesst seinen Eltern-Ich-Zustand, seinen Erwachsenen-Ich-Zustand und seinen Kindheits-Ich-Zustand ein. Diese sind gegeneinander abgegrenzt, denn sie sind nicht nur untereinander sehr verschieden, sondern stehen sogar oft in erheblichem Widerspruch zueinander.[14]

Die Schichttheorie wie auch die Transaktions-Analyse sind nicht ohne Kritik geblieben.[15]

In diesen beiden erörterten Theorien ist die Gleichzeitigkeit kindlich anmutender und reiferer Aspekte in der Gesamtpersönlichkeit und die Möglichkeit regressiver und progressiver Vorgänge ständig impliziert. Das Kindliche besteht nicht nur simultan neben dem Reifen, sondern hat entscheidenden Einfluss auf die betreffende Persönlichkeit selbst; vermehrt wird es in seiner positiven Wirkung erkannt. Bereits Nietzsche erhob die Forderung, das "Kind" im Menschen zu entdecken, und Sborowitz meint: "Die Evidenz der Kindschaft bleibt im Lebensgang unverbrüchlich erhalten, sie bildet die Bindungsmitte im Wechsel der Lebensstadien und kann sich deshalb im Alter überraschend neu beleben (Sborowitz, 1975, S. 59). Gehlen (1957, 1961) wiederum spricht von einer Retardation, einer Antientwicklungstendenz, einer typisch menschlichen Entwicklungshemmung. Auf der

Retardation beruhe es, dass der Mensch sein ganzes Leben hindurch kindlich bleibe und lebenslang weiterlernen und für Neues empfänglich sei. Groddeck betont die Wirksamkeit des "Es" im Leben des Menschen, das ganze Leben werde vom Es gesteuert. Groddeck hat ein unmittelbares Verhältnis zum schöpferischen "Es", "ja eigentlich war sein Ideal das Ei — denn was dieses vermag, vermöchte kein ausgestalteter Organismus" (Keyserling, zit. in Groddeck, 1975, S. 306).

Stoffer sieht die Kindlichkeit als ein überraschend aufschlussreiches "Korrektiv" der Erwachsenheit. Kindliche Gestalten wie Gruss, Dank, Geschenk und Spiel finden sich auch in der Welt der Erwachsenen. "Die Welt des Kindes reicht also in die der Erwachsenen hinein" (Stoffer, 1964, S. 35f).

In vielen Erscheinungen wie Musik, Dichtung und Tanz spiegelt sich, führt Stoffer weiter aus, die Dialektik zwischen Kindlichkeit und Erwachsenheit wider. "Viele, ja fast alle Handlungs-, Leistungs- und Schöpfungs- und sonstigen Lebensgestalten des Menschen stehen zwischen Erwachsenheit und Kindlichkeit. Besser gesagt: sie bewegen sich in diesem Zwischenbereich und halten sich dynamisch in der dialektischen Spannung zwischen beiden Polen" (Stoffer, 1964, S. 43). Für das Kind wie auch für den Erwachsenen müsse das Wesen der Kindlichkeit mitaufscheinen und "zum Vorschein" gebracht werden. Stoffer sieht also eine grundlegende Dialektik von Kindlichkeit und Erwachsenheit in den konkreten Lebensgestalten des Menschen. Auch Diem und Langeveld verstehen das Kindsein als "eine selbstverständliche Kreativität ..." und betrachten "Kindsein als Modus des Menschseins", als ein "bleibender und vorzüglicher Modus des Menschseins" (Diem & Langeveld, 1960, S. 18). Das Kind steht in einer engen Beziehung zur Kategorie des Werdens überhaupt. Der kreative Aspekt der Kindlichkeit wird ebenfalls von Perls aufgezeigt: "Die kindlichen Gefühle sind von Bedeutung nicht als etwas Vergangenes, dessen man sich entledigen müsste, sondern als einige der schönsten Kräfte im Leben des Erwachsenen, die wiederhergestellt werden müssen; Spontaneität, Phantasie, Unmittelbarkeit im Gewahrsein und im Zugriff auf die Umwelt. Notwendig ist es, ... die kindliche Welterfahrung wiederherzustellen, d.h. nicht die faktische Biographie herauszuarbeiten, sondern den 'Primärvorgang des Denkens' " (Perls, 1979, S. 81). Perls möchte somit die Kräfte der Kindheit im reifen Menschen wiederherstellen und Völker pflichtet ihm bei: "Es steckt ein schöpferisches Potential im Infantilen, Spontanen, nicht Bewerteten" (Völker, 1980, S. 273).

Durch Regression kann der Mensch immer wieder Zugang zu seinem schöpferischen Unbewussten, zum Primärprozess, zum Kindlichen finden, was ihm durch ein ausreichendes Training der Reversibilität von Regressionen erleichtert und ungefährlicher gemacht wird. Gemeint ist dabei die Regression im Dienste des Ichs, d.h. eine kontrollierte, die Gesamtheit der reifen Ich-Funktionen nicht angreifende Regression, die reversibel ist und damit eine angemessene, sozusagen sekundäre Bearbeitung und Gestaltung des unbewussten Materials gestattet. Solche regressive Vorgänge setzen ein reifes, intaktes Ich voraus. "Das Wissen um eine sichere Kontrolle der Triebe und um einen konstanten Kontakt zur Realität ermöglicht es erst, diese Kontrolle in der sexuellen Erfüllung vorübergehend ohne Angst zu lockern und die Realität in Witz, Spiel und Phantasie ein Stück weit aufzugeben und das im Wissen um die Umkehrbarkeit des Vorganges zu geniessen" (Ohlmeier, 1973, S. 121). Nur wirklich reife Menschen können es sich überhaupt leisten, sich ohne Angst und Gefahr den Regressionen hinzugeben.

Primärprozess und Sekundärprozess ergänzen einander, in der "kreativen" Regression nähert sich der Mensch zunehmend dem Primärprozess, findet er Zugang zu seiner inneren Welt; in der progressiven Annäherung zum Sekundärprozess kommt er zu kreativer Verarbeitung und Bewusstmachung des unbewussten Geschehens, zu autonomer Steuerung.[16] Vermehrt sucht gerade der heutige Mensch wieder Zugang zum Primärprozess. "Die Wege zu einer Integration des Primärprozesses, der kreativen regressiven Anteile, führen jedoch häufig zu neuerlicher Desintegration. Die Drogenkultur ist dafür vielleicht das dramatischste und negativste Beispiel. Der passagere Zustand primärnarzisstischer Wonnen wird hier erkauft um den Preis einer absoluten Autodestruktion" (Moeller, 1980, S. 91). Aber auch andere Formen der Abkehr vom "westlichen Lebensstil", Methoden der inneren Versenkung und Meditation, spiegeln oft, wenn auch in neuem Gewande, alte Strukturen. Viele kathartische Methoden der Psychoszene gehören hierher, Methoden, denen offenbar die Synthese aus primärprozesshaftem Erleben und späterer reflektierter Bearbeitung des Erlebten nicht gelingt. Primärprozesshaftes allein in Gang zu setzen ist noch keine Kunst, ebensowenig wie es die Forcierung einer intellektualisierenden Rationalität wäre. Die Kunst besteht vielmehr in einer erhöhten Durchlässigkeit für unbewusste Inhalte und gleichzeitig einer verstärkten Kapazität zur bewussten Verarbeitung dieser Inhalte. Die Psychoanalyse könnte hierzu einen konstruktiven Beitrag leisten. Eine wesentliche Funktion der Psychoanalyse besteht gerade darin, den Bereich des Unbewussten, Primärprozesshaften zugänglich zu machen und ihn einer integrierenden Bearbeitung zuzuführen. Es gilt wahrscheinlich nicht nur der Freudsche Satz: "Wo Es war, soll Ich werden", sondern auch seine Umkehrung.

Eine Persönlichkeit wird nie vollständig reif, immer besteht eine Koexistenz eher kindlicher und reiferer Aspekte; entscheidend ist das Zusammenspiel, das Mischungsverhältnis dieser beiden Anteile.

Die Pole der Kindlichkeit und Reife stehen in einem starken Spannungsverhältnis zueinander, den Gewinn daraus zieht schliesslich die Gesamtpersönlichkeit, welche sich an diesem Widerstreit entfaltet.

Im Prozess der Persönlichkeitsentwicklung werden frühere Gegensätze zu konstruktiven, sinnvollen und notwendigen Polaritäten; die lebenslange Auseinandersetzung mit ihnen macht die innere Lebendigkeit, Reife und Ganzheit einer Persönlichkeit aus.

5.0. ZUSAMMENFASSUNG

Der Schwerpunkt dieses Beitrags zur Lebenslaufpsychologie liegt auf einer Entwicklungspsychologie des Erwachsenenalters. Im Zentrum der Ausführungen steht das lange vernachlässigte Gebiet der Erwachsenenpsychologie.

Grundsätzlich gilt es, das Erwachsenenalter als Teil des gesamten Lebenslaufs zu diskutieren. Daraus resultieren Zusammenhänge und eigentliche Parallelen zwischen Entwicklungstheorie und Persönlichkeitstheorie, zwischen intraindividuellen und interindividuellen Veränderungen. Je weiter die Entwicklungspsychologie in die Hintergründe des Entwicklungsgeschehens eindringt, umsomehr wird sie zu einer Theorie der Persönlichkeitsentwicklung. Eine idiographische wie auch eine nomothetische Betrachtungsweise erweisen sich als unabdingbar.

Begreift man die Persönlichkeitsentwicklung als lebenslanges Geschehen, so muss der bis anhin eng gefasste Entwicklungsbegriff neu definiert werden. Der Aufgabenkreis einer Entwicklungspsychologie der Lebensspanne liegt in der Beschreibung, Erklärung und theoretischen Integration ontogenetischer Verhaltensänderungen von der Geburt bis zum Tod. Von besonderem Interesse sind dabei die Entwicklungs-, Veränderungs- und Lernprozesse während des Lebenslaufs. Die Persönlichkeitsentwicklung durch die verschiedenen Lebensstadien lässt sich unter der Perspektive der Progressions-, Regressions- und Individuationsvorgänge, aber auch der Konfliktsituationen strukturieren und thematisieren. Der gesamte Lebenszyklus wird in ein entwicklungspsychologisches Kontinuum gestellt und genetische Aspekte der Persönlichkeitsbildung bleiben nicht auf Kindheit und Jugend beschränkt.

Die Persönlichkeitsentwicklung hört nie auf, denn psychische und geistige Entwicklungsvorgänge setzen sich auch im mittleren Alter fort, wenn rein biologische Abbauprozesse bereits eingesetzt haben und ermöglichen damit eine Weiterentfaltung bis ans Lebensende.

Verschafft man sich einen Überblick über die verschiedenen Entwicklungstheorien und Einteilungsversuche des Erwachsenenalters, so zeigt sich, dass bis heute der Entwicklungspsychologie eine Theorie fehlt, welche die gesamte Lebensspanne umfasst. Allein eine Betrachtung des Lebenslaufs und seiner Entwicklungsvorgänge führt zu einigen grundlegenden Paradigmen der Persönlichkeitsentwicklung. Das Entwicklungsgeschehen wird durch individuelle Verlaufsformen, durch Reifen und Lernen, Periodik und Rhythmik, sowie durch verschiedene Polaritäten gekennzeichnet. Zudem findet sich eine ausserordentlich breite Spannweite und Variabilität des Entwicklungsgeschehens.

Auch im Erwachsenenalter finden Veränderungen, Umwandlungs- und Entwicklungsprozesse statt. Verschiedene Lernvorgänge lösen im mittleren Lebensalter die rein physischen Reifungsvorgänge ab, daher ist Entwicklung und Reifung im Erwachsenenleben überhaupt erst möglich. Erwachsensein kann nicht nur als Ergebnis einer "natürlichen Reifung" aufgefasst werden, sondern Lernen ist ein konstitutives Moment für die Entwicklung. Der Entwicklungsprozess muss oder kann damit beim Menschen nie zu einem Abschluss gelangen. Das Paradigma der lebenslangen Persönlichkeitsentwicklung bleibt nicht ohne Einfluss auf Themenkreise wie die Erwachsenensozialisation, die Berufswahlprozesse und Erwachsenenbildung.

Der Prozess der Persönlichkeitsentwicklung ist durch verschiedene Polaritäten gekennzeichnet. Zuerst wird die Polarität von Statik und Dynamik herausgearbeitet. Es gibt sowohl beobachtbare Beständigkeiten wie auch Veränderungen in der Erwachsenenpersönlichkeit. Neben den strukturalen Aspekten gilt es den prozessualen Charakter der Persönlichkeit zu berücksichtigen und den immer vorhandenen Veränderungsmöglichkeiten Rechnung zu tragen. Somit muss die Persönlichkeit in ihren ständigen Entwicklungsmöglichkeiten begriffen werden.

Regressive und progressive Mechanismen spielen im Prozess der Persönlichkeitsentwicklung zusammen. Es gilt, die Regression als Element der Normalentwicklung, als "Regression im Dienste des Ichs", der Anpassung und Integration genauer zu untersuchen und ihre Bedeutung für die lebenslange Entwicklung aufzuzeigen. Entwickelt sich ein Mensch ständig weiter, so heisst dies zugleich, dass er nie fixiert werden kann, dass ihm immer wieder Entwicklungskredit gegeben werden muss.

Die Progressionen und Regressionen bleiben nicht ohne Einfluss auf die Persönlichkeit selbst. Regressive, kindliche und progressive, reifere Aspekte wirken stets zusammen. Der Mensch wird nie einseitig und "vollkommen" reif. Immer besteht eine Koexistenz eher kindlicher und eher reiferer Aspekte in ein und derselben Persönlichkeit. Entscheidend ist das Zusammenspiel, das Mischungsverhältnis der beiden Anteile. Diese Polarität von Kindlichkeit und Reife stellt jedoch keineswegs einen Gegensatz dar, sondern muss als spannungsvolle Einheit begriffen werden.

Dank oder trotz der im Menschen innewohnenden Polaritäten vermag er zu seiner Ganzheitlichkeit vorzustossen und ein harmonisches Ganzes zu bilden; durch Spannung bleibt er in Bewegung. Auch die stärksten Persönlichkeiten haben ihre Schwächen und regressiven Momente, auch der "reife" Mensch muss zeitweise kindlich sein können; nur dadurch vermag er wieder Kräfte für sein Erwachsenendasein zu schöpfen. Im gereiften Menschen sind viele Polaritäten verschmolzen und miteinander zu einer Einheit verwachsen.

Die Persönlichkeit ist somit ein Prozess, ein ständiges dynamisches Kräftespiel, das durch Regressionen und Progressionen, Fixierungen, intrapsychische Konflikte und Adaptionsvorgänge gekennzeichnet ist und aus kindlichen wie auch aus reifen Anteilen besteht.

ANMERKUNGEN

1.0. Einleitung

1.1. Das Werden der Persönlichkeit

1 L. Binswanger, zit. in: M. Koch, Die Frage des Sinnes der Entwicklung, Göttingen, 1972, S. 596.
2 D. v. Uslar, Denken und Unbewusstes, Philosophische Psychologie bei Schelling, Hegel und Hölderlin, Vorlesung, Zürich WS 77/78. Bereits bei Heraklit finden sich Ansätze einer Dialektik von Statik und Dynamik.
3 A. Wellek, zit. in: N. Petrilowitsch, Abnorme Persönlichkeiten, Basel 1966, S. 38.
4 G. Redlow (HG), Philosophische Probleme der Entwicklung, Berlin 1977, S. 23.
5 H. Bergson, Schöpferische Entwicklung, Jena 1921, S. 261.
6 M. Heidegger, zit. in: M. Koch, op. cit., S. 596.
7 A. Jores, Menschsein als Auftrag, Bern 1964, S. 38.
8 A. Pfänder, Grundprobleme der Charakterologie, Jahrbuch der Charakterologie, 1, 1924, 280-335.
9 H. Remplein, Die seelische Entwicklung des Menschen im Kindes- und Jugendalter, München 1971, S. 18.
10 Vgl. H. Thomae, Die Persönlichkeit, Bonn 1955.
11 J. Jacobi, Der Weg zur Individuation, Olten 1971, S. 25.

1.2. Lebenslauf und Lebensziele

1 H. Andriessen, Psychologie des Erwachsenenalters, Köln 1972, S. 9.
2 Th. Lidz, Das menschliche Leben, Frankfurt 1970, S. 115.
3 Handbuch der Psychologie, Bd. III, Göttingen 1972, S. 231.
4 Vgl. A. v. Gennep, "Les rites de Passage", Paris 1909.
5 H. Andriessen, op. cit., S. 10.
6 R. Oerter, Entwicklung als lebenslanger Prozess, Hamburg 1978, S. 23.
7 ebenda, S. 168.
8 E. Bärtschi, Theorien zur Entwicklungspsychologie des Erwachsenenalters, Diss., Zürich 1977, S. 88.
9 R. Oerter, op. cit., S. 21.

10 Ch. Bühler, Der menschliche Lebenslauf als psychologisches Problem, Göttingen 1959, S. 81. Man spricht auch vom "Dramaturgischen Modell".
11 Vgl. Ch. Bühler, op. cit., Ch. Bühler & F. Massarik, Lebenslauf und Lebensziele, Stuttgart 1969; Ch. Bühler, Die Rolle der Werte in der Entwicklung der Persönlichkeit und in der Psychotherapie, Stuttgart 1975.
12 K. Thomas, Abriss der Entwicklungspsychologie, Freiburg i.Br. 1979, S. 167.
13 H. Andriessen, op. cit., S. 21.
14 Ch. Bühler, Der menschliche Lebenslauf als psychologisches Problem, op cit., S. 113.
15 Vgl. E. Bärtschi 1977; Handbuch der Psychologie, Bd. III, 1972 u.a.

1.2.1. Modelle des Lebenslaufs

1 K. Thomas, op.cit., S. 163.
2 E. Bärtschi, op. cit., S. 12/3.
3 Handbuch der Psychologie, Bd. III. op. cit., S. 212.
4 Vgl. W. Hellpach, Das Wellengesetz des Lebens, Hamburg 1941.
5 Vgl. E. Kretschmer, Geniale Menschen, Berlin 1931.
6 Vgl. W. Fliess, Der Ablauf des Lebens, Leipzig 1923.
7 H. Andriessen, op. cit., S. 12f.

1.3. Begriffsbestimmung der Entwicklung

1 Vgl. W. Stern, 1914; K. Bühler, 1918; H. Remplein, 1949 u.a.
2 H. Trautner, Lehrbuch der Entwicklungspsychologie, Göttingen 1978, S. 17.
3 P.B. Baltes (HG), Entwicklungspsychologie der Lebensspanne, Stuttgart 1979, S. 35.
4 H. Thomae, Vita Humana, Frankfurt 1969, S. 101.
5 P.B. Baltes gliedert die Entwicklungsmodelle in verschiedene Dimensionen auf, dabei werden die wichtigsten Problembereiche (a bis h) bipolar dargestellt (1979, S. 337f): a) Lokalisierung der Entwicklungsdynamik ausserhalb oder innerhalb des Organismus, b) Qualitative versus quantitative Veränderungen, c) Offene versus geschlossene Modelle, d) Kontinuierliche versus diskontinuierliche Veränderung, e) Rückführung auf molekulare Niveaus versus Auftauchen nicht rückführbarer, neuerer

Formen, f) Elementarismus versus Holismus, g) Struktur/Funktion versus Antezedenz/Konsequenz, h) Strukturveränderung versus Verhaltensveränderung.

6   Vgl. H. Remplein, 1971; L. Schenk-Danzinger, 1969; Oerter, 1976; A. Busemann, 1953 u.a.
7   D. V. Uslar, Vorlesung "Die anthropologische Bedeutung der Entwicklungspsychologie" vom 10. Mai 1979, Zürich.
8   H. Andriessen, op. cit., S. 39.
9   U. Lehr, Psychologie des Alterns, Heidelberg 1977, S. 37.

2.0. Entwicklung im Kindes- und Jugendalter

2.1. Aspekte einer Entwicklungspsychologie des Kindes- und Jugendalters

1   E. Kris, Psychoanalytische Kinderpsychologie, Frankfurt 1979, S. 56.
2   E. Kris, op. cit., S. 63.
3   E.H. Erikson, Kindheit und Gesellschaft, Stuttgart 1976b, S. 264f.
4   E.R. Zetzel, Die Fähigkeit zu emotionalem Wachstum, Stuttgart 1974, S. 275.
5   A. Freud, Wege und Irrwege in der Kinderentwicklung, Stuttgart 1971, S. 93.
6   ebenda, S. 97.
7   M. Balint, Therapeutische Aspekte der Regression, Suttgart 1970, S. 145f.
8   Seit 1917 unterscheidet Freud zwei Typen von Libidoregression. Er trennt zwischen einer Regression, die sich nur auf die besetzten Objekte bezieht (Objektregression), und einer solchen, die eine Rückkehr der gesamten Trieborganisation auf eine frühere Stufe darstellt.
9   H. Hartmann, Ich-Psychologie und Anpassungsproblem, Stuttgart 1970, S. 36. Unter "Regression im Dienste des Ichs" versteht man, dass Regression – die im allgemeinen dem Lustgewinn dient – unter der Kontrolle des Ichs stattfinden kann und deshalb umkehrbar ist, sobald das Ich die Regression für nicht mehr angebracht hält.
10   A. Freud. op. cit., S. 94.

2.1.1. Entwicklungsstufen und Entwicklungskrisen

1   E.H. Erikson, op. cit., S. 264f, vgl. auch E.H. Erikson, Identität und Lebenszyklus, Frankfurt 1976a.

265

2   A. Neel, Handbuch der psychologischen Theorien, München 1974, S. 271f.
3   E.H. Erikson, Identität und Lebenszyklus, op. cit., S. 68/9.
4   Ders., Kindheit und Gesellschaft, op. cit., S. 244.
5   S. Freud, Drei Abhandlungen zur Sexualtheorie, Frankfurt 1975, S. 70.
6   Vgl. M.S. Mahler, Symbiose und Individuation, Stuttgart 1972.
7   M. Balint konnte keinen primären Narzissmus, nur einen sekundären finden und spricht in seinen Forschungen von "primärer Liebe" anstelle des primären Narzissmus.
8   Vgl. Greenacre, 1958; Mahler, 1958; Rose, 1964.
9   R. Spitz, Vom Säugling zum Kleinkind, Suttgart 1980, S. 24f.
10   ebenda S. 158, frühe Versagungen, frühe Enttäuschungen führen, wie vor allem die Forschungen von Spitz über Hospitalismus im frühen Kindesalter gezeigt haben, zu schweren seelischen Schäden. Vgl. auch Heer, 1977; Blanck & Blanck, 1978; Moog & Moog, 1976 u.a.
11   J. Bowlby, Bindung, München 1975, S. 208.
12   Vgl. D.W. Winnicott, Reifungsprozesse und fördernde Umwelt, München 1974.
13   E.H. Erikson, Identität und Lebenszyklus, op. cit., S. 76.
14   ebenda, S. 81.
15   S. Freud, Abriss der Psychoanalyse, Frankfurt 1971, S. 16.
16   Vgl. M.S. Mahler, op. cit., S. 20f.
17   H. Remplein, Die seelische Entwicklung des Menschen im Kindes- und Jugendalter, München 1971, S. 220.
18   Eyferth (1966) definiert Erziehungsstil: "Als Erziehungsstil wird eine Gruppe von Merkmalen des Erziehungsverhaltens bezeichnet, in welcher grössere gemeinsame Merkmalsvarianz herrscht, als nach der Variabilität aller Merkmale zufällig zustande kommen könnte, und welche Gruppe die Eigenarten in diesem Stile erzogener genauer vorauszusagen erlaubt als Einzelmerkmale".
19   Th. Herrmann, Lehrbuch der empirischen Persönlichkeitsforschung, Göttingen 1976, S. 376.
20   E.H. Erikson, Identität und Lebenszyklus, op. cit., S. 87.
21   S. Freud, op. cit., S. 17.
22   Th. Lidz, Das menschliche Leben, Frankfurt 1970, S. 126.
23   L. Schenk-Danzinger, Entwicklungspsychologie, Wien 1969, S. 65.
24   H. Remplein, op. cit., S. 286.
25   H. Hetzer (HG), Angewandte Entwicklungspsychologie des Kindes- und Jugendalters, Heidelberg 1979, S. 312.
26   E.H. Erikson, Kindheit und Gesellschaft, op. cit., S. 254.

27   Ders., Identität und Lebenszyklus, op. cit., S. 100.
28   H. Nagera (HG), Psychoanalytische Grundbegriffe, Frankfurt 1974, S. 169.
29   D. Ohlmeier, Psychoanalytische Entwicklungspsychologie, Freiburg i.Br. 1973, S. 75f.
30   P. Blos, Adoleszenz, Stuttgart 1978, S. 70f.
31   E.H. Erikson, Kindheit und Gesellschaft, op. cit., S. 257.
32   H. Hetzer (HG), op. cit., S. 312.
33   E.H. Erikson, Jugend und Krise, Stuttgart 1970, S. 91.
34   S. Freud, op. cit., S. 17.
35   Th. Lidz, op. cit., S. 127.
36   P. Blos, op. cit., S. 198.
37   ebenda, S. 24.
38   P. Blos (1978) nennt verschiedene Abweichungsformen der Adoleszenz, die prolongierte, protrahierte, abgekürzte, simulierte, traumatische, abortive Adoleszenz, Vgl. S. 245.
39   ebenda, S. 156f.
40   H. Stierlin, Eltern und Kinder, Zürich 1976, S. 5.
41   ebenda, S. 126.
42   D. Ohlmeier, op. cit., S. 116.

2.1.2.   *Phasentheorien des Kindes- und Jugendalters*

1   Thomae (1969) unterscheidet sechs Gruppen von Entwicklungsmodellen, S. 106f: a) Die Modelle des "Auf und Ab", der "ausgeglichenen Kurve", b) Die Stufenmodelle, c) Das Spiralenmodell, d) Lerntheoretische Modelle, e) Gestalttheoretische Modelle, f) Akt-zentrierte Modelle.
2   Vgl. dazu Oerter, 1976, 1978; Lehr, 1977; Bärtschi, 1977 u.a.
3   R. Oerter, Moderne Entwicklungspsychologie, Donauwörth 1976, S. 53.
4   H. Remplein, op. cit., S. 112.
5   ebenda, S. 113.
6   H. Nickel, Entwicklungspsychologie des Kindes- und Jugendalters, Bd. 1, Bern 1972, S. 44.
7   R. Oerter, op. cit., S. 58.
8   Handbuch der Pschologie, Bd. III, Göttingen 1972, S. 28.
9   Vgl. D.v. Uslar, Vorlesung "Entwicklungspsychologie", Zürich SS 78, A. Busemann, Krisenjahre im Ablauf der menschlichen Jugend, Ratingen 1953, A. Gesell, The ontogenesis of infant behavior, New York 1949.

10 Handbuch der Psychologie, Bd. III, op. cit., S. 211.
11 ebenda.
12 A. Busemann, Die Erregungsphasen der Jugend, in: Z. Kinderforschung 33, 1927, S. 136.
13 H. Nickel, op. cit., S. 47.
14 Handbuch der Psychologie, Bd. III, op. cit., S. 212.
15 Die Psychologie der Persönlichkeit ist weder ausschliesslich nomothetisch noch idiographisch (Windelband & Rickert). Sie sucht ein Gleichgewicht zwischen den beiden Extremen. Auch Thomae, der die Einzigartigkeit eines jeden Individuums betont, meint: "Als Wissenschaft ist Persönlichkeitsforschung in irgendeinem Masse zur Generalisierung gezwungen" (Thomae, 1968, S. 18). Vgl. W. Windelband, Geschichte der Naturwissenschaft, Strassburg 1904.
16 G. Dietrich, Entwicklungsstand und Persönlichkeitsverfassung, München 1966, S. 94.
17 H. Thomae (HG), Die psychologischen Befunde bei den akzelerierten und retardierten Kindern und Jugendlichen, in: Coerper, C., Hagen, W., Thomae, H., Deutsche Nachkriegskinder, Stuttgart 1954.
18 Vgl. W.B. Kolesnik, Educational Psychology, New York 1963.
19 H. Hetzer, Entwicklungsdiagnose im Kindesalter, in: E. Stern, Die Tests in der klinischen Psychologie, Zürich 1954, S. 144.
20 G. Dietrich, op. cit., S. 37.
21 R. Bergler, Psychologie stereotyper Systeme, Bern 1966, S. 198.

2.1.3. *Entwicklungsstörungen*

1 A. Freud, Wege und Irrwege in der Kinderentwicklung, op. cit., S. 105.
2 Ch. Brenner, Grundzüge der Psychoanalyse, Frankfurt 1972, S. 210.
3 A. Freud, op. cit., S. 135.
4 ebenda, S. 107. A. Freud betont, dass als Grund für einen regressiven Vorgang ein quantitatives Moment einen entscheidenden Faktor spielt. Entwicklungsphasen, wie z.B. die Pubertät, in denen die Libido eine Steigerung erfährt, können zur Regression führen, da das Ich die sexuelle Energie nicht mehr bewältigen kann. Auch plötzliche Ichschwächung durch eine Krankheit kann einen regressiven Vorgang einleiten.
5 M. Klein, Das Seelenleben des Kleinkindes und andere Beiträge zur Pschoanalyse, Reinbek 1972, S. 63.
6 E.R. Zetzel, Die Fähigkeit zu emotionalem Wachstum, op. cit., S. 57.
7 H. Kohut, Narzissmus, Frankfurt 1973, S. 64.

8   H. Remplein, Die seelische Entwicklung des Menschen im Kindes- und Jugendalter, op. cit., S. 523.

9   ebenda.

10   Vgl. K. Heymann, Infantilismus, Basel 1955.

11   Vgl. die Ausführungen A. Freuds zur normalen und pathologischen Regression, in: A. Freud, Wege und Irrwege in der Kinderentwicklung, op. cit.

12   S. Freud, Vorlesungen zur Einführung in die Psychoanalyse, Frankfurt 1971, S. 333.

13   A. Freud, op. cit., S. 134.

14   W. Loch, Die Krankheitslehre der Psychoanalyse, Stuttgart 1967, S. 107.

15   H. Nunberg, Allgemeine Neurosenlehre, Bern 1959, S. 130.

16   P.C. Kuiper, Die seelischen Krankheiten des Menschen, Stuttgart 1969, S. 105.

17   ebenda, S. 228. Ein wesentlicher Unterschied zwischen Neurose und Psychose besteht darin, dass bei der Neurose das Ich im Dienste des Realitätsprinzips eigene Triebwünsche unterdrückt. Bei der Psychose dagegen zieht sich das Ich im Dienste des Es von der Realität zurück und baut sich auf einem oft selbstherrlichen Weg eine neue Realität auf, eine Pseudorealität, die nur in sehr geringem Masse auf die Umwelt Rücksicht nimmt.

18   H. Nagera (HG), Psychoanalytische Grundbegriffe, op. cit., S. 432.

19   P. Blos, Adoleszenz, op. cit., S. 216.

20   Vgl. dazu auch C.G. Jungs Ausführungen.

3.0. *Entwicklung und Individuation im Erwachsenenalter*

3.1. *Persönlichkeitsentwicklung im Erwachsenenalter*

1   U. Lehr, Psychologie des Alterns, Heidelberg 1977, S. 118.

2   Vgl. hierzu Flavell, 1970; Thomae, 1978; Oerter, 1978 u.a.

3   M. Pieper, Erwachsenenalter und Lebenslauf, München 1978, S. 14.

4   E. Bärtschi, Theorien zur Entwicklungspsychologie des Erwachsenenalters, Diss., Zürich 1977, S. 8.

5   O.G. Brim, Krisentheorien des mittleren Alters, in: L. Rosenmayr (HG), Die menschlichen Lebensalter, München 1978, S. 413.

6   U. Lehr, op. cit., S. 42, vgl. auch Neugarten & Moore, 1968; Munnichs, 1962.

7   E.L. Kelly, Consistency of adult personality, Americ. psych., 1955, 10, 659-681.

8   O.G. Brim, op. cit., S. 413, vgl. auch Baltes, Reese & Nesselroade, 1977; Charles & Looft, 1973; Craig, 1976; Goldberg & Deutsch, 1977; Oerter, 1978; Pressey & Kuhlen, 1957; Rebelsky, 1975 u.a.

9   U. Lehr, F.E. Weinert (HG), Entwicklung und Persönlichkeit, Stuttgart 1975, S. 67.

10   ebenda, S. 75, Baltes (1979) meint dazu: "Veränderungen in den psychischen Strukturen werden zum primären Gegenstand des entwicklungspsychologischen Interesses, indem sie die grundlegenden qualitativen Veränderungen anzeigen, die als ein Wechsel im Organisationsniveau oder ein Wechsel von einer Stufe zur anderen verstanden werden müssen" (S. 75).

11   H. Schreiber, Midlife Crisis, München 1977, S. 118.

12   ebenda.

13   M. Pieper, op. cit., S. 16.

14   Auf die Frage, wie sie sich den 50-jährigen Erwachsenen vorstellen, gaben fast die Hälfte der von E. Pfeil befragten 23-jährigen folgende Merkmale an: "Ruhe, Geduld, Ausgeglichenheit, Toleranz; Reife, Lebenserfahrung, geistige Aufgeschlossenheit" (Pfeil, 1968, S. 357).

15   M. Pieper, op. cit., S. 118.

16   K. Soddy, M.C. Kidson, Men in middle life, London 1967, S. 373.

17   H. Andriessen, Psychologie des Erwachsenenalters, Köln 1972, S. 50f.

18   ebenda, S. 52.

3.1.1. *Entwicklungstheorien des Erwachsenenalters*

1   H. Dieckmann, Probleme der Lebensmitte, Stuttgart 1968, S. 5.

2   H. Remplein, Die seelische Entwicklung des Menschen im Kindes- und Jugendalter, München 1971, S. 644.

3   R. Guardini, Die Lebensalter, Würzburg 1957, S. 11.

4   ebenda, S. 41.

5   Vgl. M. Moers, Die Entwicklungsphasen des menschlichen Lebens, Ratingen 1953.

6   Vgl. F. Pöggeler, Der Mensch in Mündigkeit und Reife, Paderborn 1970.

7   H. Zdarzil, R. Olechowski (HG), Anthropologie und Psychologie des Erwachsenen, Stuttgart 1976, S. 121f.

8   Vgl. F. Pöggeler, op. cit., vgl. auch Zdarzil & Olechowski, op. cit..

9   H. Andriessen, op. cit., S. 66f.

10   R.L. Gould, Lebensstufen, Frankfurt 1979, S. 40.

11   Vgl. Goulet & Baltes, 1970; Baltes & Schaie, 1973; Bergler, 1957; Comfort, 1956; Davidson, 1965; Nesselroade & Reese, 1973; Datan & Ginsberg, 1975; Mitscherlich, 1976; Lehr, 1966; Fried, 1976.

12   U. Lehr, Kontinuität und Diskontinuität im Lebenslauf, in: L. Rosenmayr (HG), Die menschlichen Lebensalter, München 1978, S. 320.

13   Vgl. Havighurst, 1975; Munnichs, 1975; Neugarten, 1963; Lehr, 1961, 1963, 1969.

14   Havighurst, Munnichs u.a. betonen die individuellen Differenzen.

15   U. Lehr, die Frage der Gliederung des menschlichen Lebenslaufes, in: Actuelle Gerontologie, Stuttgart 1976, 6, 337-345 und U. Lehr, Kontinuität und Diskontinuität im Lebenslauf, op. cit., S. 333.

16   R. Asanger, G. Wenninger (HG), Handwörterbuch der Psychologie, Weinheim 1980, S. 257f.

17   P.B. Baltes (HG), Entwicklungspsychologie der Lebensspanne, Stuttgart 1979, S. 23.

18   Vgl. zur Kritik an der Life-Event-Forschung: Handwörterbuch der Psychologie, op. cit., S. 257f.

19   U. Lehr, F. Weinert (HG), Entwicklung und Persönlichkeit, Stuttgart 1975, S. 115. Thomae nennt z.B. die Thematiken der "sozialen Abhebung", der "sozialen Integration", der "Daseinssteigerung" oder Varianten einer "regulativen" sowie einer "normativen" Thematik.

20   U. Lehr, Psychologie des Alterns, Heidelberg 1977, S. 120.

21   Vgl. Thomae, 1951, 1953, 1960, 1968.

22   B.L. Neugarten, N. Datan, Lebenslauf und Familienzyklus – Grundbegriffe und neue Forschungen, in: L. Rosenmayr (HG), Die menschlichen Lebensalter, op. cit., S. 168f.

23   Vgl. Munnichs, 1975; Neugarten & Moore, 1968.

24   B.L. Neugarten, N. Datan, op. cit., S. 173, auch B.L. Neugarten, Soziologische Betrachtungen des Lebenslaufs, in: P.B. Baltes (HG), Entwicklungspsychologie der Lebensspanne, op. cit., S. 361f.

25   Dies., Lebenslauf und Familienzyklus – Grundbegriffe und neue Forschungen, op. cit., S. 173.

26   U. Lehr, Kontinuität und Diskontinuität im Lebenslauf, op. cit., S. 321.

27   H. Thomae, Vergleichende Psychologie der Lebensalter, in: Rosenmayr (HG), Die menschlichen Lebensalter, op. cit., S. 296.

28   ebenda, S. 297 und U. Lehr, Erscheinungsweisen des Konflikts, in: Handbuch der Psychologie, Bd. II, Göttingen 1965, S. 323.

29   U. Lehr, Erscheinungsweisen des Konflikts, op. cit., S. 323.

30   Dies., Psychologie des Alterns, op. cit., S. 272.
31   ebenda, S. 26.
32   ebenda, S. 329.
33   ebenda, S. 218f, eine These, die Munnichs, 1966, durch empirische Untersuchungen überzeugend widerlegen konnte.
34   Vgl. Lehr, 1977; Bärtschi, 1977.
35   U. Lehr, Psychologie des Alterns, op. cit., S. 225 und E. Bärtschi, Theorien zur Entwicklungspsychologie des Erwachsenenalters, op. cit., S. 118.
36   U. Lehr, Psychologie des Alterns, op. cit., S. 138.
37   ebenda, S. 139.

3.1.2.   Lebensphasen und Lebenskrisen

1   Handbuch der Psychologie, Bd. III, Göttingen 1972, S. 179.
2   Die Einteilung nach grossen Gruppen unter altersspezifischen Aspekten erbringt nach Bergler (1966) folgendes Kategoriensystem:
Säuglinge: bis zu einem Jahr, Kleinstkinder: 1 bis 3 Jahre, Kleinkinder: 3 bis 6 Jahre, Schulkinder: 6 bis 14 Jahre, Jugendliche: 18 bis 21 Jahre, Erwachsene im Alter zwischen 20 bis 35 Jahren, Erwachsene im Alter zwischen 35 und 50 Jahren, "ältere" Erwachsene zwischen 50 bis 60 Jahren, alte Erwachsene und Invalide über 60 Jahre, Greisenalter 80 Jahre und darüber.

Frühes Erwachsenenalter (Intimität gegen Isolierung)
3   E.H. Erikson, Identität und Lebenszyklus, Frankfurt 1976, S. 114.
4   Ders., Kindheit und Gesellschaft, Stuttgart 1976, S. 258.
5   E. Stern, Der Mensch in der zweiten Lebenshälfte, Zürich 1955, S. 18.
6   H. Andriessen, op. cit., S. 98f.
7   Th. Lidz, Das menschliche Leben, Frankfurt 1970, S. 508.
8   ebenda, S. 510.
9   ebenda, S. 609.
10   R. Blanck, G. Blanck, Ehe und seelische Entwicklung, Stuttgart 1978, S. 14f.
11   H. Andriessen, op. cit., S. 100.
12   T. Brocher, Stufen des Lebens, Stuttgart 1978, S. 100.
13   Th. Lidz, op. cit., S. 609.
14   G. Sheehy, In der Mitte des Lebens, München 1976, S. 37.
15   H. Andriessen, op. cit., S. 102.

16	B. Lievegoed, Lebenskrisen – Lebenschancen, München 1979, S. 75.
17	H. Remplein, op. cit., S. 650.
18	ebenda, S. 651.
19	Ch. Bühler, Der menschliche Lebenslauf als psychologisches Problem, Göttingen 1959, S. 75.
20	H. Andriessen, op. cit., S. 122.
21	L. Pongratz, Psychologie menschlicher Konflikte, Göttingen 1961, S. 81f.

Mittleres Erwachsenenalter (Generativität gegen Stagnierung)

1	E.H. Erikson, Identität und Lebenszyklus, op. cit., S. 117.
2	Th. Lidz, op. cit., S. 632f.
3	R. Guardini, Die Lebensalter, Würzburg 1957, S. 41.
4	H. Andriessen, op. cit., S. 127.
5	K. Stelzer, A. Dosenberger (HG), Chancen der Lebensmitte, München 1977, S. 7.
6	D. Ohlmeier, Psychoanalytische Entwicklungspsychologie, Freiburg i.Br. 1973, S. 154.
7	L. Pongratz, op. cit., S. 199.
8	ebenda, S. 120, einige Faktoren sind bisher jedoch unerforscht.
9	H. Schreiber, Midlife Crisis, München 1977, S. 19.
10	E. Stern, op. cit., S. 19.
11	Vgl. E. Hurlock, Developmental psychology, New York 1959, S. 13 und K. Stelzer, A. Dosenberger (HG), op. cit., S. 7.
12	Vgl. Schreiber, 1977; Sheehy, 1976; Dieckmann, 1968; Brocher, 1978.
13	Vgl. R.L. Gould, The Phases of Adult Life, in: American Journal of Psychiatry, November 1972; O.G. Brim, Selected Theories of the Male Midlife crisis, In: The Counseling Psychologist, American Psychological Association 1976; D.J. Levinson, Ch.M. Darrow, E.B. Klein, The Psychosocial Development of Men in Early Adulthood and the Mid-Life-Transition, Yale University 1972.
14	B. Fried, The Middle-Age Crisis, New York 1967, S. 25.
15	ebenda, S. 8.
16	B.L. Neugarten, N. Datan, Lebenslauf und Familienzyklus, op. cit., S. 168f und O.G. Brim, Krisentheorien des mittleren Alters, op.cit., S. 419.
17	H. Schreiber, op. cit., S. 145.
18	ebenda, S. 142 und J. Cullberg, Keiner leidet ganz umsonst, Gütersloh 1980, S. 78.
19	Vgl. O.G. Brim, op. cit., S. 415 und H. Schreiber, op. cit., S. 143.

20	O.G. Brim, op. cit., S. 423.
21	D. Ohlmeier, op. cit., S. 149f, vgl. auch Stelzer & Dosenberger, 1977; Lidz, 1970; Schreiber, 1977.
22	D. Ohlmeier, op. cit., S. 145f, auch Th. Lidz, op. cit., S. 649.
23	W. Bitter (HG), Lebenskrisen, Stuttgart 1971, S. 167.
24	H. Andriessen, op. cit., S. 176.
25	Vgl. H. Kehrer, Vom seelischen Altern, Münster 1952.
26	H. Remplein, op. cit., S. 655.
27	H. Schreiber, op. cit., S. 42.
28	H. Andriessen, op. cit., S. 142.
29	C.G. Jung, Seelenprobleme der Gegenwart, Zürich 1931, S. 267.
30	A. Vetter, Der alternde Mensch in psychologischer Sicht, in: Betriebliche Altersversorgung, Jg. 10, 7, 1955, S. 69f.
31	L. Pongratz, Psychologie menschlicher Konflikte, Göttingen 1961, S. 119f.
32	U. Lehr, Erscheinungsweisen des Konflikts, op. cit., S. 325, vgl. auch Pongratz, 1961.

Höheres Erwachsenenalter (Ich-Integrität gegen Verzweiflung)

1	E.H. Erikson, Identität und Lebenszyklus, op. cit., S. 120.
2	Ders., Kindheit und Gesellschaft, op. cit., S. 263/4.
3	Th. Lidz, op. cit., S. 659.
4	U. Lehr, H. Thomae (HG), Altern, Probleme und Tatsachen, Frankfurt 1968, S. 15.
5	K. Soddy, M.C. Kidson (HG), Men in middle life, London 1967, S. 303.
6	E. Stern (1955) unterteilt in das Älterwerden, in das Alter und in das hohe Alter.
7	E. Stern, Das Erlebnis des Alterns und des Alters, in: U. Lehr, H. Thomae (HG), op. cit., S. 21f.
8	ebenda, S. 22.
9	H. Andriessen, op. cit., S. 164.
10	U. Lehr, I. Puschner, Untersuchungen über subjektive Alternssymptome, in: U. Lehr, H. Thomae (HG), op. cit., S. 43f, auch Stern, 1955, 1968.
11	E. Stern, Der Mensch in der zweiten Lebenshälfte, op. cit., S. 99.
12	ebenda, S. 53. Nach A.L. Vischer kann das körperliche Altern dem seelischen Altern lange Zeit vorausgehen, der Mensch, der schon von manchen Erscheinungen des Alters gequält wird, kann seelisch nicht nur noch lange auf der Höhe bleiben, sondern sich weiterentfalten, vgl. dazu A.L. Vischer, seelische Wandlungen beim alternden Menschen, Basel 1949.

13 U. Lehr, Psychologie des Alterns, op. cit., S. 13f, Ch. Zwingmann (HG), zur Psychologie der Lebenskrisen, Frankfurt 1962, S. 182.

14 J.E. Birren, Altern als psychologischer Prozess, Freiburg i.Br. 1974, S. 272.

15 D. Ohlmeier, op. cit., S. 156.

16 U. Lehr, G. Dreher, Psychologische Probleme der Pensionierung, in: U. Lehr, H. Thomae (HG), Altern, op. cit., S. 345.

17 J. Cullberg, op. cit., S. 83f.

18 W.E. Thompson, Die Antizipation des Ruhestandes und die Anpassung an diesen Zustand, in: U. Lehr, H. Thomae (HG), op. cit., S. 284f.

19 T. Brocher, op. cit., S. 179.

20 Th. Lidz, op. cit., S. 666.

21 P.J.A. Calon, 1958, zit. in: H. Andriessen, op. cit., S. 201.

22 E.W. Burgess sieht fünf Phasen dieses Prozesses (1951).

23 E. Stern, Der Mensch in der zweiten Lebenshälfte, op. cit., S. 226.

24 Vgl. auch weitere Ausführungen von D. Ohlmeier, op cit., S. 161f. Er unterscheidet 3 Arten der Regression: die Regression eines Rückzuges zu früheren libidinös besetzten Objekten; pathologische Regression im Sinne des Rückganges der gesamten Trieborganisation mit Verlust der entsprechenden Ich-Funktionen; Regression im Sinne einer adaptiven Funktion als Leistung des Ichs, um die innere Stabilität und Selbständigkeit zu bewahren.

25 Th. Lidz, op. cit., S. 688.

26 Vgl. M. Heidegger, Sein und Zeit, Halle 1927, vgl. §53 Existenzialer Entwurf eines eigentlichen Seins zum Tode, S. 260f.

27 R. Leuenberger, Der Tod, Zürich 1971, S. 147.

28 E. Kübler-Ross, Interviews mit Sterbenden, Stuttgart 1973. An ihrem Modell wird jedoch auch Kritik geübt. Bemängelt wird die stark subjektive Interpretation des Sterbeprozesses, die Vernachlässigung der Persönlichkeit des Kranken, seiner Biographie, seines individuellen Krankheitsverlaufs und seiner gegenwärtigen Lebensumstände sowie die unscharfe und für eine psychologische Sterbehilfe kaum brauchbare Definition der Phasen.

29 Auch Thanatopsychologie, Psychothanatologie, Psychologie des Todes etc. Vgl. R. Asanger, G. Wenninger (HG), Handwörterbuch der Psychologie, Weinheim 1980, S. 520f.

30 Vgl. Erle-Meier, 1972; Kastenbaum, 1965; Aisenberg, 1972; Lester, 1967 u.a.

31 U. Lehr, Erscheinungsweisen des Konflikts, op. cit., S. 325.

32 L. Pongratz, op. cit., S. 144.

33   M. Moers, op. cit., S. 128.
34   M. Koch, Die Frage des Sinnes der Entwicklung, in: Handbuch III, op. cit., S. 595.
35   U. Lehr, Positive und negative Einstellung zu einzelnen Lebensaltern, in: U. Lehr, H. Thomae, op. cit., S. 73.
36   Vgl. weitere Details dieser Untersuchung: ebenda, S. 96.

3.1.3. *Dynamik von Konflikt und Krise*

1   Th. Lidz, op. cit., S. 119.
2   W. Bitter (HG), op. cit., S. 217.
3   O.G. Brim, Krisentheorien des mittleren Alters, op. cit., S. 424.
4   H. Schreiber, op. cit., S. 11.
5   J. Cullberg, op. cit., S. 9.
6   B. Rothschild, Seele in Not – was tun?, Zürich 1980, S. 30.
7   K.H. Wewetzer, Konflikt und Persönlichkeit, in: H. Hiltmann, F. Vonessen (HG), Dialektik und Dynamik der Person, Köln 1963, S. 87f.
8   Vgl. Havighurst, 1953, 1963, 1975; Neugarten, 1963, 1968, 1978; Lehr, 1977.
9   U. Lehr, Psychologie des Alterns, op. cit., S. 147.
      Es liessen sich dabei folgende 12 Konfliktbereiche analysieren:
      Konflikte mit den eigenen Eltern, mit den eigenen Verwandten, Kindern, Konflikte im sonstigen sozialen Bereich, Konflikte, die im Zusammenhang mit der Wahl des Ehepartners stehen, Konflikte innerhalb des Partnerschaftsverhältnisses, innerhalb der Schule, im Zusammenhang mit der Berufswahl, innerhalb des beruflichen Bereiches, Konflikte, die sich aus der politischen Situation und im religiösen Bereich ergeben und schliesslich Konflikte und Auseinandersetzungen mit Schwierigkeiten, die in der eigenen Persönlichkeit begründet liegen, S. 148f.
10   U. Lehr, H. Thomae, Konflikt, seelische Belastung und Lebensalter, Köln 1965, S. 95.
11   U. Lehr, Erscheinungsweisen des Konflikts, op. cit., S. 326.
12   R. Bergler, Psychologie stereotyper Systeme, Bern 1966, S. 63.
13   Vgl. J. Willi, Die Zweierbeziehung, Reinbek 1976.
14   E.H. Erikson, Jugend und Krise, Stuttgart 1970, S. 82.
15   Vgl. E. Aeppli, Lebenskonflikte, Erlenbach 1942.
16   U. Lehr, Psychologie des Alterns, op. cit., S. 140.
17   Vgl. Pongratz, 1961; Krauss, 1933.
18   W. Metzger, zit. in: U. Lehr, Erscheinungsweisen des Konflikts, op. cit., S. 312.

19   H. Thomae, Konflikt, Entscheidung, Verantwortung, Stuttgart 1974, S. 173.

20   L. Pongratz, op. cit., S. 151.

21   U. Lehr, Erscheinungsweisen des Konflikts, op. cit., S. 312.

22   L. Pongratz, op. cit., S. 253. Die 3. Hauptfunktion ist eine dem Konflikt vor allem auf höherer menschlicher Stufe vorbehaltene Sonderfunktion, auf die Rudert (1944, 1955) aufmerksam gemacht hat. Sie lässt Chance und Gefahr innerer Zerrissenheit besonders deutlich werden, vgl. auch Pongratz S. 253f. Der Mensch kann offener werden für die Realität des Daseins, d.h. für die Unzulänglichkeiten menschlichen Soseins und des Lebens überhaupt. Dafür können sich reife Haltungen und Gesinnungen, wie Güte und Geduld und vor allem Humor, ausformen. Im ganzen erfährt der Charakter durch diese "tragische Aufbrechung" eine Ausgeprägtheit, die Rudert die "Ausgeprägtheit der tragischen Grenze" nennt. Vgl. J. Rudert, Charakter und Schicksal, Potsdam 1944, S. 28-30.

23   J. Zutt, Der Lebensweg als Bild der Geschichtlichkeit, in: Ch. Zwingmann (HG), op. cit., S. 240.

24   J. Cullberg, op. cit., S. 113.

25   Therapeutische Massnahmen wie z.B.: Gesellschaft leisten, Schlafmittel, mütterliche Funktion, annehmende und beherbergende Funktion (containing function), Hände halten, Getränke etc.

26   Vgl. folgende Ausführungen J. Cullberg, op. cit., S. 134f.

3.2.   *Der Individuationsgedanke in der neueren Psychologie*

1   B. Lievegoed (1979) meint: "Der biologische Entwicklungsrhythmus prägt am stärksten die Zeit vor dem Erwachsensein. Die psychische Entwicklung tritt in ihrer Eigengesetzlichkeit am deutlichsten in der mittleren Lebensphase zutage. Die geistige Entwicklung ist für die letzte Lebensphase entscheidend", S. 50.

2   R. Peck, Psychologische Entwicklung in der zweiten Lebenshälfte, in: U. Lehr, H. Thomae, op. cit., S. 531.

3   H. Dieckmann, Probleme der Lebensmitte, Stuttgart 1968, S. 17.

4   C.G. Jung, Seelenprobleme der Gegenwart, op. cit., S. 80.

5   C.G. Jung, R. Wilhelm, Das Geheimnis der Goldenen Blüte, Zürich 1965, S. 51.

6   L.J. Bischof (1964) z.B. ordnet die Individuationstheorie als einer Sonderform der Lehre der "Selbstverwirklichung" ein, S. 193f.

In der Psychologie wird Selbstverwirklichung oder Selbstaktualisierung verstanden als autonome Entwicklung und Entfaltung aller in einem Individuum angelegten physischen, psychischen und sozialen Potenzen. Vor allem im Kreis der sog. humanistischen Psychologie spielt das Konzept der Selbstverwirklichung eine zentrale Rolle, vgl. Herder-Lexikon, Freiburg i.Br. 1980, S. 2032.

3.2.1. *Individuation aus tiefenpsychologischer und humanistischer Sicht*

1   W. Correll, Persönlichkeitspsychologie, Donauwörth 1976, S. 24f.

2   H. Brandstätter, H. Schuler, G. Stocker-Kreichgauer (HG), Psychologie der Person, Stuttgart 1974, S. 80f.

3   S. Freud übernahm den Begriff des Es nicht von Klages, sondern von G. Groddeck, der durch sein Buch vom Es, 1923, die moderne Psychosomatik mitbegründet hat. Hinter allen Erkrankungen des Leibes sucht Groddeck die Wirksamkeit des Es. Er hat immer wieder betont, dass das, was wir unser Ich heissen, sich im Leben wesentlich passiv verhält, dass wir nach seinem Ausdruck "gelebt" werden von unbekannten Mächten. Vgl. S. Freud, Das Ich und das Es, Frankfurt 1978.

4   R. Fetscher, Das Selbst und das Ich, in: Psyche, 1981, Bd. XXXV (7), S. 616f.

5   D. Wyss, Die tiefenpsychologischen Schulen, Göttingen 1972, S. 265.

6   P. Seidmann, Der Weg der Tiefenpsychologie, Zürich 1959, S. 108f.

7   In seinem Bestreben, zur "Plus-Situation" zu gelangen, wird ein Individuum eine Fülle diverser Mittel und Strategien anwenden, M. Titze (1979) unterscheidet a) passiv-regressiver Mittel-Ziel-Komplex und b) aktiv-aggressiver Mittel-Ziel-Komplex, S. 137, wobei ein "Mittel-Ziel-Komplex" die Grundeinheit darstellt, aus der sich die verschiedenen Einzelpläne des Lebensplans konstituieren.

8   J. Jacobi, Der Weg zur Individuation, Olten 1971, S. 24.
C.G. Jung glaubt, dass der Mensch, solange er lebt, von einem jeweils weniger vollkommenen Entwicklungszustand zu einem vollkommeren hinstrebe, so dass sich auch die Menschheit insgesamt zu einem immer differenzierteren psychischen Zustand hin entwickle, vgl. dazu W. Correll, op. cit., S. 48.

9   M. Lurker (HG), Wörterbuch der Symbolik, Stuttgart 1979, S. 265.

10   F. Kaune, Selbstverwirklichung. München 1967, S. 115f.

11   W. Correll, op. cit., S. 50.

12   H. Dieckmann, op. cit., S. 24.

13 Unter "regressiver Wiederherstellung der Persona" versteht Jung den Leistungsdruck und das Abrutschen auf eine "frühere Entwicklungsstufe" der Persönlichkeit in beruflicher und persönlicher Beziehung, wie sie entweder nach schweren Schicksalsschlägen oder auch nach der Inflation des Bewusstseins durch kollektive Inhalte eintreten kann.

14 J. Jacobi, Die Psychologie von C.G. Jung, Zürich 1959, S. 165f.

15 C.G. Jung unterscheidet zweierlei Formen des Schattens, obwohl er beide gleich benennt, der persönliche, der die nicht oder kaum gelebten seelischen Züge des Individuums enthält, der kollektive, der bereits zu den Figuren des kollektiven Unbewussten gehört, vgl. J. Jacobi, 1959, S. 168.

16 Z. B. Zauberer, Magier, Prophet, Sibylle, Priesterin, Sophia etc.

17 J. Jacobi, Die Psychologie von C.G. Jung, op. cit., S. 190.

18 C.G. Jung, Die Beziehungen zwischen dem Ich und dem Unbewussten, Olten 1972, S. 98.

19 Jung hat ausgedehnte Studien über Mandalas unternommen, weil es in östlichen und westlichen Religionen als ideales Sinnbild für vollkommene Einheit und Ganzheit gilt, vgl. dazu Hall & Lindzey, 1978, S. 124.

20 Vgl. F. Kaune, op. cit.

21 J. Jacobi, op. cit., S. 197.

22 A. Sborowitz, Individuation und Glaube, Darmstadt 1975, S. 76.

23 Vgl. J. Jacobi, Der Weg zur Individuation, op. cit.

24 E. Neumann, Krise und Erneuerung, Zürich 1961, S. 84.

25 Ch. Bühler, M. Allen, Einführung in die humanistische Psychologie, Stuttgart 1974, S. 34.

26 Vgl. F. Goble, Die 3. Kraft, Olten 1979.

27 ebenda.

28 Eine der Entdeckungen Maslows in seiner Untersuchung selbstverwirklichender Menschen war, dass sie ihm über das, was er "Grenzerfahrungen" nannte, berichteten – Augenblicke, in denen sie sich auf der Höhe ihrer Möglichkeiten fühlten, Augenblicke grosser Ehrfurcht und Glücks; vgl. A.H. Maslow, Motivation und Persönlichkeit, Olten 1977.

29 A.H. Maslow, Psychologie des Seins, München 1973, S. 129.

30 ebenda, S. 60f.

31 Vgl. E. Fromm, Die Seele des Menschen, Stuttgart 1980.

32 "Becoming" im Gegensatz zu "Development", zur Unterscheidung des "personalen Werdens" von aller-apersonalen-individuellen Entwicklung.

33 B.C.J. Lievegoed, op. cit., S. 161.

34 G.W. Allport, Persönlichkeit, Meisenheim 1959, S. 564.

35 A.F. Neel, Handbuch der psychologischen Theorien, München 1974, S. 395.

36 G.W. Allport, op. cit., S. 309.

37 M. Oettli, Zur Psychologie der Selbstfindung, Diss., Zürich 1975, S. 63.

38 C.R. Rogers, Entwicklung der Persönlichkeit, Stuttgart 1976, S. 76.

39 Vgl. R. Assagioli, Handbuch der Psychosynthesis, Freiburg i.Br. 1978.

40 Vgl. C.R. Rogers, op. cit., er unterscheidet im ganzen 7 verschiedene Phasen.

41 E. Ostertag, Die Persönlichkeit als Prozess, Wien 1979, S. 14.

3.2.2. Ein synthetischer Ansatz zur Individuation

1 Jede psychologische Theorie enthält implizit ein bestimmtes Menschenbild, das die gesamte Forschung beeinflusst. Dabei handelt es sich um Annahmen über das Wesen des Menschen, die ihrerseits aus philosophischen Überzeugungen abgeleitet werden.

2 R. Assagioli, op. cit., S. 17.

3 Es gibt sehr verschiedene "Selbst-Auffassungen", vgl. dazu Wunderli, 1980; Oettli, 1975; Fetscher, 1981 u.a.

4 "PSYCHOLOGIE HEUTE", Weinheim März 1981, S. 80/1.
Die paradoxe Theorie der Veränderung besagt, dass Veränderung dann geschieht, wenn jemand wird, was er ist, nicht wenn er zu werden versucht, was er nicht ist.

5 C.S. Hall, G. Lindzey, Theorien der Persönlichkeit, München 1978, S. 266.

6 ebenda, S. 275.

7 Vgl. Ch. Bühler, M. Allen, op. cit.

8 Durch die Betonung von Zielen und Werten im menschlichen Leben hat die humanistische Psychologie den Versuch unternommen, das psychologische Denken aus einer ausschliesslich kausalen und deterministischen Sichtweise zu befreien.

9 Ch. Bühler, Der menschliche Lebenslauf als psychologisches Problem, op. cit., S. 51.

10 Diese Tatsache veranlasste Goldstein, 1954; Rogers, 1951 und Maslow, 1954 neben Defizitbedürfnissen von Selbstaktualisierungstendenzen oder Wachstumsbedürfnissen zu sprechen.

11 G.W. Allport, Persönlichkeit, op. cit., S. 561.

12 A.H. Maslow, Critique of self-actualization, I.: Some dangers of being-cognition, in: Journal of Individual Psychology, 15/1959, S. 24-32.

13 Ch. Bühler, M. Allen, op. cit., S. 75.

14 Humanistische Psychologie ist die Bezeichnung für eine neue Schule der Psychologie, deren wichtigster Begründer A.H. Maslow ist.

15   Vgl. Ch. Bühler, M. Allen, op. cit.
16   ebenda, S. 7.
17   W. Keller, Das Selbstwertstreben, München 1963, S. 76.
18   In der abendländischen Kultur gehört, so E. Neumann (1961), auch die Individuation zum Kulturkanon.
19   J. Tenzler, Lebenswende und Individuationsprozess, in: Jahrb.f.Ps., Psychoth. und Med. Anthr., 1967 (15), Heft 314, 313-337.
20   So sieht C.G. Jung z.B. in der kirchlichen Symbolik des frühen Christentums eine Darstellung der Selbstwerdung, vgl. etwa Aion, 1951 und Gestaltungen des Unbewussten, 1950; aber auch in fernöstlichen Philosophien, z.B. im Taoismus, vgl. F. Kaune, op. cit., S. 89.
21   Z.B. auch Yoga, Alchemie, Initiationsriten, I Ging etc.
22   J. Jacobi, Der Weg zur Individuation, op. cit., S. 97.
23   Vgl. C.G. Jung, 1972; J. Jacobi, 1959, 1971.
24   H. Thomae, Individuum und Umwelt, Göttingen 1968, S. 96.
25   C.S. Hall, G. Lindzey, op. cit., S. 345.
26   Vgl. Horney, 1975; Herzog-Dürck, 1969; Fromm, 1953, 1973, 1980.
27   Vgl. R. Assagioli, op. cit.
28   J. Jacobi, Der Weg zur Individuation, op. cit., S. 46.
29   E. Fromm, Haben oder Sein, Stuttgart 1976, S. 163.
30   Vgl. A. Sborowitz (HG), Der leidende Mensch, Düsseldorf 1960.
31   Vgl. M. Buber, Das Problem des Menschen, Heidelberg 1961.
32   C.A. Meier, Persönlichkeit, Olten 1977, S. 189f.
33   Vgl. B. Staehelin, Haben und Sein, Zürich 1969.
34   Vgl. E. Fromm, Furcht vor der Freiheit, Frankfurt 1973.

4.0.   *Entwicklung als lebenslanger Prozess*

4.1.   *Implikationen einer Lebenslaufpsychologie*

1   H. Andriessen, Psychologie des Erwachsenenalters, Köln 1972, S. 54. Vgl. auch H. Zdarzil, R. Olechowski (HG), Anthropologie und Psychologie des Erwachsenen, Stuttgart 1976, S. 131.
2   P.B. Baltes (HG), Entwicklungspsychologie der Lebensspanne, Stuttgart 1979, S. 53, auch die Medizin, Pädagogik, Psychiatrie, Soziologie etc. teilen dieses Interesse.
3   Vgl. Brim, 1964, 1968; Griese, 1976; Brim & Wheeler, 1966 u.a.
4   P.B. Baltes (HG), op. cit., S. 364.
5   ebenda.

6 R. Scheller, Psychologie der Berufswahl und der beruflichen Entwicklung, Stuttgart 1976, S. 40.

7 Vgl. Super et al., 1957; Zaccaria, 1970.

8 R. Scheller, op. cit., S. 43.

9 H. Zdarzil, R. Olechowski (HG), op. cit., S. 212.

10 ebenda, S. 45.

11 M. Pieper, Erwachsenenalter und Lebenslauf, München 1978, S. 118.

4.2. Polaritäten in der Persönlichkeitsentwicklung

1 Aufbau, Reife und Verfall sind die drei Phasen des mechanistischen Entwicklungsmodells, die man einer oberflächlichen Kenntnis der Biologie entlehnt hat, vgl. J. Cullberg, 1980.

2 Bereits die Eltern Scupin stellen in ihrem Tagebuch über die Entwicklung ihres Kindes Betrachtungen über das "ewige Auf und Ab", den "rhythmischen Wechsel der Entwicklung" an.

3 H. Thomae, Vita Humana, Frankfurt 1969, S. 120.

4 Unter "Mikrorhythmik" verstehen Lehr und Thomae die Binnengliederung einer Spiel- oder Handlungssituation, unter "Makrorhythmik" die Gliederung innerhalb eines ganzen Lebensabschnittes oder gar des gesamten Lebenslaufs.

5 Trotz der Bemühungen, ausschliesslich den Begriff "Periodik" zu gebrauchen und die Bezeichnung "Rhythmik" — die einmal vieldeutig geworden zu sein scheint, zu vermeiden, lässt es sich im folgenden nicht umgehen, beide Begriffe synonym zu gebrauchen, zumal in der hier zu diskutierenden Literatur wechselweise die gleichen Vorgänge einmal mit Rhythmik, einmal mit Periodik bezeichnet werden, vgl. dazu auch U. Lehr, 1972, S. 196.

6 Bereits Paracelsus erkannte die Bedeutung der Polarität. Zu einem eindeutigen philosophischen Grundbegriff wurde aber Polarität erst seit Goethe. Seit Goethe spielt auch bei Hegel, Schelling und Hölderlin die Polarität eine bedeutsame Rolle.

7 Vgl. A. Wellek, 1966; W. Bloch, 1972; F. Weinhandl, 1974 u.a.

8 F. Kaune, Selbstverwirklichung, München 1977, S. 113.

9 F. Weinhandl (HG), Polarität als Weltgesetz und Lebensprinzip, Mannheim 1974, S. 137.

10 J. Gebser, Verfall und Teilhabe, Salzburg 1974, S. 48.

11 H. Nohl, Charakter und Schicksal, Frankfurt 1949, S. 80.

12 F. Weinhandl (HG), op. cit., S. 167.

13 Vgl. Handbuch der Psychologie, Bd. IV, Göttingen 1960, S. 425f.
14 W. Bloch, Polarität, Berlin 1972, S. 233f.

4.2.1. *Statik und Dynamik*

1   J.E. Birren, Altern als psychologischer Prozess, Freiburg i.Br. 1974,
    S. 11.
2   Bereits Wundt (1892) hat eine Synthese zwischen dem Aktualitäts- und
    dem Seelendenken gelehrt und meint, dass alle psychischen Tatsachen
    Ereignisse und nicht Gegenstände sind; sie verlaufen wie alle Ereignisse
    in der Zeit und sind in keinem folgenden Momente die nämlichen, wie
    sie im vorangegangenen waren.
3   L. Pongratz, Problemgeschichte der Psychologie, Bern 1967, S. 17.
4   Handbuch der Psychologie, Bd. IV, op. cit., S. 21.
5   J.E. Birren, op. cit., S. 12.
6   Vgl. Botwinick, 1970; Chown, 1968; Schaie & Marquette, 1972; Tho-
    mae, 1968. Nicht zuletzt als Folge des gesteigerten Interesses an einer
    systematischen Erfassung von Persönlichkeitsveränderungen erfuhren
    die herkömmlichen Methoden der Quer- und Längsschnittuntersuchung
    aus grundsätzlichen theoretischen Erwägungen heraus wesentliche
    Modifikationen , vgl. auch Baltes & Schaie, 1973; Nesselroade & Reese,
    1973; Schaie, 1965.
7   Berglers (1966) Untersuchung macht deutlich, dass es im Rahmen
    menschlicher Entwicklung sowohl konstante wie auch variable Fak-
    toren gibt.
8   Vgl. M. Pieper, op. cit.
9   R. Oerter (HG), Entwicklung als lebenslanger Prozess. Hamburg 1978,
    S. 25.
10 H. Thomae, Vita Humana, op. cit., S. 116.
11 Im Einstellungsbegriff, so Roth (1969), ist diese Trennung überwunden,
    insofern sich in ihm der strukturale und dynamische Ansatz als zusam-
    menhängende Aspekte eines einheitlichen Phänomens erweisen lassen.
12 Hanbuch der Psychologie, Bd. IV, op. cit., S. 328.
13 ebenda, S. 21.
14 H.P. Lückert, Der Mensch, das konfliktträchtige Wesen, München 1972,
    S. 58.
15 O. Klemm, Die Entdeckung der Bewegungsgestalt, in: Arbeitsschule 50,
    1936, S. 8f, er prägte die Begriffe: Person als eine "Verlaufsgestalt"
    oder "Bewegungsgestalt".

16   Die Vorstellung der Persönlichkeit als Prozess hat auch Implikationen für die neue psychologische Diagnostik. Heiss zeichnet das Ziel einer zukünftigen diagnostischen Psychologie: "Der grosse Hauptgesichtspunkt kann nur sein, Einblicke in die Gestaltvorgänge zu gewinnen, den individuellen Gestaltengang einer Psyche zu erkennen. Dieses Erfassen der Grundrhythmen, des Spielraumes, der Eigenart der Abfolgen und nicht das blosse Festlegen von Eigenschaften müsste das Ziel sein" (Heiss, 1948, S. 25).

17   H. Rohracher (1969) vermutet, dass "Persönlichkeit als Struktur" der leitende Gesichtspunkt sei.

18   E. Roth, Persönlichkeits-Psychologie, Stuttgart 1969, S. 124.

19   H. Andriessen, Psychologie des Erwachsenenalters, Köln 1972, S. 49/50.

20   U. Lehr, Psychologie des Alterns, Heidelberg 1977, S. 119. Sie meint, dass Persönlichkeitsveränderungen bisher weit weniger untersucht wurden als solche der Intelligenz. Dies sei nicht etwa auf eine Überbetonung des Leistungsaspektes zurückzuführen, sondern durch methodische Gründe bedingt. Testverfahren, die solche Persönlichkeitsveränderungen messen könnten, seien erst in unzureichendem Masse entwickelt, insbesondere aber fehle zumeist die geeignete Adaptierung für das höhere Alter.

21   H. Bürger-Prinz (1950) schildert verschiedene Formen der Persönlichkeitsveränderung, W. Schulte (1962) hebt die Mehrdimensionalität der Verhaltensänderung hervor.

22   Vgl. Benningtonstudie: Newcomb, 1952; durch Sarbin, 1964, S. 185 gedeutet. Oft wird sehr summarisch angenommen: "Catastrophic events, such as floods, wars, plagues, and revolutions are attended by far reaching changes in personality organisation" (Sarbin, 1964, S. 185).

23   Vgl. Thomae, 1968; Dreger, 1966; Kienle, 1965.

24   Ein wichtiger Klassifikationsgesichtspunkt ergibt sich aus der Frage, ob die Zustandsänderung selbsterregt/endogen, spontan/oder fremderregt/exogen, reaktiv/ ist. Fiske und Rice (1955) und Cattell (1966) geben verschiedene Klassifikationen der "change phenomena". Fiske und Rice schlugen vor, drei Typen der "Intraindividual response variability" zu unterscheiden:
1. spontane oder aperiodische Variabilität unter konstanten Reizbedingungen;
2. systematische Variabilität unter konstanten Reizbedingungen;
3. Variabilität unter wechselnden Reizbedingungen.
Cattell stützt seine Klassifikation der "change phenomena" auf die

faktorenanalytische Unterscheidung von Eigenschafts- und Zustands-faktoren (trait and state factors), führt dann aber völlig abweichende Gesichtspunkte ein:

1. Änderung einer eigentlich als feststehend angesehenen Eigenschaft, trait change;
2. reversible Zustandsänderungen, state change;
3. Änderungen in der Umweltanpassung;
4. Änderungen auf Grund allg. "Labilität oder Oszillationsbereitschaft";
5. Änderungen im Sinne charakteristischer Ablaufsmuster, Konfliktlösung, Reifung, Alterung etc. Vgl. dazu K.J. Groffmann, K.H. Wewetzer (HG), Person als Prozess, Bern 1968, S. 50f.

25   J.E. Birren, op. cit., S. 216.

26   H. Thomae, Das Problem der Persönlichkeitsveränderung, in: H.v. Bracken (HG), Perspektiven der Persönlichkeitstheorie, Bern 1959, S. 201.

27   Vgl. genauere Ausführungen dieses Experiments in H. Thomae, Individuum und Umwelt, 1968, S. 412.

4.2.2. *Regression und Progression*

1   D. Ohlmeier, Psychoanalytische Entwicklungspsychologie, Freiburg i.Br. 1973, S. 160f.

2   W. Loch, Regression, in: Psyche, 1963, Bd. XVII (9), S. 538.

3   Um Regressionen besser zu verstehen, werden verschiedene Experimente durchgeführt, vgl. Handbuch der Psychologie, Bd. II, Göttingen 1965, S. 385.

4   W. Arnold, H.J. Eysenck, R. Meili (HG), Lexikon der Psychologie, Freiburg i.Br. 1980, S. 436.

5   Der neurotische Mensch z.B. ist fixiert, starr, das Pendeln von reif zu unreif, progressiv und regressiv fehlt meistens.

6   W. Loch, op. cit., S. 532.

7   Eine klare Unterscheidung zwischen Retrogression und Regression ist im Lichte neuerer Experimentalstudien mit Tieren besonders wichtig geworden, z.B. Miller, 1936, vgl. auch K. Lewin, Feldtheorie in den Sozialwissenschaften, Bern 1963, S. 132f.

8   ebenda, S. 137f.

9   M. Moeller, Im Strudel der Regression, in: Kursbuch 61, Berlin 1980, S. 91.

10   Der destruktiv-krankhafte Aspekt der Regression bei Freud und deren konstruktiv-schöpferischer Aspekt bei Jung lassen sich, so Wunderli

(1980), nur dann in eine Zusammenschau bringen, wenn man sich bewusst ist, wie grundsätzlich anders der Libidobegriff bei Jung im Vergleich zu Freud ist.

11 J. Wunderli, Stirb und Werde, Fellbach 1980, S. 29.

12 E.C.M. Frijling, Die Verwendung der Regression im Dienste der Anpassung, in: Psyche, 1967, Bd. XXI (5), 331-323.

13 M. Moeller, op. cit., S. 86.

14 H.E. Richter, Über Formen der Regression, in: Psyche, 1957, Bd. XI (5), S. 287.

15 ebenda, S. 278. Zu dieser Alternation im Ich gehört natürlich zugleich eine Verschiebung in der Relation zwischen Ich und Es, indem sich ja ein Hauptteil der kontrollierenden, integrierenden, organisierenden Ich-Funktionen am Es auswirkt. Aber Ichregression und Triebregression sind primär voneinander unabhängig, wenn sie auch nicht selten miteinander parallel zu gehen scheinen.

16 Man kann den Ablauf einer akuten, krisenhaften Ichregression in 3 Phasen unterteilen, in die präkritische Phase, die kritische Hauptphase und die postkritische Phase, vgl. H.E. Richter, op. cit., S. 279.

17 ebenda.

18 Ph. Barker, Grundlagen der Kinderpsychiatrie, Ravensburg 1973, S. 97f.

19 P.B. Baltes (HG), Entwicklungspsychologie der Lebensspanne, Stuttgart 1979, S. 392.

20 ebenda.

21 Vgl. die Besprechung von D. Hell über das Buch von D. Beck "Krankheit als Selbstheilung" (Frankfurt, Inselverlag 1981) in der Neuen Zürcher Zeitung vom 19. Mai 1981.

22 Vgl. D. Ohlmeier, op. cit.

23 E.C.M. Frijling, op. cit., S. 317.

24 H.E. Richter, op. cit., S. 276.

25 W. Loch, op. cit., S. 521.

26 H. Brandstätter, H. Schuler, G. Stocker-Kreichgauer (HG), Psychologie der Person, Stuttgart 1974, S. 89f.

27 E.C.M. Frijling, op. cit., S. 314.

28 M. Balint, Therapeutische Aspekte der Regression, Stuttgart 1970, S. 187.

29 J. Sandler, W.G. Joffe, Die Persistenz in der psychischen Funktion und Entwicklung mit besonderem Bezug auf die Prozesse der Fixierung und Regression, in: Psyche, 1967, Bd. XXI (1-3), S. 148.

30 H. Dieckmann, Probleme der Lebensmitte, Stuttgart 1968, S. 58.

31   E.C.M. Frijling, op. cit., S. 317f.
32   Vgl. genauere Ausführungen bei E.C.M. Frijling, op. cit., S. 317.
33   Vgl. Balint, 1970; Ohlmeier, 1973; Kernberg, 1978.
34   E.C.M. Frijling meint: "Wenn der Analytiker an sich selbst eine ständige
      Abwehr gegen bestimmtes regressives Material beobachtet, ist es not-
      wendig, dass er seine Eigenanalyse wieder aufnimmt" (Frijling, 1967,
      S. 322).
35   O.F. Kernberg, Borderline – Störungen und pathologischer Narzissmus,
      Frankfurt 1978, S. 76.
36   M. Balint, op. cit., S. 111.
37   J. Willi, Die Zweierbeziehung, Reinbek 1976, S. 21f.
38   ebenda, S. 23f.

4.2.3. Kindlichkeit und Reife

1   M. Moeller, op. cit., S. 85.
2   Ebenso das schon erörterte Strukturmodell von Freud mit Es, Ich und
     Über-Ich.
3   Handbuch der Psychologie, Bd. IV, op. cit., S. 445.
4   A.P. Gilbert, Das Schichtenmodell der Persönlichkeit, in: H.v. Bracken
     (HG), Perspektiven der Persönlichkeitstheorie, op. cit., S. 192.
5   Rothacker wendet sich vom anatomischen Hirnmodell ab und gelangt
     zu einem funktionell bestimmten Schichtensystem.
6   Die Schichtenlehre interpretiert Fehlanpassung als falsche oder defi-
     ziente Beziehungen zwischen den Schichten. Als kritisch in der Persön-
     lichkeitsentwicklung wird das Zusammentreffen von neuaktivierten
     Schichten mit den alten angesehen, die sich möglicherweise nicht ent-
     sprechend integrieren können. Dabei entsteht die infantile Fehlanpas-
     sung.
7   Handbuch der Psychologie, Bd. IV, op. cit., S. 456.
8   Bei allen Infantilismen und infantilen Reaktionen Erwachsener wird die
     Primitivperson und insbesondere Rothackers "Kindschicht" aktiv, dort,
     wo eine Reaktion aus der "Kortikalperson" erwartet werden konnte,
     vgl. Wellek, 1966, S. 68.
9   Bei der Transaktions-Analyse handelt es sich um eine Theorie der Per-
     sönlichkeit und der Sozialaktion und ausserdem um eine klinische
     Methode der Psychotherapie. Die Transaktionsanalyse hat gegen den
     Vorwurf, populärwissenschaftlich zu sein, zu kämpfen.

10   a) Redewendungen wie: "wie konntest du nur ...", "was fällt ihnen ein ...", armes Ding, Trottel, auch gerunzelte Brauen, Stirnfalten etc.: Eltern-Ich;

b) der Grundwortschatz besteht aus "warum?", was, wo, wie etc., wahrscheinlich richtig, wahr etc., das Gesicht ist offen und direkt dem Partner zugekehrt: Erwachsenen-Ich;

c) Tränen, zitternde Lippen, Schmollen, Wutanfälle, weinerliche Stimme, Betteln, Nägelkauen, Kichern, "ich will", "ich wünsche mir": Kindheits-Ich.

11   Vgl. Harris, 1975; Berne, 1978, 1979.

12   Es gibt Leute, bei denen das Kindheits-Ich in unangemessener Form die Oberhand gewinnt; aber all diese Leute haben, so Berne, auch ein vollständiges, strukturiertes Erwachsenen-Ich, das nur freigelegt und aktiviert werden muss.

13   E. Berne, Spiele der Erwachsenen, Reinbek 1979, S. 30. Im Kindheits-Ich wohnen Intuition, Kreativität sowie spontane Antriebskraft und Freude. Das Erwachsenen-Ich ist für die Nutzung der Überlebenschancen unentbehrlich. Das Eltern-Ich ermöglicht es dem Individuum, als Elternteil tatsächlich vorhandener Kinder wirkungsvoll zu fungieren.

14   ebenda, S. 27.

15   So räumt z.B. Thomae ein, bei Rothacker klängen substantialisierende Wendungen zuweilen an, so wenn er von "Ich" als dem "Reiter", dem "Es" als dem "Pferd", etc. spricht, vgl. H. Thomae, Individuum und Umwelt, op. cit., S. 89f. Weitere Ausführungen zur Kritik der Schichtenlehre, vgl. Handbuch der Psychologie, Bd. IV, op. cit., S. 467, N. Petrilowitsch (HG), Beiträge zur Psychologie der Persönlichkeit, Darmstadt 1967 u.a. Der Transaktionsanalyse wird oft der Vorwurf der allzu starken Vereinfachung und Reduzierung gemacht, auch ihre therapeutische Anwendung ist nicht unumstritten.

16   M. Moeller, op. cit., S. 91.

LITERATURVERZEICHNIS

Adler, A.: Menschenkenntnis. Frankfurt 1972.

Adler, A.: Der Sinn des Lebens. Frankfurt 1974.

Adler, A.: Wozu leben wir? Über das menschliche Zusammenleben. Frankfurt 1979.

Aeppli, E.: Lebenskonflikte. Eine psychologische Beratung. Erlenbach 1942.

Acppli, E.: Persönlichkeit. Vom Wesen des gereiften Menschen. Erlenbach 1952.

Allport, G.W.: Persönlichkeit, Struktur, Entwicklung und Erfassung der menschlichen Eigenart. Stuttgart 1949.

Allport, G.W.: Werden der Persönlichkeit. Gedanken zur Grundlegung einer Psychologie der Persönlichkeit. Bern 1958.

Allport, G.W.: Gestalt und Wachstum in der Persönlichkeit. Meisenheim am Glan 1970.

Andriessen, H.: Psychologie des Erwachsenenalters. Ein Beitrag zur Lebenslaufpsychologie. Köln 1972.

Arlow, J.A.: Konflikt, Regression und Symptombildung. In: Psyche, 1963, Bd. XVII (1), 23-43.

Arnold, W.: Person, Charakter, Persönlichkeit. Göttingen 1969.

Asanger, R., Wenninger, G. (HG): Handwörterbuch der Psychologie. Weinheim 1980.

Assagioli, R.: Handbuch der Psychosynthesis. Angewandte transpersonale Psychologie. Freiburg i.Br. 1978.

Bärtschi, E.: Theorien zur Entwicklungspsychologie des Erwachsenenalters — eine kritische Analyse. Diss., Zürich 1977.

Balint, M.: Die Urformen der Liebe und die Technik der Psychoanalyse. Frankfurt 1969.

Balint, M.: Therapeutische Aspekte der Regression. Die Theorie der Grundstörung. Stuttgart 1970.

Balint, M.: Angstlust und Regression. Beitrag zur psychologischen Typenlehre. Reinbek 1972.

Baltes, P.B. (HG): Entwicklungspsychologie der Lebensspanne. Stuttgart 1979.

Baltes, P.B., Reese, H.W., Nesselroade, J.R.: Life-span developmental psychology: Introduction to research methods. Monterey 1977.

Bandura, A., Walters, R.H.: Social learning and personal development. N.Y. 1963.

Barker, Ph.: Grundlage der Kinderpsychiatrie. Ravensburg 1973.

Bergler, R.: Konstante und variable Faktoren im Lebensablauf. Bericht 17. Intern. Kongr. f. Psych., Amsterdam 1961.

Bergler, R.: Psychologie stereotyper Systeme. Ein Beitrag zur Sozial- und Entwicklungspsychologie. Bern 1966.

Bergmann, H.: Auf dem Wege zur Persönlichkeit. Limburg 1964.

Bergson, H.: Schöpferische Entwicklung. Jena 1912.

Berne, E.: Was sagen Sie, nachdem Sie "guten Tag" gesagt haben? München 1978.

Berne, E.: Spiele der Erwachsenen. Soziale Verbindungen. Reinbek 1979.

Binder, H.: Die menschliche Person. Bern 1964.

Binswanger, L.: Grundformen und Erkenntnis menschlichen Daseins. Zürich 1953.

Birren, J.: Altern als psychologischer Prozess. Freiburg i.Br. 1974.

Bischof, L.J.: Adult psychology. N.Y. 1969.

Bitter, W. (HG): Lebenskrisen. Ursachen und Beratung. Stuttgart 1971.

Blanck, R., Blanck, G.: Ehe und seelische Entwicklung. Stuttgart 1978.

Bloch, W.: Polarität. Berlin 1972.

Blos, P.: Adoleszenz. Eine psychoanalytische Interpretation. Stuttgart 1978.

Bollinger, H.: Das Werden der Person. München 1967.

Bossard, R.: Wege zur Selbstverwirklichung. Zürich 1954.

Bosshart, E.: Erziehung zur Persönlichkeit. Zürich 1951.

Bowlby, J.: Bindung. Eine Analyse der Mutter-Kind-Beziehung. München 1975.

Bracken, H.v.: Wandlungen der menschlichen Persönlichkeit im mittleren und höheren Alter. Stud. Gen., 1952, 5, 306-315.

Bracken, H.v., David, H.P. (HG): Perspektiven der Persönlichkeitstheorie. Bern 1959.

Brandstätter, H., Schuler, H., Stocker, G.: Psychologie der Person. Stuttgart 1974.

Brenner, Ch.: Grundzüge der Psychoanalyse. Frankfurt 1972.

Brim, O.G.: Socialization through the life cycle. In: Items 18, 1-5, 1964.

Brim, O.G., Wheeler, S.: Socialization after childhood. N.Y. 1966.

Brim, O.G.: Krisentheorien des mittleren Alters. In: L. Rosenmayr (HG), Die menschlichen Lebensalter, München 1978.

Brocher, T.: Stufen des Lebens. Stuttgart 1978.

Brun, R.: Allgemeine Neurosenlehre. Basel 1946.

Buber, M.: Urdistanz und Beziehung. Heidelberg 1960.

Buber, M.: Das Problem des Menschen. Heidelberg 1961.

Bühler, Ch.: Der menschliche Lebenslauf als psychologisches Problem. Göttingen 1959.

Bühler, Ch.: Kindheit und Jugend. Genese des Bewusstseins. Göttingen 1967a.

Bühler, Ch.: Das Seelenleben des Jugendlichen. Frankfurt 1967b.

Bühler, Ch.: Die Rolle der Werte in der Entwicklung der Persönlichkeit und in der Psychotherapie. Stuttgart 1975.

Bühler, Ch., Massarik, F.: Lebenslauf und Lebensziele. Stuttgart 1969.

Bühler, Ch., Allen, M.: Einführung in die humanistische Psychologie. Stuttgart 1974.

Busemann, A.: Die Bedeutung der frühen Kindheit für den Aufbau der menschlichen Persönlichkeit. Freiburg 1953.

Busemann, A.: Krisenjahre im Ablauf der menschlichen Jugend. Ratingen 1953.

Busemann, A.: Kindheit und Reifezeit. Die menschliche Jugend in Entwicklung und Aufbau. Frankfurt 1965.

Christoffel, H.: Skizzen zur menschlichen Entwicklung. Bern 1965.

Clauss, G., Hiebsch, H.: Kinderpsychologie. In: Volk und Wissen, Berlin 1961.

Coerper, C., Hagen, W., Thomae, H. (HG): Deutsche Nachkriegskinder. Stuttgart 1954.

Condrau, G., Hicklin, A. (HG): Das Werden des Menschen. Bern 1977.

Correll, W.: Persönlichkeitspsychologie. Donauwörth 1976.

Cullberg, J.: Keiner leidet ganz umsonst. Gütersloh 1980.

Cumming, E., Henry, W.E.: Growing old, the process of disengagement. N.Y. 1961.

Datan, N., Ginsberg, L.H.: Life-span-developmental psychology: normative life crisis. N.Y. 1975.

Dieckmann, H.: Probleme der Lebensmitte. Krise, Umkehr, Neubeginn. Stuttgart 1968.

Diem, H., Langeveld, M.J.: Untersuchungen zur Anthropologie des Kindes. In: Pädagogische Forschungen, Heidelberg 1960.

Dietrich, G.: Entwicklungsstand und Persönlichkeitsverfassung. München 1966.

Duhm, E.: Entwicklung und Differenzierung. In: Handbuch der Psychologie, Bd. III, Göttingen 1972, 220-239.

Duncker, K.: Zur Psychologie des produktiven Denkens. Berlin 1935.

Erikson, E.H.: Einsicht und Verantwortung. Die Rolle des Ethischen in der Psychoanalyse. Stuttgart 1966.

Erikson, E.H.: Jugend und Krise. Die Psychodynamik im sozialen Wandel. Stuttgart 1970.

Erikson, E.H.: Identität und Lebenszyklus. Frankfurt 1976a.

Erikson, E.H.: Kindheit und Gesellschaft. Stuttgart 1976b.

Fetscher, R.: Das Selbst und das Ich. In: Psyche, 1981, Bd. XXXV (7), 616-641.

Frankl, V.E.: Der Mensch auf der Suche nach dem Sinn. Freiburg i.Br. 1972.

Frenkel-Brunswik, E.: Studies in biographical psychology. In: Character and Personality, 5, 1936, 1-34.

Freud, A.: Wege und Irrwege in der Kinderentwicklung. Stuttgart 1971.

Freud, A.: Das Ich und die Abwehrmechanismen. München 1978.

Freud, S.: Gesammelte Werke. London 1940-1968.

Freud, S.: Abriss der Psychoanalyse. Das Unbehagen in der Kultur. Frankfurt 1971a.

Freud, S.: Vorlesungen zur Einführung in die Psychoanalyse. Frankfurt 1971b.

Freud, S.: Massenpsychologie und Ich-Analyse. Frankfurt 1973.

Freud, S.: 3 Abhandlungen zur Sexualtheorie. Frankfurt 1975.

Freud, S.: Das Ich und das Es und andere metapsychologische Schriften. Frankfurt 1978.

Fried, B.: The middle age. N.Y. 1976.

Frijling, E.C.M.: Die Verwendung der Regression im Dienste der Anpassung. In: Psyche, 1967, Bd. XXI (5), 313-323.

Fromm, E.: Psychoanalyse und Ethik. Stuttgart 1954.

Fromm, E.: Die Kunst des Liebens. Zürich 1956.

Fromm, E.: Furcht vor der Freiheit. Frankfurt 1973.

Fromm, E.: Haben oder Sein. Stuttgart 1976.

Fromm, E.: Die Seele des Menschen. Ihre Fähigkeit zum Guten und zum Bösen. Stuttgart 1980.

Gagern, F.v.: Ehekrisen. In: Ch. Zwingmann (HG), Zur Psychologie der Lebenskrisen, Frankfurt 1962.

Gebser, J.: Verfall und Teilhabe. Über Polarität, Dualität, Identität und deren Ursprung. Salzburg 1974.

Gehlen, A.: Anthropologische Forschung. München 1961.

Gendlin, E.T.: A theory of personality change. In: P. Worchel & D. Byrne (HG), Personality change, N.Y. 1964.

Gilbert, A.R.: Das Schichtenmodell der Persönlichkeit. In: H.v. Bracken & H.P. David (HG), Perspektiven der Persönlichkeitstheorie, Bern 1959.

Goble, F.: Die 3. Kraft. A.H. Maslows Beitrag zu einer Psychologie seelischer Gesundheit. Olten 1979.

Goldbrunner, J.: Individuation. München 1949.

Goldstein, K.: Der Aufbau des Organismus. Haag 1934.

Gould, R.L.: Lebensstufen. Entwicklung und Veränderung im Erwachsenenleben. Frankfurt 1979.

Graber, G.H. (HG): Psychotherapie als Selbstverwirklichung. Bern 1968.

Greenacre, P.: Early physical determinants in the development of the sense of identity. In: Journal of the American Psychoanalytic Association, Vol. VI, 1958.

Grinker, R.R.: On identification. In: International Journal of Psychoanalysis, Vol. XXXVIII.

Groddeck, G.: Das Buch vom Es. München 1975.

Groffmann, K.J., Wewetzer, K.H. (HG): Person als Prozess. Bern 1968.

Gruhle, H.W.: Das seelische Altern. In: Zeitschr. f. Altersforschung, 1/2, 1938, 89-95.

Guardini, R.: Die Lebensalter. Ihre ethische und pädagogische Bedeutung. Würzburg 1957.

Guardini, R.: Der Weg zum Mensch-Werden. Mainz 1975.

Gutmann, D.: Parenthood: a key to the comparative study of the life cycle. In: N. Datan & L.H. Ginsberg, Life-span-developmental psychology: normative life crisis, N.Y. 1975, 167-184.

Hall, C.S., Lindzey, G.: Theorien der Persönlichkeit. München 1978.

Hall, St.: Senescence – the last half of life. N.Y. 1922.

Hammel, W.: Erwachsen werden: Reifen und Lernen. In: Vierteljahreszeitschr. f. Erwachsenenbildung 19, 1973.

Harris, Th.A.: Ich bin o.k. Du bist o.k. Reinbek 1975.

Hartmann, H.: Ich-Psychologie und Anpassungsproblem. Stuttgart 1970.

Hartmann, H.: Psychoanalyse und Entwicklungspsychologie. In: Ich-Psychologie, Stuttgart 1972.

Havighurst, R.J.: Human development and education. N.Y. 1953.

Havighurst, R.J.: Dominant concerns in the life. In: L. Schenk-Danzinger & H. Thomae, Gegenwartsprobleme der Entwicklungspsychologie, Göttingen 1963.

Havighurst, R.J.: Ansichten über ein erfolgreiches Altern. In: U. Lehr & H. Thomae, Altern, Frankfurt 1968.

Havighurst, R.J.: Developmental tasks and education. N.Y. 1972.

Heidegger, M.: Sein und Zeit. Tübingen 1972.

Heiss, R.: Die Lehre vom Charakter. Zürich 1949.

Heiss, R.: Person als Prozess. In: J. Allesch (HG), Kongressbericht Berufsverb. dtsch. Psychol. Hamburg 1948, 11-25.

Hellpach, W.: Das Wellengesetz unseres Lebens. Hamburg 1941.

Herrmann, Th.: Lehrbuch der empirischen Persönlichkeitsforschung. Göttingen 1976.

Herzog-Dürck, J.: Probleme menschlicher Reifung. Person und Identität in der personalen Psychotherapie. Stuttgart 1969.

Hetzer, H.: Entwicklungsdiagnose im Kindesalter von Bühler, Hetzer und Schenk-Danzinger. In: E. Stern, Die Tests in der klinischen Psychologie, Zürich 1954.

Hetzer, H., Todt, E., Seiffge, I., Arbinger, R. (HG): Angewandte Entwicklungspsychologie des Kindes- und Jugendalters. Heidelberg 1979.

Heymann, K. (HG): Infantilismus. In: Psychologische Praxis, 16-20, Basel 1955.

Heymann, K.: Bedrohte Reifung. In: Psychologische Praxis, 40, Basel 1968.

Hiltmann, H., Vonessen, F.: Dialektik und Dynamik der Person. Festschrift für R. Heiss zum 60. Geburtstag. Köln 1963.

Hofstätter, P.R.: Tiefenpsychologische Persönlichkeitstheorien. In: Handbuch der Psychologie, Bd. IV, Göttingen 1960, 542-586.

Hollander, W.v.: Der Mensch über Vierzig. Berlin 1938.

Homburger, A.: Psychopathologie des Kindesalters. Berlin 1926.

Horney, K.: Neue Wege in der Psychoanalyse. München 1973.

Horney, K.: Neurose und menschliches Wachstum. München 1975.

Horney, K.: Unsere inneren Konflikte. München 1980.

Huizinga, J.: Homo Ludens. Vom Ursprung der Kultur im Spiel. Reinbek 1956.

Hurlock, E.: Developmental psychology. N.Y. 1959.

Hurlock, E.: Die Entwicklung des Kindes. Weinheim 1970.

Jacobi, J.: Die Psychologie von C.G. Jung. Zürich 1959.

Jacobi, J.: Der Weg zur Individuation. Olten 1971.

Jaffé, A.: Erinnerungen, Träume, Gedanken von C.G. Jung. Zürich 1962.

Jaffé, A.: Aus C.G. Jungs Welt. Zürich 1979.

Jaide, W.: Die Berufswahl. Eine Untersuchung über die Voraussetzungen und Motive der Berufswahl bei Jugendlichen von heute. München 1966.

Jaspers, K.: Allgemeine Psychopathologie. Berlin 1953.

Jores, A.: Menschsein als Auftrag. Bern 1964.

Jung, C.G.: Seelenprobleme der Gegenwart. Zürich 1931, 1969.

Jung, C.G.: Wirklichkeit der Seele. Zürich 1934, 1969.

Jung, C.G.: Über die Psychologie des Unbewussten. Zürich 1943, 1960.

Jung, C.G.: Aion. Zürich 1951.

Jung, C.G.: Psychologie und Alchemie. Zürich 1952.

Jung, C.G.: Über psychische Energetik und das Wesen der Träume. Olten 1971.

Jung, C.G.: Die Beziehungen zwischen dem Ich und dem Unbewussten. Olten 1972.

Jung, C.G., Kerényi, K.: Das göttliche Kind. In: Einführung in das Wesen der Mythologie, Zürich 1951.

Kafka, G.: Über das Erlebnis des Lebensalters. In: Acta Psychologica, 1949, vol. 6, 2/3, 178-189.

Kastenbaum, R., Aisenberg, R.: The psychology of death. N.Y. 1972.

Kaune, F.: Selbstverwirklichung. Eine Konfrontation der Psychologie C.G. Jungs mit der Ethik. München 1967.

Kehrer, F.: Vom seelischen Altern. Münster 1952.

Kelly, E.L.: Consistency of adult personality. In: Americ. Psych., 1955, 10, 659-681.

Kernberg, O.F. Borderline — Störungen und pathologischer Narzissmus. Frankfurt 1978.

Klein, M.: Das Seelenleben des Kleinkindes und andere Beiträge zur Psychoanalyse. Reinbek 1972.

Koch, M.: Die Begriffe Person, Persönlichkeit und Charakter. In: Handbuch der Psychologie, Bd. IV, Göttingen 1960, 3-29.

Koch, M.: Die Frage des Sinnes der Entwicklung. In: Handbuch der Psychologie, Bd. III, Göttingen 1972, 594-602.

Kohut, H.: Narzissmus. Eine Theorie der psychoanalytischen Behandlung narzisstischer Persönlichkeitsstörungen. Frankfurt 1973.

Kraft, W.F.: Wachstum und Reifung durch Lebenskrisen. Ursachen und Überwindung des Sinnlosigkeitsgefühls. Köln 1975.

Krauss, St.: Der seelische Konflikt. Stuttgart 1933.

Kretschmer, E.: Medizinische Psychologie. Stuttgart 1947.

Kretschmer, E.: Geniale Menschen. Berlin 1948.

Kretschmer, E.: Psychotherapeutische Studien. Stuttgart 1949.

Kretschmer, W.: Reifung als Grund von Krise und Psychose. Stuttgart 1972.

Kris, E.: On preconscious mental processes, psychoanalytic explorations in art. N.Y. 1952.

Kris, E.: Psychoanalytische Kinderpsychologie. Frankfurt 1979.

Kris, E.: Die Legende vom Künstler: ein geschichtlicher Versuch. Frankfurt 1980.

Kroh, O.: Das Schichtenproblem in entwicklungspsychologischer Bedeutung. In: Archiv f. d. ges. Pschol. 98, 1937.

Kroh, O.: Psychologische Probleme des Schulkindalters. In: Moderne Entwicklungspsychologie, Berlin 1956.

Kübler-Ross, E.: Interviews mit Sterbenden. Stuttgart 1973.

Küng, E.L.: Das Berufswahlverhalten. Fallstudien im Logitudinalschnitt. Bern 1971.

Künkel, H.: Die Lebensalter. Jena 1939.

Künkel, H.: Ringen um Reife. Konstanz 1955.

Kuiper, P.C.: Die seelischen Krankheiten des Menschen. Stuttgart 1969.

Langeveld, M.J.: Kind und Jugendlicher in anthropologischer Sicht. Heidelberg 1959.

Lehmann, H.C.: Age and achievement. N.Y. 1953.

Lehr, U.: Erscheinungsweisen des Konflikts. In: Handbuch der Psychologie. Bd. II, Göttingen 1965, 306-331.

Lehr, U.: Entwicklung und Periodizität. In: Handbuch der Psychologie, Bd. III, Göttingen 1972, 196-219.

Lehr, U.: Die Frage nach der Gliederung des menschlichen Lebenslaufes. In: Actuelle Gerontologie, Stuttgart 1976, 6, 337-345.

Lehr, U.: Psychologie des Alterns. Heidelberg 1977.

Lehr, U.: Kontinuität und Diskontinuität im Lebenslauf. In: L. Rosenmayr (HG), Die menschlichen Lebensalter, München 1978.

Lehr, U., Puschner, J.: Untersuchungen über subjektive Alternssymptome. In: Vita Hum., 6, 1963, 57-86.

Lehr, U., Thomae, H.: Konflikt, seelische Belastung und Lebensalter. Köln 1965.

Lehr, U., Thomae, H.: Altern, Probleme und Tatsachen. Frankfurt 1968.

Lehr, U., Weinert, F.E.: Entwicklung und Persönlichkeit. Stuttgart 1975.

Lersch, Ph.: Schichten der Seele. In: H.v. Bracken & H.P. David (HG), Perspektiven der Persönlichkeitstheorie, Bern 1959, 173-179.

Lersch, Ph.: Der Mensch als Schnittpunkt. Fragen der Psychologie und Anthropologie der Gegenwart. München 1969.

Lersch, Ph.: Aufbau der Person. München 1970.

Leuenberger, R.: Der Tod. Zürich 1971.

Levinson, D.J.: The seasons of a man's life. N.Y. 1979.

Lewin, K.: Regression, Retrogression und Entwicklung. In: D. Cartwright (HG), Feldtheorien in den Sozialwissenschaften, Bern 1963.

Lidz, Th.: Das menschliche Leben. Die Entwicklung der Persönlichkeit im Lebenszyklus. Frankfurt 1970.

Lievegoed, B.C.J.: Entwicklungsphasen des Kindes. Stuttgart 1976.

Lievegoed, B.C.J.: Lebenskrisen – Lebenschancen. Die Entwicklung des Menschen zwischen Kindheit und Alter. München 1979.

Listenow, W.M.: Vorlesung "Schichtweise Erfassung der Persönlichkeit". Zürich WS 1963/64.

Listenow, W.M.: Vorlesungen. Zürich 1979-81.

Loch, W.: Regression. Über den Begriff und seine Bedeutung in einer allgemeinen psychoanalytischen Neurosentheorie. In: Psyche, 1963, Bd. XVII (9), 516-545.

Loch, W.: Die Krankheitslehre der Psychoanalyse. Stuttgart 1967.

Löwe, H.: Einführung in die Lernpsychologie des Erwachsenenalters. Berlin 1970.

Löwe, H.: Beiträge zur Erwachsenenqualifizierung. In: Volk und Wissen, Berlin 1971.

Lückert, H.P.: Der Mensch, das konfliktträchtige Wesen. Das Konzept vom Menschen in der gegenwärtigen Psychologie. München 1972.

Lüscher, M.: Signale der Persönlichkeit. Stuttgart 1973.

Lurker, M. (HG): Wörterbuch der Symbolik. Stuttgart 1979.

Mahler, M.S.: Die psychische Geburt des Menschen. Symbiose und Individuation. Frankfurt 1978.

Maslow, A.H.: Motivation and personality. N.Y. 1954.

Maslow, A.H.: Psychologie des Seins. München 1973.

Mathey, J.: Zur Schichttheorie der Persönlichkeit. In: Handbuch der Psychologie, Bd. IV, Göttingen 1960, 437-474.

Medawar, P.B.: Die Einmaligkeit des Individuums. Frankfurt 1969.

Meier, C.A.: Persönlichkeit. Der Individuationsprozess im Lichte der Typologie C.G. Jungs. Olten 1977.

Meierhofer, M.: Frühe Prägung der Persönlichkeit. Psychohygiene im Kindesalter. Bern 1971.

Mischel, W.: Continuity and change in personality. In: American psychologist, 1969, 24, 1012-1018.

Moeller-Gambaroff, M.: Im Strudel der Regression. In: Kursbuch 61, Berlin 1980, 83-92.

Moers, M.: Die Entwicklungsphasen des menschlichen Lebens. Eine psychologische Studie als Grundlage der Erwachsenenbildung. Ratingen 1953.

Moog, W., Moog, E.: Die entwicklungspsychologische Bedeutung von Umweltbedingungen im Säuglings- und Kleinkindalter. Berlin 1976.

Murphy, G.: Human potentialities. N.Y. 1958.

Neel, A.F.: Handbuch der psychologischen Theorien. München 1974.

Neugarten, B.J.: Personality in middle and late life. N.Y. 1964.

Neugarten, B.J. (HG): Middle age and aging. Chicago 1968.

Neugarten, B.J., Datan, N.: Lebenslauf und Familienzyklus − Grundbegriffe und neue Forschungen. In: L. Rosenmayr (HG), Die menschlichen Lebensalter, München 1978.

Neugarten, B.J., Moore, J.W.: The changing age status system. In: B.J. Neugarten (HG), Middle age and aging, Chicago 1968.

Neumann, E.: Krise und Erneuerung. Zürich 1961.

Neumann, E.: Ursprungsgeschichte des Bewusstseins. München 1980.

Nickel, H.: Entwicklungspsychologie des Kindes- und Jugendalters. Bern 1972.

Nohl, H.: Charakter und Schicksal. Eine pädagogische Menschenkunde. Frankfurt 1949.

Nunberg, H.: Allgemeine Neurosenlehre. Bern 1959.

Nuttin, J.: Psychoanalyse und Persönlichkeit. Freiburg 1956.

Oerter, R.: Moderne Entwicklungspsychologie. Donauwörth 1976.

Oerter, R. (HG): Entwicklung als lebenslanger Prozess. Hamburg 1978.

Oettli, M.: Zur Psychologie der Selbstfindung. Diss., Zürich 1975.

Ohlmeier, D. (HG): Psychoanalytische Entwicklungspsychologie. Freiburg i.Br. 1973.

Olechowski, R., Zdarzil, H.: Anthropologie und Psychologie des Erwachsenen. Stuttgart 1976.

Ostertag, E.: Die Persönlichkeit als Prozess. Menschenbild und philosophische Perspektiven zu C.R. Rogers Psychotherapie. Wien 1979.

Peck, R.: Psychologische Entwicklung in der zweiten Lebenshälfte. In: U. Lehr & H. Thomae, Altern, Frankfurt 1968, 530-544.

Perls, F.S., Hefferline, R.F.: Gestalt-Therapie. Wiederbelebung des Selbst. Stuttgart 1979a.

Perls, F.S., Hefferline, R.F.: Gestalt-Therapie. Lebensfreude und Persönlichkeits-entfaltung. Stuttgart 1979b.

Petrilowitsch, N.: Abnorme Persönlichkeiten. Basel 1966.

Petrilowitsch, N. (HG): Beiträge zur Psychologie der Persönlichkeit. Darmstadt 1967.

Petzelt, A.: Kindheit, Jugend, Reifezeit. Freiburg i.Br. 1965.

Pfänder, A.: Grundprobleme der Charakterologie. In: Jahrbuch der Charakterologie, 1924, 1, 280-335.

Pieper, M.: Erwachsenenalter und Lebenslauf. München 1978.

Pöggeler, F.: Der Mensch in Mündigkeit und Reife. Eine Anthropologie des Erwachsenen. Paderborn 1970.

Pongratz, L.J.: Psychologie menschlicher Konflikte. Göttingen 1961.

Pongratz, L.J.: Problemgeschichte der Psychologie. Bern 1967.

Pressey, S.L., Kuhlen, R.G.: Psychological development through the life span. N.Y. 1965.

Progoff, J.: Erwecken der Persönlichkeit. Zürich 1967.

Pulver, M.: Person, Charakter, Schicksal. Zürich 1944.

Puschner, J.: Daseinsthemen in verschiedenen Lebensaltern. In: Ztschr. Gerontol., 1968, 311-327.

Rank, O.: Das Trauma der Geburt. Wien 1924.

Redlow, G. (HG): Philosophische Probleme der Entwicklung. Berlin 1977.

Remplein, H.: Psychologie der Persönlichkeit. München 1967.

Remplein, H.: Die seelische Entwicklung des Menschen im Kindes- und Jugendalter. München 1971.

Richter, H.E.: Über Formen der Regression. In: Psyche, 1957, Bd. XI (5), 275-285.

Rocheblave, A.: Psychologie des Konfliktes. Freiburg i.Br. 1973.

Rogers, C.R.: Die klient-bezogene Gesprächstherapie. München 1972.

Rogers, C.R.: Entwicklung der Persönlichkeit. Stuttgart 1976.

Rose, A.M.: Peterson, W.A.: Older people and their social world. Philadelphia 1965.

Rosenmayr, L. (HG): Die menschlichen Lebensalter. Kontinuität und Krisen. München 1978.

Roth, E.: Persönlichkeitspsychologie. Stuttgart 1969.

Rothacker, E.: Die Schichten der Persönlichkeit. Bonn 1952.

Rudert, J.: Charakter und Schicksal. Potsdam 1944.

Rudert, J.: Genetische Schichtung der Person. In: Jahrbuch f. Psychol. u. Psychotherapie, 1955, 3, 2/3.

Sandler, J., Joffe, W.G.: Die Persistenz in der psychischen Funktion und Entwicklung, mit besonderem Bezug auf die Prozesse der Fixierung und Regression. In: Psyche, 1967, Bd. XXI (1-3), 138-151.

Sarnoff, J.: Personality dynamics and development. N.Y. 1962.

Satir, V.M.: Conjoint family therapy. Palo Alto 1964.

Sborowitz, A. (HG): Der leidende Mensch. Personale Psychotherapie in anthropologischer Sicht. Düsseldorf 1960.

Sborowitz, A.: Individuation und Glaube. Darmstadt 1975.

Schaefer, J.: Praxis der beruflichen Beratung. Stuttgart 1977.

Scheller, R.: Psychologie der Berufswahl und der beruflichen Entwicklung. Stuttgart 1976.

Schenk-Danzinger, L.: Entwicklungspsychologie. Wien 1969.

Schmeing, K.: Der Sinn der Reifungsstufen. Leipzig 1939.

Schneider, H.D.: Aspekte des Alterns. Frankfurt 1974.

Schreiber, H.: Midlife Crisis: Die Krise in der Mitte des Lebens. München 1977.

Schulenberg, W.: Ansatz und Wirksamkeit der Erwachsenenbildung. Eine Untersuchung im Grenzgebiet zwischen Pädagogik und Soziologie. Stuttgart 1957.

Schwidder, W. (HG): Die Bedeutung der frühen Kindheit für die Persönlichkeitsentwicklung. Göttingen 1975.

Scupin, E., Scupin, G.: Bubis erste Kindheit. Leipzig 1907.

Seidmann, P.: Der Weg der Tiefenpsychologie in geistesgeschichtlicher Perspektive. Zürich 1959.

Sheehy, G.: In der Mitte des Lebens. Die Bewältigung vorhersehbarer Krisen. München 1976.

Soddy, K., Kidson, M.C.: Men in middle Life. Cross cultural studies in mental health. London 1967.

Spitz, R.: Vom Säugling zum Kleinkind. Naturgeschichte der Mutter-Kind-Beziehungen im 1. Lebensjahr. Stuttgart 1980.

Spranger, E.: Lebensformen. Halle 1930.

Spranger, E.: Psychologie des Jugendalters. Heidelberg 1963.

Staehelin, B.: Haben und Sein. Zürich 1969.

Staehelin, B.: Die Welt als Du. Zürich 1970.

Stelzer, K., Dosenberger, A. (HG): Chancen der Lebensmitte. Krisenjahre – schöpferische Wende. München 1977.

Stern, E.: Lebenskonflikte als Krankheitsursachen. Zürich 1952.

Stern, E.: Der Mensch in der zweiten Lebenshälfte. Zürich 1955.

Stierlin, H.: Eltern und Kinder. Das Drama von Trennung und Versöhnung im Jugendalter. Zürich 1978.

Störring, G.E.: Besinnung und Bewusstsein. Stuttgart 1953.

Stoffer, H.: Die Bedeutung der Kindlichkeit in der modernen Welt. München 1964.

Stoll, F.: Vorlesung "Beruf und Laufbahn". Zürich 1977.

Stott, L.H.: Appraising developmental status. In: W.R. Baller, Readings in the psychology of human growth and development. N.Y. 1962.

Stutte, H.: Psychologie des Kindesalters. In: J. Brock, Biologische Daten für den Kinderarzt, Bd. II, Berlin 1954.

Super, D.E., Bohn, M.: Occupational psychology. Belmont 1970.

Sutherland, St.: Die seelische Krise. Vom Zusammenbruch zur Heilung. Frankfurt 1980.

Tart, Ch.T. (HG): Transpersonale Psychologie. Olten 1978.

Tartler, R.: Das Alter in der modernen Gesellschaft. Stuttgart 1961.

Tenzler, J.: Lebenswende und Individuationsprozess. In: Jahrbuch f. Ps., Psychoth. und Med. Anthr., 1967, 15 (314), 313-337.

Tenzler, J.: Selbstfindung und Gotteserfahrung. München 1975.

Thiel, M.: Ontologie der Persönlichkeit. Berlin 1950.

Thomae, H.: Persönlichkeit. Eine dynamische Interpretation. Bonn 1955.

Thomae, H.: Das Problem der Persönlichkeitsveränderung. In: H.V. Bracken & H.P. David (HG): Perspektiven der Persönlichkeitstheorie, Bern 1959.

Thomae, H.: Das Problem der Konstanz und Variabilität der Eigenschaften. In: Handbuch der Psychologie, Bd. IV, Göttingen 1960, 281-353.

Thomae, H.: Das Individuum und seine Welt. Eine Persönlichkeitstheorie. Göttingen 1968.

Thomae, H.: Vita Humana. Beiträge zu einer genetischen Anthropologie. Frankfurt 1969.

Thomae, H.: Vergleichende Psychologie der Lebensalter. In: Ztschr. Gerontol., 7, 1974, 313-322.

Thomae, H.: Konflikt, Entscheidung, Verantwortung. Stuttgart 1974.

Thomae, H., Lehr, U.: Konflikt, seelische Belastung und Lebensalter. Köln 1965.

Thomae, H., Lehr, U.: Altern, Probleme und Tatsachen. Frankfurt 1968.

Thomas, K.: Abriss der Entwicklungspsychologie. Die Lebensphasen des Menschen von der Zeugung bis zum Sterben. Freiburg i.Br. 1979.

Thompson, W.E.: Die Antizipation des Ruhestandes und die Anpassung an diesen Zustand. In: U. Lehr & H. Thomae, Altern, Frankfurt 1968, 284-298.

Tiling, M.v.: Die Altersstufen im menschlichen Leben. Stuttgart 1936.

Tillich, P.: Der Mut zum Sein. Hamburg 1965.

Titze, M.: Lebensziel und Lebensstil. Grundzüge der Teleoanalyse nach A. Adler. München 1979.

Tramer, M.: Lehrbuch der allgemeinen Kinderpsychiatrie. Basel 1945.

Tramer, M.: Reifung und Formung von Persönlichkeiten. Erlenbach 1965.

Trautner, H.M.: Lehrbuch der Entwicklungspsychologie. Bd. I, Göttingen 1978.

Uslar, D.v.: Psychologie und Welt. Stuttgart 1972.

Uslar, D.v.: Vorlesung "Entwicklungspsychologie". Zürich SS 78.

Uslar, D.v.: Psychologie der Religion. Zürich 1978.

Vetter, A.: Lebenswende als Reifungskrisis. Osnabrück 1961.

Vetter, A.: Altern in psychologischer Sicht. In: Ch. Zwingmann (HG), Zur Psychologie der Lebenskrisen, Frankfurt 1962.

Viebahn, J.v.: Seelische Entwicklung und ihre Störungen. Göttingen 1972.

Vischer, A.L.: Das Alter als Schicksal und Erfüllung. Basel 1955.

Vischer, A.L.: Seelische Wandlungen beim alternden Menschen. Basel 1957.

Völker, U. (HG): Humanistische Psychologie. Ansätze zu einer lebensnahen Wissenschaft vom Menschen. Weinheim 1980.

Weinert, F.E. (HG): Pädagogische Psychologie. Köln 1967.

Weinert, F.E., Lehr, U. (HG): Entwicklung und Persönlichkeit. Stuttgart 1975.

Weinhandl, F. (HG): Polarität als Weltgesetz und Lebensprinzip. Mannheim 1974.

Weiskopf-Joelson, E.: Der Sinn als integrierender Faktor. In: Ch. Bühler & F. Massarik, Lebenslauf und Lebensziele, Stuttgart 1969, 308-327.

Weizsäcker, V.v.: Fälle und Probleme. Stuttgart 1957.

Wellek, A.: Die Polarität im Aufbau des Charakters. System der konkreten Charakterkunde. Bern 1966.

Wermuth, J.: Selbstfindung und Spiel. Diss., Zürich 1973.

Werner, H.: Einführung in die Entwicklungspsychologie. München 1953.

Wewetzer, K.H., Groffmann, K.J. (HG): Person als Prozess. Stuttgart 1968.

Wiesenhütter, E.: Entwicklung , Reifung und Neurosen. Stuttgart 1958.

Wiesenhütter, E.: Therapie der Person. Stuttgart 1969.

Willi, J.: Die Zweierbeziehung. Reinbek 1976.

Winnicott, D.W.: Zustände von Entrückung und Regression. In: Psyche, 1956, Bd. X (1-3), 205-215.

Winnicott, D.W.: Reifungsprozesse und fördernde Umwelt. München 1974.

Wunderli, J.: Stirb und Werde. Wandlung und Wiedergeburt in der Pubertät und in der Lebensmitte. Fellbach 1980.

Wurzbacher, G.: Sozialisation – Enkulturation – Personalisation. In: G. Wurzbacher (HG), Der Mensch als soziales und personales Wesen, Stuttgart 1963, 1-34.

Wyss, D.: Die tiefenpsychologischen Schulen. Von den Anfängen bis zur Gegenwart. Göttingen 1972.

Zdarzil, H., Olechowski, R.: Anthropologie und Psychologie des Erwachsenen. Stuttgart 1976.

Zetzel, E.R.: Die Fähigkeit zu emotionalem Wachstum. Stuttgart 1974.

Zimmer, H.: Der Weg zum Selbst. Zürich 1944.

Zutt, J.: Der Lebensweg als Bild der Geschichtlichkeit. In: Ch. Zwingmann (HG), Zur Psychologie der Lebenskrisen, Frankfurt 1962.

Zwingmann, Ch. (HG): Zur Psychologie der Lebenskrisen. Frankfurt 1962.